GRADO IN FLAMMEN

Andrea Nagele, die mit Krimi-Literatur aufgewachsen ist, leitete über ein Jahrzehnt ein psychotherapeutisches Ambulatorium. Heute arbeitet sie als Autorin und betreibt in Klagenfurt eine psychotherapeutische Praxis. Mit ihrem Mann lebt sie in Klagenfurt am Wörthersee und in Grado.

ANDREA NAGELE

GRADO IN FLAMMEN

Ein Adria Krimi

emons:

Bibliografische Information der Deutschen Nationalbibliothek
Die Deutsche Nationalbibliothek verzeichnet diese Publikation in der Deutschen Nationalbibliografie; detaillierte bibliografische Daten sind im Internet über http://dnb.d-nb.de abrufbar.

Umschlagmotiv: shutterstock.com/Bowonpat Sakaew, Roberto Pastrovicchio/Arcangel.com
Umschlaggestaltung: Nina Schäfer, nach einem Konzept von Leonardo Magrelli und Nina Schäfer
Umsetzung: Tobias Doetsch
Gestaltung Innenteil: DÜDE Satz und Grafik, Odenthal
Lektorat: Marit Obsen
Druck und Bindung: CPI – Clausen & Bosse, Leck
Printed in Germany 2021
ISBN 978-3-7408-1137-2
Ein Adria Krimi
Originalausgabe

Für Becky, meine Nichte, und Matthias, meinen Neffen.
Und für Alice.

Prolog

Zuerst war es nur ein leises Knistern. Kaum lauter als das Rascheln der Blätter in den Bäumen.

Dann kam der Geruch und bahnte sich seinen Weg. Der herbholzige Duft war erregend.

Er schlich leise näher.

Das Meer erstreckte sich spiegelglatt bis zum Horizont. Der Mond, eine Sichel am dunklen Himmel mit wenigen Sternen, warf sein glimmerndes Licht auf das Wasser. Der Sand war feucht und knirschte unter jedem Schritt. An manchen Stellen ragten die scharfen Kanten gesplitterter Muscheln heraus. Ritzten sie die empfindliche Haut der Sohle auf, tat es verdammt weh.

Es war keine gute Idee gewesen, barfuß hierherzukommen.

Wahrlich nicht.

Die Abdrücke der Profile von Schuhen hatten allerdings schon so manchen Hinweis auf einen Täter erbracht. Wozu also dieses Risiko eingehen?

Der Geruch wurde stärker, und man konnte Funken an den Holzbrettern tanzen sehen. Das rotgelbe Glosen drang durch die Spalten. Das Feuer gelangte mühelos ins Innere und bäumte sich dort zu einer riesigen Flamme auf.

Die Geräusche nahmen langsam zu. Vögel kreischten in den Pinien, Möwen schrien, Wellen klatschten aufgewühlt an den Strand.

Der Mond, eben noch schlicht, schien nun auf seine volle Größe angewachsen zu sein.

In der Ferne ertönte der an- und abschwellende Ruf einer Feuersirene.

Jemand hatte den Brand gemeldet.

Der Augenblick war gekommen.

Der Höhepunkt erreicht.

Der Druck hatte sich entladen.

Ein Zittern erfasste die einsame Gestalt. Sie konnte den Blick vom Spektakel, das sie entfacht hatte, nicht abwenden.

Das schrille Kreischen eines Martinshorns kam näher.

Es war Zeit zu gehen.

1

Maddalena kniete vor Franjos Grab.

Der Boden unter ihr fühlte sich kalt an. Kälter als zu dieser Jahreszeit üblich. War er etwa gefroren? Sie schüttelte den Kopf und hob die Hand an die Stirn. Eine Locke verfing sich im Stein ihres Verlobungsringes, und als sie die feinen Haare daraus löste, fuhr ein wilder Schmerz durch ihren Körper und bündelte sich in ihrem Herzen.

Es tat so weh.

Verzweifelt hämmerte sie mit der Faust auf ihre linke Brust. »Hör auf, hör endlich auf!«, schrie sie und presste ihr tränennasses Gesicht gegen den marmornen Stein mit Franjos Namenszug, seinen Geburts- und Sterbedaten.

Es war Ende September, und die Kälte der Erde spiegelte die Erstarrung in Maddalenas Inneren wider.

»Mädchen.« Jemand tippte auf ihre Schulter.

Sie drehte sich ruckartig um und wäre fast gegen die Person hinter ihr gestolpert.

»Was soll das?«, zischte sie und rang um Fassung. Vor ihr stand eines der alten Weiber, die hier auf dem Friedhof zu leben schienen, und brummte ihr ein verlegenes »Buongiorno« entgegen. Am liebsten hätte sie die Betschwester an den dürren Oberarmen gepackt und so lange geschüttelt, bis deren von Osteoporose zerbröselnde Knochen nur so klapperten. Aber natürlich tat sie nichts. Auch wenn diese Hexen in ihren rabenschwarzen Kleiderschürzen Maddalena stets misstrauisch beäugt hatten, so schlimm und grausam wollte sie ihnen gegenüber nicht sein. Verlorene Seelen waren das, nicht anders, als sie eine war.

Gab es denn überhaupt noch einen großen Unterschied zwischen ihr und den düsteren Krähen ihrer Kindheit?

War sie nicht längst eine der ihren geworden?

Die Berührung der Alten auf ihrer Schulter, war das deren Art, Trost zu zeigen?

Sie brauchte kein Mitleid.

Tag für Tag und oftmals auch nachts stieß sie die schmiedeeiserne Tür des Friedhofs hoch oben auf dem schroffen Felsen über dem Golf von Triest auf, griff nach der blechernen Kanne und goss die von ihr gepflanzten Blumen auf der letzten Ruhestätte ihres Verlobten, der neben ihrem geliebten Vater begraben lag.

Sicher, zu beten hatte sie früh aufgehört und sich schon zeitig von einem Gott, der so viel Böses auf diese Welt brachte, abgewandt.

Darin unterschied sie sich von den Klageweibern.

Aber sonst?

Der Geruch nach Salbei, Thymian, Lavendel und Rosmarin, der für die Gegend hier charakteristisch war, wurde seit Franjos Begräbnis verdrängt vom Gestank modrig vor sich hin welkender Blumen. Er löste ein Gefühl des Ekels in ihr aus.

Sie ging an der Alten vorbei, die zwei Gräber weiter vor dem Gedenkstein für ihre Lieben stehen geblieben war, verließ den Friedhof und machte sich traurig auf den Weg zur Bar. Dort angekommen, setzte sie sich auf einen der klapprigen Stühle auf der Terrasse und zündete sich eine Zigarette an.

Jeden Morgen erwachte sie lange vor Tagesbeginn. Sie stand auf, stellte sich ans Fenster ihres Elternhauses in Santa Croce und starrte in die Dämmerung. Wenn die orangerosa Streifen am Himmel erschienen und es allmählich heller wurde, braute Maddalena sich ihren ersten starken Espresso.

Manchmal vergaß sie, sich zu duschen oder ihre Haare zu waschen. Dann kämmten ihre Finger mit den abgebrochenen Nägeln hastig durch die verfilzten Strähnen. Mit dem Deo-Stick rollte sie nachlässig über ihre verschwitzten Achselhöhlen, und die Kleidung von gestern war auch für heute gut genug. Sie bestand entweder aus Jeans oder einer ausgeleierten Jogginghose und einem T-Shirt darüber. Selten hüllte sie sich in einen Pulli oder die alte Kapuzenjacke aus ihren Teenagerjahren. Mit nackten Armen verließ sie das Haus. So als müsste sie die Kälte auf ihrer Haut aushalten, die Gänsehaut ertragen, um irgendetwas zu spüren.

Ihre Chucks waren an den Fersen abgewetzt wie verkommene Hausschuhe. Es kümmerte sie nicht. Der Lack von ihren Fußnägeln war schon lange abgesplittert. In diesem Aufzug schlich sie zum Friedhof, in jeder Hand eine Kerze, ihre Finger fest um das harte Wachs gekrallt. Wenigstens daran fand sie ein wenig Halt.

Käme ihre Mutter unerwartet zu Besuch, was sie zum Glück bisher unterlassen hatte, wäre sie schockstarr vor Entsetzen.

Jede freie Fläche der Küche war mit Kartons verstellt, in denen sie Kerzen in unterschiedlichen Formen und Größen aufbewahrte.

Mama würde wohl eher leere Pizzakartons oder vergammeltes Essen in Pappbehältern erwarten, vermutete Maddalena und war zum wiederholten Mal erleichtert, sich ihrem scharfen Blick nicht stellen zu müssen.

Ihr Kühlschrank war gähnend leer, bis auf die Weinflaschen und die ansehnliche Batterie an Dosenbier. Mateja, Franjos Mutter, hatte ihr die alkoholischen Vorräte aus dem Keller des Gasthauses in Dol pri Vogljah überlassen.

Maddalena, die in der Vergangenheit kaum getrunken hatte, kam dieses Geschenk durchaus gelegen. Der Terran und der Merlot halfen ihr beim Einschlafen, der Vitovska und der Ribolla Gialla gaben ihr die nötige Kraft, den Tag zu überstehen. Und über den Gin wollte sie nicht nachdenken.

So kam es mitunter vor, dass Maddalena mehr wankte als ging, über die Begrenzungen der Gräber stolperte, auf dem glatten Kies ausrutschte und sich an den Grabsteinen festhalten musste.

Es war ihr gleichgültig, ob sie dabei beobachtet wurde. Sollten sie sich doch das Maul über sie zerreißen.

Nichts brachte ihr Franjo zurück.

Einzig die Wirtin in der engen Bar im Dorf hatte freundliche Worte für sie und stellte ihr unaufgefordert eine Tasse bitteren Espresso und ein Glas Wasser hin. Der Kaffee war gut, konnte aber nicht mit dem Gebräu von Piero Zolis Mutter mithalten.

Manchmal dachte sie an ihre alte Truppe auf dem Polizeirevier in Grado. Sie meinten es gut mit ihrer Chefin und riefen sie regelmäßig an. Abwechselnd. Maddalena kam es vor, als hielten sie sich dabei an einen genau festgelegten Plan.

Doch ihr Mitgefühl, die vielen tröstenden Worte, lösten bloß Unbehagen und Zorn in ihr aus. Längst hatte sie es aufgegeben, ihre Anrufe und SMS zu beantworten, rief die Sprachnachrichten nicht mehr ab und stellte ihr Handy auf Flugmodus. So war sie nur noch selten für die Außenwelt erreichbar.

Mit Franjo zusammen sein, das wollte sie und nichts anderes.

In den dunkelsten Stunden der Nacht wählte sie verschämt die Nummer seines Smartphones und hörte seine liebe rauchige Stimme auf der Mobilbox.

Einmal hatte Mateja sie als anonyme Anruferin auf dem Anrufbeantworter des Wirtshauses entlarvt. Anstatt mit Maddalena zu weinen, löschte sie kurzerhand Franjos Ansage und ließ ihn damit ein Stück mehr für immer aus Maddalenas Welt verschwinden.

So war ihre Beinahe-Schwiegermutter nun mal.

Wider besseres Wissen konnte Maddalena ihr das jedoch nicht verzeihen. Warum hatte sie die Stimme ihres einzigen Sohnes so herzlos zum Schweigen gebracht?

Verloren und allein saß Maddalena nun wohl schon seit einer Stunde an einem der Tische auf der Steinveranda der kleinen Bar. Eben rauchte sie ihre dritte Zigarette, als ihr Handy zu vibrieren begann.

Shit, dachte sie, ich habe wohl vergessen, das Ding auszuschalten. Missmutig warf sie einen Blick auf das Display. »Unbekannter Anrufer«, stand da.

Gut, umso besser, dachte sie, niemand, den ich kenne.

Sie hob ab.

»Hallo. Stella hier. Ich hoffe, mein Anruf kommt nicht ungelegen?«, sagte eine leise Stimme.

Stella? Sie kannte keine Stella.

»Stella?«

»Oh. Entschuldigen Sie, Commissaria. Sie können mich nicht zuordnen. Das ist meine Schuld. Ich bin Guidos Frau.«

Guido?

Maddalena drückte mit dem Zeigefinger auf eine schmerzende Stelle über ihrer rechten Augenbraue.

Wer verdammt noch mal war Guido?

Und wer zur Hölle seine Frau?

Sie war drauf und dran, die Verbindung zu unterbrechen, als die Anruferin kaum vernehmbar ergänzte: »Ich bin Stella, Lippis Frau, Sie wissen schon.«

Maddalena hielt inne. Guido Lippi also.

Damit war dieses Rätsel gelöst.

»Kollege Lippi ist seit Längerem geschieden, soweit mir bekannt ist«, bellte Maddalena. Sie fand es mehr als unverschämt, von der Verflossenen ihres selbstsüchtigen Widersachers belästigt zu werden. Wollte diese Schnalle etwa, dass sie vor Gericht gegen ihn aussagte? Das ginge trotz ihrer schwierigen Beziehung zu Lippi entschieden zu weit. Egal, was ihr dieser Typ in der Vergangenheit für Probleme bereitet hatte.

Abgesehen davon hatte er sich in ihrem letzten Fall als sehr hilfsbereit erwiesen.

In eine schmutzige Ehe-Angelegenheit involviert zu werden, war das Letzte, was sie jetzt brauchen konnte.

»Es ist mir peinlich, Sie zu kontaktieren.« Die Stimme schwankte.

»Sollte es auch. Denn vor Gericht werde ich nicht gegen Lippi aussagen. Er ist ein wertvoller Mitarbeiter, der mich zudem derzeit vertritt. Sie verstehen?«

»Nein.«

Maddalena war über die Veränderung in Stellas Stimmlage erstaunt.

»Nein«, wiederholte die Anruferin kräftig. »Sie haben das völlig falsch verstanden. Oder ich habe mich schlecht ausgedrückt. Es geht weder um Guido noch um mich. Wir beide haben uns geeinigt. Wir sind wieder ein Paar und sehr glücklich miteinander.«

Maddalena griff sich an die Stirn. War sie noch bei Sinnen? Setzte ihr logischer Verstand langsam aus? War das der Beginn einer Paranoia?

Sie musste einen kühlen Kopf bewahren. Aber wie? Auch das schien sie verlernt zu haben.

Suchend drückte sie ihre Finger gegen die Tischkante. Sie wollte sich verletzen, fand aber keine rissige Stelle im Holz.

»Also was jetzt?«, fragte sie scharf und versuchte, sich das zierliche blondhaarige Geschöpf in Erinnerung zu rufen, das sie vor Jahren an Lippis Arm gesehen hatte. Ein albernes Hausmütterchen neben einem Mann mit roter Weihnachtszipfelmütze. So waren die beiden bei ihrem Adventsempfang aufgetaucht.

Stopp. Aus, befahl Maddalena sich, als unwillkürlich Franjo vor ihrem inneren Auge auftauchte. Franjo, der sie unter dem Mistelzweig küsste.

»Guido würde mich in den Keller sperren, wüsste er, dass ich Sie anrufe. Aber ich konnte nicht anders. Als damals mein Vater starb … ich … ich war so unglücklich. Ich wusste nicht mehr weiter, habe mich mit allem Möglichen beschäftigt, um die Trauer zu bewältigen. Allerdings half mir nur eines: Ich musste akzeptieren, dass ich unterschiedliche Phasen durchlaufe. Und darüber wollte ich mit Ihnen sprechen. Vor allem, weil Guido mir gesagt hat, dass Sie nicht bereit wären, mit einem aus Ihrem Team zu reden. Nicht mal mit Piero. Das hat mich auf die Idee gebracht.« Sie räusperte sich.

»Wie Sie sicher bemerkt haben, ist das ein sinnloses Unterfangen.«

»So sehe ich das nicht. Der Anfang ist bereits getan. Und …« Die Stimme brach ab. »Ich stehe nicht weit entfernt von der Bar, auf deren Terrasse Sie sitzen und Ihren Espresso trinken.«

Maddalena stutzte und wandte den Kopf zur Seite.

Tatsächlich, da stand Stella Lippi. Eine Frau, deren schüchternes Lächeln breiter war als ihr Gesicht. Helle Locken kräuselten sich um gerötete Wangen.

Jetzt kam sie auf sie zu. Das Handy hielt sie wie ein Beweisstück fest in ihrer Hand.

Maddalena erhob sich.

Sie sollte dieser Person, die ihren Frieden hier einfach so zu stören wagte, böse sein. Schon hob sie zu einer bissigen Bemerkung an, ließ es dann aber bleiben.

»Ich bin Stella.« Unruhig trat Lippis Frau auf der Stelle.

»Das ist offensichtlich. Setzen Sie sich. Sie machen mich mit dem Gezappel noch ganz nervös.« Maddalenas Stimme kratzte in ihrem Hals. Sie schob Stella einen der schmiedeeisernen Stühle hin. »Was soll ich für Sie bestellen? Kaffee? Tee? Ein Lemon-Soda?«

»Danke. Nichts dergleichen. Ein Grappa würde mir jetzt besser gefallen.«

Das fängt ja gut an, dachte Maddalena und bestellte zwei Schnäpse. »Wissen Sie, Stella, ich trinke seit … seit einiger Zeit sehr viel und sehr gern. Mit Ihrem Getränkewunsch haben Sie mir einen Gefallen getan.«

Stella musterte sie eine Weile. Dann grinste sie. Lachte sie Maddalena etwa aus?

»Ist daran etwas falsch? Stempeln Sie mich als Alkoholikerin ab?«

»Natürlich nicht. Ich selbst wollte doch etwas Starkes, um meine Nerven zu beruhigen. Da wäre ich wohl die allerletzte Person, die Ihnen Vorschriften machen oder gar einen Tadel erteilen darf.« Mit fahrigen Bewegungen band Stella aus ihren Locken einen schlampigen Zopf.

Die kann das auch nicht besser als ich, dachte Maddalena und begann, Guido Lippis Ex- oder schon wieder Ehefrau ins Herz zu schließen.

Die beiden schmalen Gläser klirrten hell, als sie miteinander anstießen.

Der erste Schluck brannte in Maddalenas Speiseröhre. Sie unterdrückte ein Hüsteln. »So. Jetzt zur Sache. Was führt Sie zu mir nach Santa Croce?«

»Wie ich am Telefon schon andeutete, gibt es diese berühmten Trauerphasen.«

»Steckt sicher eine hübsche Theorie dahinter, die dem Erfinder einiges an Geld eingebracht hat. Aber sie bringt weder Ihnen Ihren Vater noch mir meinen Verlobten zurück. Und wissen Sie, auch ich habe vor noch gar nicht allzu langer Zeit meinen Vater verloren. Ich war am Boden zerstört. Trotzdem habe ich es geschafft, es war schwer, aber ich habe es geschafft, den Schmerz über diesen Verlust irgendwie zu bewältigen. Doch das mit Franjo ist anders.«

Stella legte ihre Hand auf den Tisch und umklammerte das Schnapsglas. Ihre abgekauten Nägel gefielen Maddalena. Die kleine Frau war so durch und durch unperfekt, dass sie das Gefühl hatte, sich ihr anvertrauen zu können.

»Wissen Sie, Stella, ich habe bisher mit niemandem über die Sache geredet. Ich komme einfach nicht über Franjos Tod hinweg. Es kann nicht richtig sein, dass er nicht jeden Augenblick um die Ecke biegen wird.«

»Vielleicht liegt es daran, dass Sie sich noch in Phase eins befinden: der Verleugnung. Sie wollen seinen Tod nicht wahrhaben.«

Maddalena hüstelte. »Die Nummer habe ich schon hinter mir. Da können Sie Ihren Lippi fragen und alle anderen, die dabei waren. Ich war damals im Krankenhaus der Meinung, dass es sich um eine Verwechslung handeln müsse, und das, obwohl ich Franjo mit eigenen Augen tot daliegen gesehen habe. Ich war der festen Überzeugung, dass er noch lebt. Also weiter, was ist die zweite Phase?«

»Sie nennt sich Zorn.« Stella winkte der Barfrau und zeichnete mit ihrem Zeigefinger einen Kreis in die Luft. Eine weitere Runde. Mir soll es recht sein, dachte Maddalena.

»Na ja, ich weiß nicht, wütend war ich von Anfang an. Wenn Sie es genau wissen wollen, habe ich alle gehasst, die weiterleben durften. Inklusive meiner Person.«

»Sie Arme«, sagte Stella sanft, und Maddalena wunderte sich, dass sie sich darüber nicht ärgerte. Sie hasste jegliche Form des Mitleids und konnte nicht zuletzt deshalb weder mit ihrer Mutter noch mit ihrer Freundin Bibiana über die Ereignisse reden, die zu Franjos tragischem Tod geführt hatten. »Da haben Sie wohl Phase eins und zwei gleichzeitig durchgemacht.«

Ein wenig neugierig war Maddalena inzwischen schon geworden. Vielleicht lag es aber auch am Grappa. Der machte sie geradezu redselig. »Nur nicht mittendrin aufhören, was ist Phase drei?«

»Verhandeln.«

»Verstehe ich nicht.«

»Ich auch nicht.«

Sie sahen einander sekundenlang ernst an, dann zuckten Stellas Mundwinkel. Beide brachen in ein unkontrolliertes Gelächter aus. Ein Mann, der in seiner Ape, einem Minilaster, an der Bar vorbeifuhr, zeigte ihnen einen Vogel.

»Heißt das, ich hätte mit der richtigen Taktik Chancen, Franjo zurückzubekommen? Warum hat mir das keiner gesagt?«

»Ich denke, damit ist höchstwahrscheinlich gemeint, dass man etwas tut, um das Leid besser zu ertragen.«

»Mit dem Sensenmann einen Deal schließen?«

Stella legte betroffen ihre Hand auf den Mund.

»Ich habe nichts gemacht.« Maddalena trank einen Schluck von ihrem Grappa. »Ging ja alles, wie man gemeinhin so sagt, ganz plötzlich und unerwartet, also rucki, zucki.«

»Doch. Sie haben sich ein Trauerjahr genommen.«

Da hatte die kleine Frau recht. Maddalena hob ihr Glas und hielt es Stella hin. »Sie dürfen mich duzen.«

Stella sah sie verblüfft an. Dann sagte sie: »Okay. Ich heiße Stella.«

»Ach?« Maddalena biss sich auf die Unterlippe und hatte soeben einen weiteren Grund gefunden, diese Frau zu mögen. »Bevor wir zu den anderen Phasen kommen, erzähl mir, was da mit Lippi und dir läuft. Seid ihr nicht geschieden?«

»Waren wir. Ich wollte nicht zusehen, wie er sich ruiniert. Sein Gewicht, du weißt ja selbst, wie grauenvoll er sich ernährt. All dieses Junkfood, das er in sich hineinstopft. Diabetes, ein Schlaganfall. Früher oder später wäre er sehr krank geworden. Das wollte ich nicht zulassen. Während der Zeit unserer Trennung hat er sich verändert. Wir können jetzt wieder miteinander reden. Und … na ja, wir mögen uns eben.«

Maddalena kämpfte bei Stellas Worten gegen den dicken Kloß in ihrer Kehle an.

Franjo. Ihr Franjo. Sie spürte ihn immer noch. Sein Dreitagebart ritzte ihre feine Gesichtshaut auf, sein holziges Aftershave, das vom Geruch frisch geschnittener Küchenkräuter übertönt wurde, stieg in ihre Nase.

Ansatzlos begann sie zu weinen. Die Tränen flossen endlos. Ein Strom, der nicht versiegen wollte.

Mit dem Handrücken wischte sie über ihr nasses Gesicht, strich den Schnodder unter ihrer Nase weg und stieß zwischendurch eigenartige Laute aus.

Stella hatte sich erhoben, trat auf sie zu und nahm sie in die Arme. »Gut. Ist ja schon gut«, murmelte sie und strich über Maddalenas verfilztes Haar.

Irgendwann waren keine Tränen mehr da.

Maddalenas Augen waren trocken, ihr Hals wund, und Franjo war immer noch tot.

»Was soll ich bloß tun?«

»Lass es einfach raus. Schluck es nicht runter. Das gehört zu Phase vier: Depression.«

»Muss ich Pillen dagegen einnehmen?«

»Es wäre eine Möglichkeit, dein Leben übergangsweise leichter zu machen. Frag deinen Hausarzt nach einem Antidepressivum. Schaden wird es nicht, denn letztendlich musst du realisieren, dass Franjo nicht mehr zurückkommt. So heißt die fünfte Phase: Akzeptanz.«

»Seinen Tod werde ich nie billigen. Wir wollten heiraten. An meinem sechsunddreißigsten Geburtstag. Und der ist nun an mir vorübergezogen. Kein Brautstrauß, kein Franjo. Da war gar nichts. Nur diese unendliche Leere in mir.«

»Wann …«

»Am 28. Oktober«, kam Maddalena ihrer Frage zuvor. »Also vor einem Jahr. Jetzt werde ich bald siebenunddreißig, und es ist mir so was von egal.«

Stella sah sie traurig an. »Hat dich deine Mutter wenigstens besucht? Oder irgendwer?«

»Meine Mutter?« Maddalena zog an einer verknäulten Strähne ihrer Locken. »An meinem Geburtstag? Wo denkst du hin? Zwei

Flaschen Terran haben mit mir gefeiert. Sie waren die beste Gesellschaft. Und dieses Jahr wird es nicht anders sein.« Sie zögerte und setzte nach: »Wenn ich es mir so überlege, kommt noch eine dritte Flasche dazu. Damit puste ich mich weg. Ich meine, bis zum nächsten Morgen«, sagte sie, als sie Stellas Entsetzen wahrnahm. »Macht euch keine Sorgen, ich werde mich schon nicht umbringen. Das liegt mir nicht.«

»Maddalena. Wenn du deine Trauer nicht auslebst, kann sich eine echte Depression mit schlimmen Selbstmordgedanken daraus entwickeln.«

»Sagtest du nicht eben, die Depression wäre eine der Phasen?«

»Damit ist die Zeitspanne gemeint, in der man versuchen sollte, die Trauer zuzulassen und zu weinen. Die nennen es halt so.«

»Weißt du, Stella, es ist gut, dass du mich überfallen hast. Sag das bitte deinem Lippi, damit er dich nicht in den Keller sperrt.«

»Zum Glück ist dir dein Humor nicht abhandengekommen.« Rote Flecken hatten sich auf Stellas heller Haut gebildet und kletterten vom Hals in ihr Gesicht. Sie sah auf die Uhr. »Ich bin mit dem Autobus hergekommen. Was gut ist. Denn fahrtüchtig bin ich heute nicht mehr.«

»Du kannst bei mir übernachten. Im Haus ist genügend Platz, auch wenn es dort aussieht wie auf einer Müllkippe.«

»Nein, nein«, wehrte Stella hastig ab, »ich habe schon vor der Fahrt in den Karst ein Ticket zurück nach Grado gekauft. Und der Bus müsste bald kommen. Die Haltestelle kann ich von hier aus gut sehen.«

Sie legte Geld auf den Tisch.

Diesmal wehrte Maddalena ab. »Das geht auf mich.« Sie holte tief Luft. »Was mich wirklich quält, ist eine verwirrende Tatsache. Manchmal sind da diese Momente, wenn ich sehr betrunken bin oder schweißgebadet aus einem Alptraum hochschrecke. Momente, in denen ich komplett vergessen habe, was passiert ist. Ich strecke meine Hand nach Franjo aus. Und in meinem Magen beginnt es zu rumoren. Ich spüre, dass ich etwas Wesentliches übersehen habe, aber ich weiß nicht, was. Franjos Gesicht erscheint vor meinen Augen. Ich kann ihn riechen, drehe mich zu ihm hin, aber er ist nicht da. Dann sickert langsam die Wahrheit ein. Und ich vergehe vor Schuldgefühlen, seinen Tod auch nur eine Zehntelsekunde ausgeblendet zu haben. Verstehst du? Mir wird kotzübel, und ich muss mich übergeben. Ich hasse mich zutiefst für dieses kurze Vergessen.«

»Ach«, sagte Stella leise, und Maddalena sah, wie sich ihre Augen mit Tränen füllten.

»Jetzt weine nicht auch noch du. Sag einfach: ›Maddalena, du bist unverbesserlich.‹ So spricht meine Mutter mit mir, und meistens erdet mich das. Zumindest war das früher so. Jetzt drücke ich ihre Anrufe einfach weg.«

Stella wischte die verflossene Wimperntusche unter ihren Augen mit dem Zeigefinger weg. »Commissaria Degrassi, Sie sind ein richtiges Ungeheuer.«

Sie lachten einander an.

»Ich fürchte, ich habe deine Zeit schon zu lange in Anspruch genommen.«

»Hast du nicht.«

Die Kellnerin kam unaufgefordert mit zwei doppelten Espressi, und Maddalena entschuldigte sich kurz.

Vor dem halb blinden Badezimmerspiegel atmete sie tief durch. Sie sah grauenvoll aus. Sie drehte an der Armatur und klatschte sich eiskaltes Wasser ins Gesicht.

Ihr fiel auf, dass sie während des Gesprächs mit Lippis Frau entgegen ihrer sonstigen Gewohnheit völlig vergessen hatte zu rauchen. Keine einzige Zigarette hatte sie angerührt. Noch etwas, das sie überraschte.

Als sie zurück zu ihrem Tisch kam, war Stella verschwunden.

Am nächsten Morgen wachte Maddalena früher auf als sonst. Sie kroch aus dem Bett, gähnte ausgiebig und streckte sich kräftig durch.

Es war eine Ewigkeit her, dass sie, ohne ein einziges Mal hochzuschrecken, durchgeschlafen hatte. Tief und traumlos. Vielleicht lag es an dem Gespräch mit Stella. Sie hatte sich zum ersten Mal jemandem geöffnet, einer Zuhörerin, die nicht die streunende Katze von einem der Nachbarn war. Maddalena stellte dem scheuen Tier oft die Reste ihres eigenen spärlichen Essens hin und sprach mit ihm. Es sah sie stets aufmerksam an, als könnte es verstehen, was Maddalena erzählte.

Das rhythmische Trommeln der Regentropfen auf dem Sims ließ Maddalena zum Fenster sehen. Draußen war es noch dunkel, aber sie erkannte, wie stürmisch der Wind durch die Zypressen und die Oleanderbüsche fuhr.

Bora war aufgekommen.

Unwillkürlich zog sie ihre Schultern hoch. Ein Schauer jagte über ihren Rücken, ihre Nackenhaare stellten sich auf.

Rasch warf sie sich eine wollene Jacke über die Schultern und stieg in ihre Gummistiefel. »Nein!«, rief sie und biss sich in die Wange. Ihre Finger umklammerten eine Kerze. »Ich bleibe da«, befahl sie sich, aber ihre Beine wollten ihr nicht gehorchen. Sie trugen sie vor die Haustür, über den regennassen Weg und durch das Dorf bis hin zum Friedhof.

Maddalena spürte nicht, wie der herabfallende Regen ihren Pyjama durchnässte. Ihre Locken hingen wirr um ihr feuchtes Gesicht. Sie entzündete die Kerze und stellte sie in den Glasbehälter. Das Licht flackerte und drohte zu erlöschen.

Maddalena kniete nieder. Ihre Hände wühlten in der aufgeweichten Erde.

Nichts hatte sich geändert.

Franjo blieb tot.

Es war Zeit, in die Dunkelheit zurückzukehren.

2

Filippa Furlan schlenderte durch Grados Altstadt. An der Basilica Santa Eufemia wanderte ihr Blick automatisch nach oben zum heiligen Michael, der auf dem Turm beharrlich die Stellung hielt. Diese Wetterfahne hatte es vielen Einheimischen angetan, ihr aber besonders. Der Anzolo, wie man ihn hier liebevoll nannte, drehte sich stets mit dem Wind, egal ob in der Kirche ein Begräbnis, eine Taufe oder eine Hochzeit stattfand. Nicht einmal das wunderschöne Lied »Madonnina del mare« ließ ihn innehalten. Starr blieb er seiner Bestimmung treu.

Emotionen waren nicht so sein Ding. Kein Wunder, hatte man ihn doch aus rostunempfindlichem Metall gegossen.

Sie lächelte in sich hinein.

Gefühle waren früher auch nicht so ihr Ding gewesen, da glichen sie einander. Damals galt sie als cool. Heute war das anders. Teenies waren cool, geborgen in der elterlichen Fürsorge. Diese Kids konnten sich das Coolsein sorglos leisten.

Denk nicht daran, ermahnte sie sich still. Handle, das ist deine Devise.

Obwohl die Dämmerung sich bereits über Grado gesenkt hatte, konnte sie in einiger Entfernung Ginevra Missoni und deren Verlobten, den Polizisten Arturo Fanetti, ausmachen. Hand in Hand schlenderten der hochgewachsene Mann mit dem langen, hellen Elbenhaar und seine zierliche Freundin in ihren verrückten Klamotten auf sie zu. So elegant Fanetti sich stets kleidete, so ausgeflippt zog Ginevra sich an. Doc Martens zu Spitzenröcken, neonfarbene Catsuits, bunt gefärbtes Haar. Die Missoni war schon eine seltene, aufsehenerregende Erscheinung.

Viele hier auf der Insel wunderten sich, warum die Wahl des reichen Söhnchens ausgerechnet auf diese Frau gefallen war. Sie aber konnte das gut nachvollziehen. Gegensätze zogen sich bekanntlich an. Und Fanetti und Missoni waren wie zwei unterschiedliche Pole eines Magneten. So viel stand fest.

Anders als Filippa, die sehr genau wusste, wer die beiden waren, nahm das verliebte Paar keine Kenntnis von ihr.

Heute begann ihr Dienst schon um achtzehn Uhr. Sie musste die Spätschicht vorzeitig übernehmen. Das hatte sie ihrer wehleidigen Kollegin zu verdanken, die abgelöst werden wollte. Filippa vermutete, dass Renata nicht an einer akuten Darminfektion litt, wie sie vorgab, sondern an den Nachwirkungen einer Nacht, die zu lange gedauert hatte und zu heftig gewesen war.

Ermattung nach einem heftigen Kater nannte man diesen Zustand üblicherweise.

Aber was sollte sie tun?

Renata war ihre Vorgesetzte.

Dass auch Filippa die Tourismusschule erfolgreich abgeschlossen hatte, interessierte hier keinen. Auch nicht, dass ihr Job sich überhaupt nicht von dem von Renata unterschied, sah man von der Bezeichnung und der Bezahlung ab.

»Das sind nun mal die Umstände, Schätzchen. Nicht jeder hat Führungsqualitäten. Es ist nichts Persönliches«, hatte Renata ihr erklärt.

Einer dieser Umstände war männlich, nannte sich Michele Cargnelutti und war der Padrone. Er war der Besitzer des Hotels, was er seiner Ehefrau Rosa und, sah man eine Spur genauer hin, seinen Schwiegereltern verdankte. Durch die Heirat mit Rosa war er automatisch in die Rolle des Geschäftsführers geschlüpft. Sein Schwiegervater, Signor Rossini, hatte das Hotel längst an seine Tochter übergeben und sich ganz aus dem Betrieb zurückgezogen.

Michele fühlte sich sichtlich wohl in seiner Position.

Enttäuscht seufzte Filippa auf und beschloss, auf einen kurzen Schwatz bei Giorgia in der Bar vorbeizuschauen. Das Lokal von Dante und Giorgia lag zwar etwas abseits, am Ende der Colmata, dem Stadtteil, der Grado von der westlichen Lagune trennte, aber der kleine Umweg lohnte sich. Eine eiskalte Cola würde ihre Sinne beleben.

Der Raum war bis auf den letzten Tisch besetzt, und mittendrin stand Giorgia auf Krücken. Sie hatte sich vor einiger Zeit bei einem Radunfall einen komplizierten Bruch des Oberschenkels zugezogen und erholte sich nur langsam.

Filippa bewunderte sie sehr. Giorgia verlor sogar bei Schicksalsschlägen nie ihre unübertrefflich positive Einstellung und ihren trockenen Humor.

In dieser Hinsicht ist sie das Gegenteil von mir, dachte Filippa. Ich bin missmutig, jammere ständig, bin unzufrieden und nachtragend.

Verärgert über ihre Selbsteinschätzung strich sie ihr Haar zurück. Es war orange. Nicht einfach nur braun mit einem rötlichen Schimmer, nein. Der Ton war so knallig wie der einer reifen Orange. Viele Hotelgäste quatschten sie auf Englisch an, wenn sie Filippa zum ersten Mal sahen, weil sie dachten, sie käme aus Großbritannien oder Irland und wäre hier gestrandet.

Ja, gestrandet wie ein fetter Wal, sinnierte sie.

Giorgia humpelte auf sie zu und umarmte sie. »Na, Kleine? Gibt es wieder mal sieben Tage Regenwetter?«

»So schlimm ist es heute nicht, aber ich könnte eine Erfrischung brauchen, ehe ich mich erneut in die Höhle des Löwen wage.«

»Tonic?«

»Nein danke. Eine Cola wäre mir lieber.«

Filippa stellte sich an den Tresen und musterte die übrigen Gäste. Die meisten waren aus Grado, viele kannte sie seit ihrer Kindheit. Sie fing, wie so oft, mitleidige Blicke auf. Man wusste Bescheid. Hier waren alle vertraut mit ihrer Geschichte.

Giorgia stellte ein beschlagenes Glas vor sie hin und bat ihren Sohn, zu übernehmen. Die Bar war ein Familienbetrieb und funktionierte einzig durch das gemeinsame Anpacken aller so gut.

So war es bei Filippas Eltern auch gewesen. Und es hätte genauso wie bei Giorgia und Dante klappen können, wäre nicht das Unglück über sie gekommen.

In trüben Stunden verurteilte sie ihre Eltern dafür.

Die beiden waren so naiv, so gutgläubig und von der Ehrenhaftigkeit anderer überzeugt gewesen.

Dieses blinde Gottvertrauen war Filippa seither gänzlich abhandengekommen.

»Dein Haar schimmert wie ein roter Samtvorhang.«

Giorgia durfte so etwas sagen. Sie sprach mit der ihr eigenen Selbstverständlichkeit aus, was Filippa bei anderen auf die Palme getrieben hätte.

»Ich flechte es mir im Umkleideraum zu einem Zopf. Sonst bekomme ich einen Rüffel von meiner Vorgesetzten.«

»Diese Renata soll sich nicht so wichtigmachen, die ist bloß neidisch auf dich.«

»Dazu hat sie keinen Grund. Warum auch?«

»Filippa, jetzt im Ernst, stell dein Licht nicht ständig unter den Scheffel. Das hast du nicht nötig. Du bist eine hübsche junge Frau, die ihren Job gut macht.«

»Unterbezahlt.«

»Sind wir das nicht alle?«

»Aber …«

»Kein Aber. Trink deine Cola, iss die Brötchen, die Dante zubereitet hat, und dann ab zur Arbeit. Sonst gibst du Renata wirklich einen Anlass, dich zu tadeln.«

Filippa aß beide Brötchen und seufzte. Am liebsten wäre sie hiergeblieben.

Aber die Zeit rannte ihr davon.

Sie verabschiedete sich überstürzt und lief durch den kühlen Abend zum Hotel.

Das »La Fontana« lag mitten auf der Colmata.

Bis vor wenigen Jahren hatte der Bau ausgesehen wie ein typisches Wohnhaus aus den sechziger Jahren des vorigen Jahrhunderts. Nachdem Michele die Geschäfte übergeben worden waren, hatte er es in einen modernen Komplex aus Stahl und Beton verwandelt.

Sie hasste dieses Haus.

Jedes Mal, wenn sie darauf zuging, verknotete sich ihre Kehle. So eng, dass sie kaum atmen konnte.

Sie riss die Tür auf und trat ein.

Renata warf ihr einen abschätzigen Blick zu und wedelte mit

dem Zeigefinger vor der großen Uhr, die über der Rezeption hing. Filippa wollte schon zu einer Entschuldigung anheben, bemerkte aber im letzten Moment, dass sie acht Minuten zu früh dran war.

Was also erlaubte Renata sich?

»Zieh dich um, bändige den Besen auf deinem Kopf und komm wieder her. Beeile dich. Ich will wegen dir keine Überstunden machen.«

Das Gegenteil war der Fall.

Renata übertrieb die Zeiterfassung gern zu ihren eigenen Gunsten.

Filippa biss sich in die Wange. Blöde Kuh, dachte sie und verzog sich ins Büro direkt hinter der Rezeption, das großzügig als »Umkleideraum« bezeichnet wurde. Sie warf die Tür zu und drehte den Schlüssel zweimal um.

»Drehst du jetzt komplett durch?«, hörte sie Renata gehässig rufen.

Nein, sie war nicht plemplem. Sie hatte nur keine Lust, sich von Michele »zufällig«, wie er betonte, überraschen zu lassen.

Das war einige Male passiert, meistens just in dem Moment, wenn sie sich die Bluse über den Kopf gezogen hatte und nichts sehen konnte.

Hoffentlich blieb er heute daheim bei Rosa und dem Neugeborenen und tauchte nicht im Hotel auf.

»Stippvisite« nannte er seine Kontrollbesuche.

»Schon besser so«, kommentierte Renata ihre Verkleidung, die aus einer weißen Bluse und einem knielangen schwarzen Rock bestand. Die Pumps waren unbequem, ihre großen Zehen stießen vorne an.

»Mhm«, murrte Filippa und setzte sich neben Renata an den Computer. Sie mochte das aufdringliche Parfum der Kollegin nicht, vermutete sogar, Renata wolle damit bei Michele Eindruck schinden.

Gelänge ihr das bloß, dachte sie, dann würde der schmierige Kerl *mich* in Ruhe lassen.

Rasch gingen Renata und sie die Gästeliste durch. Die Kollegin machte sie auf ein paar Details aufmerksam und wies sie an, die Tische im Frühstücksraum picobello einzudecken.

Als täte Filippa das nicht sowieso immer.

Endlich verließ Renata die Rezeption, allerdings nicht ohne Filippa weitere Instruktionen zu erteilen, die diese alle schon in- und auswendig kannte. So sollte sie zum Beispiel nur dann kassieren, wenn einer der Gäste vorzeitig seine Reise abbrechen musste. Wer abrechnete, bekam auch das Trinkgeld. Dieses Zubrot brauchte Filippa aber ebenso wie die anderen Mitarbeiter im Hotel.

Es war alles so ungerecht!

Da die Zimmer alle mit reich bestückten Minibars ausgestattet waren, bekam sie zudem kaum Gelegenheit, Gästen an der Theke neben dem Frühstücksraum einen Einschlaftrunk zu servieren.

Filippa hatte vorhin enttäuscht festgestellt, dass heute nur wenige neue Gäste eingecheckt hatten.

Gut, jetzt war das meistens so. Ende September versiegte das Sommergeschäft. Und in der Nachsaison gab es viele sparsame Pensionäre und Eltern mit kleinen Kindern, die noch nicht zur Schule mussten. Dieses Publikum zählte nicht unbedingt zu Filippas bevorzugter Klientel. Die Alten waren schwerfällig und schwierig, die jungen Paare zankten sich häufig, und die verwöhnten Kleinen stritten und plärrten ununterbrochen.

Ihr Handy schnarrte, und durch die Vibration bewegte es sich über das Rezeptionspult. Filippa fing es auf, ehe es über die Kante stürzen konnte, und hielt es ans Ohr.

»Mutter, du weißt doch, dass ich arbeite. Was gibt es denn so Dringendes?«

»Mein Schatz, ich wollte nicht stören. Papa fühlt sich nicht wohl, und da dachte ich …«

»… dass ich neuerdings Ärztin bin, die eine Ferndiagnose stellen kann?« Bereits als die Worte heraus waren, schämte Filippa sich.

Warum musste sie immer so kratzbürstig sein?

Mama war erschöpft. Nach Papas Schlaganfall hatte sie mit

ihm beide Hände voll zu tun. Eine Pflegerin konnten sie sich nicht leisten. Filippa half, so gut es ging.

Aber sie musste arbeiten und konnte ihren Job nicht an den Nagel hängen. Er hielt die Familie über Wasser und bezahlte die Rechnungen.

Die kleine staatliche Rente ihrer Eltern reichte bei Weitem nicht aus.

»Was hat Papa denn?«, fragte sie sanft. »Die üblichen Wehwehchen oder etwas anderes?«

»Wehwehchen würde ich die Beschwerden deines Vaters nicht nennen. Aber ja, heute ist Papa unruhiger und kommt mir verwirrter vor als sonst. Er hat nach seinen Autoschlüsseln verlangt. Als ich ihn fragte, wofür er sie denn brauche, hat er schnippisch gemeint, dass er ins Kino wolle. Allein. Ohne mich. Dein Vater war kaum zu besänftigen, wurde richtig wütend. Die Tabletten, die Dottor Beltrame ihm gegen die Nervosität verschrieben hatte, helfen nicht.«

»Die vielen Pillen machen ihn sowieso nur noch kränker. Was aber erwartest du von mir? Tröstende Worte? Ich komme hier vor Mitternacht nicht weg. Das weißt du doch.«

»Es war mir einfach nur danach, dich anzurufen, um deine Stimme zu hören, Kind.«

Filippas schlechtes Gewissen regte sich, und gleichzeitig stieg Ärger in ihr auf. Klar, Mama tat ihr leid.

Die ganze Situation war beschissen.

Aber es wurde für keine von ihnen einfacher, wenn Mama sich bei ihr ausweinte. Sie war schließlich die Tochter und keine Seelenklempnerin. Trotzdem, sie nahm sich vor, zukünftig weniger schroff zu sein.

»Wenn es schlimmer wird, wähle den Notruf oder bitte Dottor Beltrame vorbeizuschauen. Jetzt wäre es für einen Hausbesuch noch nicht zu spät.«

»Mache ich, Schatz. Danke. Und entschuldige, dass ich dich damit belastet habe.«

Mutter war so devot.

Diese Demut machte Filippa ganz kribbelig.

Waren ihre Eltern schon immer so gewesen?

Mama, die stets erduldende Ehefrau, und Papa, der schwächliche Verlierer? Der sie in den Ruin gestürzt hatte, weil er nicht vorausschauend und umsichtig vorgegangen war?

Ach, all diese Fragen.

Was zermartere ich mir mein Hirn?

Aber Filippa wusste, dass sie sich um ihren Vater Sorgen machen sollte. Umsonst hätte Mama sie nicht angerufen.

Trotzdem konnte sie kaum Anteilnahme für die Situation ihrer Eltern aufbringen. Natürlich wollte sie nicht, dass Papa starb. Sie war nicht grausam.

Aber was war das für ein Leben?

Eines, das sie mit ihnen teilen musste.

Das Apartment mit dem Wohnzimmer, das mit der kleinen Küche verbunden war, in die gerade mal ein Tisch und drei Stühle passten, dem Bad und dem Schlafzimmer war für drei erwachsene Personen entschieden zu klein.

Ich bin fast dreißig Jahre alt, überlegte sie, und lebe mit meinen Eltern zusammen. Schlafen muss ich auf der Couch, weil es kein zweites Schlafzimmer gibt.

Wer war da der Loser?

Renatas Worte, die sie ihr vor einer Woche spöttisch entgegengeschleudert hatte, hallten immer noch in ihrer Erinnerung nach: »Warum ziehst du nicht endlich daheim aus? Du bist eine richtige Nesthockerin. Lässt dich wohl gern im Hotel Mama verwöhnen?«

Sie hatte darauf keine Antwort gefunden. Also hatte sie den Mund gehalten und den Boden angestarrt.

Es war zu demütigend, mit der Wahrheit herauszurücken: Sie konnte sich, solange sie ihre Eltern unterstützen musste, keine eigene Wohnung leisten.

Es war heute so still. Fast gespenstisch ruhig. Niemand kam oder verließ das Hotel.

Filippa beschloss, die Tische im Frühstücksraum einzudecken. Mit der tristen Wehleidigkeit ist jetzt Schluss, entschied sie und holte die zarten Rosen, die das Blumengeschäft regelmäßig lieferte, aus dem Kühlfach. Sorgfältig zog sie die verwelkten Röschen aus den Vasen, entsorgte sie und ersetzte sie durch frische.

Sie hatte einen grünen Daumen. Bei ihr überlebten alle Pflanzen. Vielleicht hätte sie Gärtnerin werden sollen.

Als sie gerade auf einem Tablett die Saftgläser zum Büfett trug, klingelte jemand aus einem der Gästezimmer in die Rezeption durch. Es war die allein reisende ältere Lehrerin aus Deutschland.

»Ja bitte?«

»Könnten Sie mir einen Kamillentee aufs Zimmer bringen?«, kam es kläglich aus dem Hörer.

»Selbstverständlich«, antwortete Filippa.

Sie ordnete Teekanne und Tasse hübsch neben einer Blume auf dem Silbertablett an und versprach sich ein fürstliches Trinkgeld. Doch als sie an die Tür klopfte, rief die Alte: »Stellen Sie alles vor dem Zimmer ab und nehmen Sie das schmutzige Geschirr gleich mit!«

Jetzt erst sah Filippa die dreckigen Gläser und Teller mit den Essensresten. »Wird erledigt«, antwortete sie beflissen und fragte sich, ob nur ihre Mutter devot war.

Unten in der Hotelhalle erwartete sie ein ungeduldiges Elternpaar mit drei quengelnden Kindern. Sie kamen aus der Pizzeria und hatten die Chipkarte für ihre Suite im Restaurant liegen lassen.

Freundlich nickend holte Filippa die Ersatzkarte aus dem Safe und übergab sie dem erleichterten Vater. Jedem der Kinder reichte sie einen Lolli, erntete begeistertes Klatschen und übersah geflissentlich den vorwurfsvollen Blick der Mutter.

Sie rief im Lokal an und vereinbarte, dass man die wiedergefundene Chipkarte morgen im Hotel abgeben würde. Danach ging sie am Computer die Buchungsliste durch und beantwortete Mails und Anfragen. Ihrer Mutter schrieb sie eine WhatsApp, in der sie sich nach dem Befinden ihres Vaters erkundigte, bekam aber keine Antwort.

Als sie auf die Uhr blickte, wunderte sie sich, wie schnell die

Zeit vergangen war. Ihre Ablösung musste jeden Moment eintreffen.

Alonso, der Nachtportier, erschien pünktlich, aber er kam nicht allein. Neben ihm betrat Michele die Halle. Er zog einen Schwall Rasierwasser hinter sich her, das ebenso penetrant roch wie Renatas Parfum.

Sein dunkles Haar war straff zurückgegelt und unterstrich seine zur Schau gestellte Eitelkeit.

»Wen haben wir denn da?« Er sah Filippa überrascht an, so als wüsste er nicht ganz genau, wer heute Dienst hatte.

»Ich habe die Zeiten mit Renata getauscht«, behauptete sie.

Eine Sekunde lang zeichnete sich Verwirrung auf seinem Gesicht ab. Dann lachte er. »Fast wäre ich darauf reingefallen.« Er scheuchte sie mit einer Handbewegung hinter dem Tresen weg. »Zieh dich rasch um, oder nein, lass es, deine schwarz-weiße Novizinnenkluft ist auch nicht schlecht, wenn ich es mir genau überlege. Sieht sexy aus. Du begleitest mich auf die Dachterrasse. Wir nehmen einen Schlummertrunk.«

Filippa lief es kalt über den Rücken. »Tröpfelt es nicht?«

»Und wenn schon. Ein Sonnenschirm tut's bei so wenig Regen auch. Bist ja nicht aus Zucker, Puppe.« Er lachte dröhnend über seinen dummen Scherz, und der Portier stimmte pflichtschuldig in das Gelächter ein.

Alonso, das zahle ich dir heim, beschloss Filippa.

Schon im Aufzug neben Michele litt sie Höllenqualen. Er rückte ihr viel zu nah auf die Pelle.

Der fahle Mond am dunklen Himmel wurde immer wieder von vorbeiziehenden Wolken verdeckt. Sterne waren keine zu sehen.

»Siehst du, mein kleiner Rotschopf, es regnet nicht. Den Schirm können wir uns also sparen. Aber dafür gibt es ein gutes Gläschen.«

»Für mich bitte nur Wasser«, wehrte Filippa ab.

»Jetzt hab dich nicht so. An ein bisschen Wein ist noch niemand gestorben.«

Schon stand ein großzügig gefülltes Glas vor ihr, und Filippa nippte widerwillig daran. Schmeckt gar nicht mal so übel, befand sie, aber die Genugtuung, das laut auszusprechen, würde sie ihm nicht gewähren.

»Möchtest du dich nicht zu mir auf die Hollywoodschaukel setzen?«

»Nein danke«, brachte sie hervor. Was war sie auch immer so verdammt höflich?

Die Antwort auf diese Frage fiel ihr leicht. Sie war auf den verdammten Job angewiesen.

Die Kälte der Sitzfläche des Stuhls, auf dem sie saß, drang durch ihren Rock, und sie wusste, sie würde sich eine Blasenentzündung holen, wenn sie nicht sofort etwas unternahm.

Sie stand auf.

»Du hast ja nicht mal die Hälfte des Merlots getrunken. Das nenne ich Verschwendung.«

»Ich wollte nur rasch ein Kissen suchen.«

»Ach so, da sind welche.« Er öffnete eine Truhe und reichte ihr eines. »Du könntest dich genauso gut auch auf meinen Schoß setzen. Da ist es warm.«

Gleich sprang sie ihm ins Gesicht.

Eine Nachricht trudelte ein: »Papa geht es besser.«

»Ich muss sofort los, meine Mutter braucht mich. Mein Vater ist krank. Sein Zustand hat sich rapide verschlechtert.«

»So schlimm wird es schon nicht sein. Filippa, gönn mir die wenigen Minuten mit dir.«

Nein, die gönne ich dir nicht. Geh nach Hause zu deiner Rosa mit eurem Neugeborenen und treib dich nicht mit anderen Frauen herum, hätte sie ihm am liebsten an den Kopf geworfen. Aber natürlich traute sie sich das nicht.

»Dein Haar schimmert im Mondlicht wie Feuer.«

Wie Feuer? Filippa wunderte sich über diesen Vergleich. Sie sah ein Meer aus Flammen vor ihrem inneren Auge und dann einen der Gemüsestände auf dem Samstagsmarkt in der Città Giardino, mit akkurat nebeneinander aufgereihten Karotten.

Wenn das ein Kompliment war, fragte sie sich, wie seine Beleidigungen klangen.

»Das bringt mich auf eine Idee.«

Filippa schnalzte genervt mit der Zunge. Sie verstand seine Gedankensprünge nicht.

Schon war er aufgestanden und hatte Bierdeckel und einen Aschenbecher aus dem Regal hinter der Bar geholt.

Was wurde das?

Seelenruhig baute Michele im großen Aschenbecher ein Haus aus Pappe. Er sah dabei kein einziges Mal hoch. Als er fertig war, klatschte er sich auf die Oberschenkel. »Und? Zufrieden? Dein neues Heim. Aber das ist noch nicht alles.«

Filippa verdrehte die Augen.

Sie beobachtete, wie er ein Zündholz anriss und sein Bauwerk in Brand setzte.

Tickte er noch richtig?

»Wie gewonnen, so zerronnen.«

Die Untersetzer brannten lichterloh. Der Rauch reizte Filippas Nasenschleimhäute, bis sie niesen musste.

Gebannt starrte sie ins lodernde Feuer, bis das Kartenhaus zu Asche zerfiel. Dieses sinnlose Abfackeln erreichte ihr Innerstes.

Jahrelang hatte Filippa ihre Enttäuschung, ihre Wut hinuntergeschluckt. Gleich würde sie explodieren. Sie musste unmittelbar etwas dagegen unternehmen, ehe sie unkontrolliert zu brüllen begann.

Der Metallstuhl schabte über den Steinboden, als sie ihn zurückschob. Michele grinste anzüglich und machte eine Bewegung, in der Filippa in der ersten Schrecksekunde etwas Obszönes zu erkennen glaubte. Er spreizte Daumen und Zeigefinger seiner linken Hand und wackelte damit auf und ab.

Was maßte dieser Idiot sich an?

»Ich rufe dich an«, sagte er, und Filippa konnte einen gequälten Aufschrei gerade noch unterdrücken.

3

Aurora war schön.

Jedes Mal, wenn er sie ansah, floss Strom durch seinen Körper. Es fühlte sich an, als hätte er einen elektrischen Schlag erhalten.

Raffaele Polo kam häufig in die gut besuchte kleine Bar am Hafen in der Innenstadt. Wenn er wie heute Spätdienst hatte, konnte er davon ausgehen, dass er seine Schöne hier antraf. Ihr Cousin und sie wechselten einander ab, außer es gab viel zu tun, dann schmissen sie den Laden gemeinsam.

Er kannte Aurora, seit sie ein junges Mädchen war, und ihre Verwandlungsfähigkeit hatte ihn immer fasziniert.

»Vom Punk zur Lady«, neckte er sie gern.

Verschlossen, wie sie war, bekam er dafür nicht mehr als ein gezwungenes Lächeln.

Aber das reichte ihm.

Irgendwann würde mehr daraus werden, das hoffte er von Herzen. Sicher war er sich allerdings nicht, denn von ihren sonstigen Freunden stach er gewaltig ab. Sie schien einen Hang zu haben, sich die seiner Meinung nach falschen Typen auszusuchen. Nicht dass er sie jemals klagen gehört hätte.

Ihre Verschwiegenheit war wohl mit einer der Gründe, warum die Bar so gut lief. Sie beteiligte sich nicht am Tratsch. Niemand erfuhr von ihr, wer ab und an ein Gläschen über den Durst getrunken oder sie in eine Krise eingeweiht hatte.

Manchmal kam sie Raffaele wie eine Hohepriesterin vor, die über die Schicksale der Menschen, die ihr huldigten, wachte.

Das würde er ihr gegenüber jedoch nie äußern. Auf ihr herablassendes Lächeln konnte er getrost verzichten.

»Du meinst wohl eher, eine Friseuse, der die Leute jeden Quatsch erzählen?«, würde sie vermutlich sagen und sich über ihn lustig machen. »Hohepriesterin? Dass ich nicht lache! Noch so ein Vergleich und du bekommst Lokalverbot.«

Bei Aurora konnte er sich nie sicher sein. An einem Tag war sie fröhlich und gewährend, am nächsten launisch wie das Aprilwetter. Auch das liebte er an ihr.

Zehn Jahre älter als sie, hatte er es in seinem Leben bereits zu etwas gebracht. Nicht nur sein Beruf, auch sein durchtrainierter Körper bereiteten ihm große Freude.

Für sein Aussehen musste er sich nicht schämen. Er war zwar nicht Superman, aber knapp dran. Die wohlwollenden Blicke der Frauen und die neidischen der Männer bestätigten ihm, was schon der Spiegel jeden Morgen verriet.

In der Feuerwache galt er als einer der Zuverlässigsten, als einer, der richtig anpacken und auf den man sich in kritischen Situationen verlassen konnte.

Diese Einschätzung seiner Kollegen entsprach zu hundert Prozent der Wahrheit und war für ihn persönlich von unbezahlbarem Wert.

Ja, Raffaele hatte sich gewaltig gemausert. Vom schmächtigen Jungen, der um die Anerkennung seiner Mitschüler buhlen musste und der unter Minderwertigkeitsgefühlen litt, war nichts geblieben. Das lag einzig an ihm und den Entscheidungen, die er für sich und sein weiteres Leben getroffen hatte. Es machte ihn stolz und zufrieden, was er geschafft hatte.

Nur eines hatte er bislang nicht erreicht: Aurora in seinen Bann zu ziehen.

Die Zeit war dafür wohl noch nicht reif.

Gerade strich sie ihr zum Pagenkopf geschnittenes schwarzes Haar zurück. Es glänzte wie Ebenholz.

»Du erinnerst mich heute an Schneewittchen«, sagte er und häufte salzige Erdnüsse zuerst auf einen Löffel und von da in seine Hand, bevor sie in seinen Mund wanderten.

»Raffi«, sie lächelte, »trag nicht so dick auf. Du weißt, wie sehr ich dein Süßholzraspeln hasse.«

Freilich wusste er das, gerade deshalb bereitete es ihm solches Vergnügen, sie damit zu ärgern.

»Ich meine das ernst«, setzte er nach.

»Du bist unverbesserlich, aber sehr nett. Und deswegen musst du die Nüsse nicht aus der Schale am Tresen essen, sondern bekommst heute ausnahmsweise dein eigenes Päckchen.«

Raffaeles Herz begann stürmisch zu klopfen.

Aurora streifte die Plastikhülle von der kleinen Schachtel und hielt sie ihm geöffnet hin. »Bediene dich.«

»Darf ich dich auf etwas einladen?«

Sie machte eine abwehrende Kopfbewegung, bei der ihr Haar wie Seide um ihr feines Gesicht schwang. »Ich habe noch nicht Feierabend. Ein anderes Mal gern.«

»Mein Dienst ist fast schon vorbei. Nur noch wenige Minuten Bereitschaft, sonst wäre ich ja nicht hier. Daher gönne ich mir jetzt ein kleines Bier.« Er schob sein leeres Glas mit der auf den Rand gesteckten Zitronenscheibe zu ihr. »Wasser hatte ich heute schon genug. Vor allem das aus dem Löschschlauch. Ich musste heute die Geräte überprüfen und bekam einen ordentlichen Schwall ab.« Er verzog sein Gesicht.

»Mein Bedauern hält sich zwar in Grenzen«, ihr Feixen war nicht zu übersehen, »aber gut, wir teilen uns ein kleines Bier.«

Das lief ja besser als gedacht.

Aurora lächelte, und ihre Mundwinkel bogen sich dabei weit nach oben. Ihm gefiel, wie sie das Bier zapfte und gekonnt den Schaum abstrich. Sie hatte nicht geflunkert, was die Einheiten betraf. Mit akribischer Genauigkeit maß sie die Flüssigkeit ab und stellte das Glas vor ihn hin.

»Heute war viel los«, murmelte sie. Die feinen Fältchen um ihre Augen verrieten ihre Müdigkeit.

»Dir ist anzusehen, dass du geschafft bist. Du arbeitest zu viel und gönnst dir zu wenig Schlaf.«

»Stimmt. Das hast du auf den Punkt gebracht. Doch wie soll der Laden sonst funktionieren?« Ein Schatten fiel über ihr Gesicht.

Vor Jahren hatten Auroras Vater und Onkel die Bar am Hafen in der Altstadt gekauft. Das Geschäft war erfolgreich, es lief von Anfang an gut. Seit einiger Zeit war Aurora mit ihrem Cousin allein dafür verantwortlich, die Väter hatten sich zurückgezogen.

»Für mich ist es ein Segen, wenn du nach meiner Spätschicht

hinter dem Tresen stehst. Aber ich sehe auch, wie anstrengend es für dich auf Dauer ist. Könnt ihr keine Aushilfe einstellen? Du solltest dir hin und wieder eine Auszeit gönnen. Ich höre mich wahrscheinlich an wie eine Ansage auf Tonband in Dauerschleife, stimmt's?« Raffaele gestand sich ein, ein Langweiler zu sein. Oft genug stellte er ihr die gleichen Fragen. Nur ihre Antwort war immer eine andere. Auch dafür konnte er sich begeistern.

»Wenigstens kann ich lange schlafen und an den Strand gehen, während andere in ihren Büros versauern.«

Auch wenn es so war, spürte Raffaele doch die Unzufriedenheit mit ihrer Situation.

»Aurora«, er prostete seiner Schönen der Nacht zu, »hättest du Lust, mit mir für einen Tag nach Venedig zu fahren?«

Sie nahm einen Schluck von ihrem Bier. »Wollen würde ich schon. Aber wie soll ich das bewerkstelligen? Ich kann meinen Cousin schwerlich mit der Bar alleinlassen. Es wäre unfair.«

»Versuche, eine Lösung zu finden. Ich nehme mir frei, sobald du sagst, wann es geht. Abgemacht?«

»Abgemacht.«

Sie stießen ihre Fäuste gegeneinander. Eine Geste, die er sonst peinlich fand, doch bei ihr war es wie ein Versprechen für eine aufregende Zukunft.

»Dein Telefon.« Aurora zeigte auf das vibrierende Handy auf dem Tresen. Unwillig griff Raffaele danach. Um diese Zeit konnte das nur Unannehmlichkeiten bedeuten.

»Hallo«, brummte er, als er die Nummer erkannte.

»Einsatz. Der Kiosk bei den drei Brunnen am Parkeingang brennt.«

Dann habt ihr ja ausreichend Quellwasser, um zu löschen, dachte Raffaele grimmig und sagte: »Bin gleich da.«

»So ist das eben, wenn man ein Feuerwehrmann ist.« Aurora schenkte ihm ein Lächeln, von dem er noch lange zehrte.

Raffaele hetzte zur Feuerwache. Glücklicherweise war er nicht allzu weit entfernt.

So rasend schnell, wie sie es gelernt hatten und ständig üben mussten, zog er sich um und sprang in das letzte Löschfahrzeug, das den Hof verließ.

»Alter«, sagte eine seiner jüngeren Kolleginnen und sah ihn wissend an. »Hattest dich wohl schon auf einen schönen Feierabend gefreut?«

Raffaele hoffte, dass man das halbe kleine Bier, das er intus hatte, nicht roch.

»War gerade am Schlafengehen«, scherzte er unverfroren.

»Wären süße Träume geworden, was?«

Dann waren sie auch schon vor Ort und sprangen aus dem Fahrzeug. Ihre Aufgabe als Letzte der ausfahrenden Einsatzkräfte bestand darin, den Brandort zu sichern, die Schaulustigen in ihre Schranken zu verweisen sowie zu verhindern, dass die Flammen übergriffen. Wenn er Pech hatte, war er einer derjenigen, die die Glut über Nacht bewachen mussten.

Die Bewohner der angrenzenden Häuser und Hotels hatten die Gebäude verlassen und standen, teilweise halb bekleidet und verschlafen, aber auch aufgeregt plappernd, in einer Nebengasse. Die rotierenden Lichter der Einsatzfahrzeuge tauchten die Nacht in ein gespenstisch wirkendes blaues Licht.

Das Häuschen, in dem Raffaele häufig seine Zeitungen kaufte, stand lichterloh in Flammen. Verständlich, gab es darin doch genug Papier, das bestens dazu geeignet war, ein Feuer zu entfachen und ihm stets neue Nahrung zu geben.

Der ätzende Gestank des schmelzenden Plastiks der Spielzeugautos und von angesengten Schwimmreifen aus Gummi breitete sich aus. Die Rauchentwicklung war nicht unbeträchtlich, und Raffaele warf einen besorgten Blick auf die Zypressen, die den Park wie treue Wächter behüteten. 2008 hatte ein verheerender Tornado fünfhundert der Bäume in Grado brutal entwurzelt. Einige davon auch in dieser Parkanlage. Er fand daher die verbliebenen umso schützenswerter.

Verbrannte Papierfetzen segelten durch die Luft. Die Asche begann, sich auf die Bänke und Spielgeräte der Parkanlage zu senken.

»Leute!«, rief er, »die Zypressen. Der Kiosk ist nicht mehr zu retten. Wir müssen dafür sorgen, dass der Park unversehrt bleibt.«

Seine umstehenden Kollegen und Kolleginnen nickten, und Comandante Marocco schlug ihm anerkennend auf die Schulter. »Du bist ein umsichtiger Mann«, sagte er, und Raffaeles Brust schwoll vor Stolz.

Dennoch konnte er sich des Eindrucks nicht erwehren, dass da jemand war, der ihn beobachte.

Einer, der ihm Böses wollte.

4

Maddalena stand mal wieder am Fenster.

Draußen versank der frühe Morgen im Nebel. Der September war ins Land gezogen und dem Oktober gewichen. Schauer überliefen sie, aber es war nicht die Kälte, die ihre Haut zum Prickeln brachte.

Da war jemand. Hinter ihr. Sie war nicht mehr allein.

Franjos Arme legten sich um sie. Sie konnte seinen Atem in ihrem Nacken spüren. »Tesoro, du zitterst«, flüsterte er.

Perplex drehte sie sich um. Da stand ihr Liebster. In seinen dunklen Augen schimmerten Tränen. Sein Gesicht war totenbleich. Sie presste sich an ihn, sog seinen vertrauten Duft ein.

»Amore, es tut mir so leid.« Franjo löste sich von ihr, machte einen Schritt zurück und sah sie traurig an.

Maddalena streckte ihre Hand nach ihm aus, wollte ihn an sich ziehen, ihm die Tränen aus dem Gesicht wischen, seine Bartstoppeln küssen.

Doch er wandte sich ab. Entfernte sich. Langsam nahm die Dunkelheit ihn in sich auf und ließ ihn allmählich verschwinden.

»Franjo!« Sie schrie seinen Namen. Lief durch alle Zimmer, suchte ihn in jedem Raum.

In der Küche brach sie auf einem Stuhl zusammen.

Sie weinte laut und wild, konnte erst aufhören, als ein krampfartiger Husten sie zu schütteln begann. Es fühlte sich an, als quälte sich ein übergroßer Eiswürfel ihre Kehle hinab. Kurz befürchtete sie zu ersticken.

Schweißperlen standen auf ihrer Stirn. Sie sprang auf und stürzte hastig ein Glas Wasser hinunter. Erst nach einer Weile beruhigte sich ihr Atem, und ihr Herz schlug regelmäßiger.

Sah sie Geister, konnte sie mit Toten sprechen?

Oder war sie psychotisch und litt unter akustischen und optischen Halluzinationen?

An Panikattacken?

Nichts dergleichen, pfiff sie sich selbst zurück, das ist normal. Ich bin nicht die Einzige, der so etwas passiert.

Am Ende hatte es auch etwas Beruhigendes, Franjo manchmal zu sehen, in ihren Träumen mit ihm zu sprechen. Wenn sie in ihrem Kummer zu ertrinken drohte und in unendlicher Traurigkeit versank, erzählte sie ihm jede noch so unbedeutende Kleinigkeit, die sie erlebte. Manchmal schimpfte sie mit ihm, schrie und hasste ihn dafür, sie verlassen zu haben, für immer gegangen zu sein. Dann wieder flehte sie ihn an, zurückzukehren.

Sie wusste, wie langweilig er es fand, wenn sie über Tiere mit ihm sprach. Für ihn als Koch war ein Kapaun eine Delikatesse, aber kein Kuscheltier. Um ihn zu reizen, erzählte sie ihm alles, was sie mit den streunenden Katzen besprochen hatte, kreierte daraus abenteuerliche Geschichten und stellte sich dabei sein ausdrucksloses Grinsen vor.

»Heute brate ich dir Emma in Weißwein mit Zitronen«, hatte er ihr einmal angekündigt.

Maddalena war ahnungslos gewesen, bis sie das Huhn, das ihr zuvor noch gackernd entgegengelaufen war, auf einem Porzellanteller serviert bekam.

Von dem Augenblick an hatte sie ihren Liebsten um eine Spur besser gekannt.

Alles, alles würde sie erdulden, käme er nur zu ihr zurück.

Sie nieste zweimal und putzte sich entschlossen die Nase am Ärmel ihres Shirts.

Allmählich nahmen die Gegenstände in der Küche wieder Konturen an.

Maddalena kauerte am Tisch. Ihre Hände schlossen sich um einen Becher, und der Dampf des heißen Kaffees legte sich feucht auf ihr Gesicht.

»Du lümmelst«, hörte sie ihre Mutter tadelnd sagen.

Na und?

Was hatte es ihr je gebracht, nicht zu lümmeln? Würde ihr Leben durch eine stramme Haltung denn besser werden?

Vielleicht hatte ihre Mutter mit den strengen Ermahnungen ja recht. Sie hielt etwas auf sich, war immer nach der neuesten

Mode gekleidet, manikürt und pedikürt, gezupft, gewachst und rasiert.

Und ihr Benehmen war einwandfrei.

Womöglich war der schönen Sibilla deswegen nach dem Tod des Gatten ein weiterer Ehemann beschert gewesen. Einer, der sie auf seinen unbestreitbar starken Armen durchs Leben trug.

Als wäre die zweite Ehe mit Achille Scaramuzza, dem Polizeichef und Großwildjäger, eine Garantie für ewiges Glück im Leben ihrer vergnügungssüchtigen, oberflächlichen Mutter.

Was war sie ungerecht! Und so verdammt moralinsauer. Durften nicht auch Mütter ihre Macken haben?

Franjo hätte dieser innere Monolog gefallen.

Jetzt konnte Maddalena, trotz ihrer Traurigkeit, nicht anders, als zu kichern.

Ihr Handy gab einen krächzenden Laut von sich.

»Guido Lippi«, schien auf dem Bildschirm auf.

Was wollte der wohl um diese frühe Stunde von ihr? Hatte seine Stella sich wieder einmal im Karst verirrt?

Sollte er doch die Mailbox vollquatschen. Ihr war jetzt nicht nach seinen pseudomitfühlenden Worten.

Er ließ es lange läuten und rief unmittelbar danach erneut an.

»Idiot!« Sie riss ein großes Stück von ihrer Brioche mit Marmelade ab und steckte es in den Mund. Verärgert kaute sie an dem trockenen Teil. Wie lange hatte es wohl schon in der Brotbox gelegen?

Wann war sie das letzte Mal einkaufen gewesen? Und damit meinte sie nicht den täglichen Gang zur Trafik, wo sie sich ihren Nachschub an Zigaretten sicherte.

Wieder klingelte das Telefon.

Sie hob ab.

»Lippi hier«, erklärte die Stimme, die sie so gar nicht hören wollte.

»Das war mir klar. Ich habe Sie unter Ihrem Namen eingespeichert.«

»Also …«

»Falls Sie sich für Stellas Überraschungsoffensive neulich

entschuldigen wollen, weit gefehlt. Sie können Ihr Frauchen wieder aus dem Keller holen.«

»Keller?« Lippi atmete hörbar, und Maddalena meinte, ein Schniefen zu vernehmen. »Wie kommen Sie darauf, dass meine Frau sich im Keller befindet? Glauben Sie allen Ernstes, ich sperre meine Frau weg? Stella ist unterwegs, die ganze Woche schon. Sie besucht ihre Schwester.«

»Ach, Lippi. Sie haben über all die Jahre, die Sie mit mir zusammenarbeiten, nicht einen Funken Humor entwickelt.« Sie unterbrach sich. »Aber wahrscheinlich ist Humor eine Eigenschaft, die angeboren und nicht durch Erziehung zu erwerben ist.«

Was redete sie da für einen Blödsinn? War es nicht genau umgekehrt? Maddalena war irritiert von den Krümmungen, denen ihre Gedanken folgten.

»Commissaria, nichts für ungut. Aber was soll daran so lustig sein, dass ich meine Stella in einem Kellerloch einschließe? Das deuteten Sie doch an?«

»Stella kam mich ohne Ihre Einwilligung besuchen. Und sie war ein wenig besorgt, wie Sie darauf reagieren. So kamen wir auf den Keller.«

»Keller?« Lippi lachte auf. Es klang nach dem Glucksen eines defekten Wasserhahns. »Gehängt hätte ich sie. Und gevierteilt.«

Jetzt war es Maddalena, die sich auf die Zunge beißen musste, um nicht laut loszulachen. War das eben ein seltener Anfall grimmigen Lippi-Witzes gewesen?

»Kollege, Sie überraschen mich.«

»Commissaria, ich wollte mich tatsächlich längst einmal dafür entschuldigen, dass meine Stella Sie einfach so überfallen hat. Sie war zerknirscht deswegen, obwohl sie das Treffen mit Ihnen als sehr angenehm empfunden hat.«

»Mir ging es nicht anders. Richten Sie ihr das bitte aus. Es ist also alles in Ordnung. Wie geht es so auf der Dienststelle?«

Sie konnte sich diese Frage nicht verkneifen. Sie dachte kaum an die Arbeit. Aber natürlich war sie neugierig.

»Nichts Außergewöhnliches. Das Übliche eben. Ein paar

Diebstähle. Einbrüche.« Er schien nachzudenken. »Ach ja, seit Kurzem haben wir einen kleinen Feuerteufel.«

»Einen Pyromanen, meinen Sie?« Auch wenn sie es nicht wollte, das Bedürfnis, ihren Kollegen zu korrigieren, konnte sie nicht unterdrücken.

»Ja, aber von der eher unbedeutenden Sorte. Hin und wieder ein kleines Feuer. Ein Kiosk, dann eine Badehütte, ein Autowrack. Im Hinterhof der Schule schließlich eine Tonne mit Gerümpel. Trotzdem ärgerlich.«

»Es könnte sich um Schülerstreiche handeln.« Auch wenn Maddalena längst noch nicht so weit war, nach Grado zurückzukehren, musste sie tiefer bohren. »Haben Sie die Lehrer befragt?«

»Ja. Selbstverständlich. Auf die Idee mit den Schülern sind wir ganz von selbst gekommen«, entgegnete Lippi säuerlich.

Sie war ihm wie üblich auf den Schlips getreten, hatte sein männliches Ego empfindlich verletzt.

»Und?«

»Einen kennen Sie.«

»Einen Schüler?« Sie dachte nach. »Meinen Sie vielleicht Emmanuele? Oder Emilia?« Das waren die einzigen Teenager, die ihr einfielen.

»Nein. Ich rede von keinem der Kinder. Ein Lehrer. Er sagte, er sei der Ehemann einer ihrer Freundinnen.«

Freundinnen? Davon hatte sie nicht viele. »Bibianas Mann Fabrizio vielleicht?«, schlussfolgerte sie daher.

»Könnte sein.« Lippi gab sich wortkarg, und ein weiterer Anruf erlaubte es Maddalena, sich von seinem beleidigten Gehabe zu lösen. »Ich muss unser Gespräch beenden. Da will noch jemand anders etwas von mir.«

Lippi legte auf, ohne sich zu verabschieden.

»Mama?«, fragte Maddalena missmutig.

»Wie hast du das so schnell erraten?«

»War nicht allzu schwer. Die Nummer hat eine Mailänder Vorwahl. Also hast du, da ich nicht abhebe, wenn du mich anrufst, höchstwahrscheinlich das Handy von Gabriele, dem Mann deiner Freundin Margherita, genommen. Denn ihre Nummer habe ich eingespeichert.«

»Du kommst mir auch bei allem auf die Schliche. Schlau. Wie eine richtige Ermittlerin.«

»Ich bin eine richtige Ermittlerin.«

»Derzeit nicht. Daher rufe ich an. Wann gedenkst du, deine Auszeit zu beenden? Du kannst dich nicht ewig in deinem Schneckenhaus oben in der Wildnis verkriechen.«

»Kann ich doch«, sagte Maddalena unwirsch und beendete das Gespräch.

Nach diesen beiden Telefonaten musste sie dringend an die Luft.

Der Vormittag verlockte zu einer Tour mit ihrer Moto Guzzi durch den Karst. Vorher rauchte sie schnell hintereinander zwei Zigaretten am offenen Küchenfenster. Dann stieg sie in ihre Stiefel, schlüpfte in die Lederjacke und stülpte sich den Helm über.

Die Haustür knallte sie so heftig ins Schloss, dass die räudige Katze des Nachbarn von der Fensterbank fiel.

5

Filippa lehnte sich über den Tresen. Es war so laut in der Bar, dass man sein eigenes Wort nicht verstehen konnte. »Ich«, rief sie, »ich hätte gern …«

»Gleich bin ich bei dir.« Aurora lächelte sie mit ihren grünen Augen an und goss Wodka-Shots in vorbereitete Gläser. Ihr dichtes schwarzes Haar reichte bis zum Kinn und war glatt wie eine Lage glänzenden Stoffs, den man von einem Ballen abgeschnitten hatte.

Sie mochte Aurora, auch wenn sie sich von ihr eingeschüchtert fühlte.

In der Schule hatten sie eine Zeit lang nebeneinandergesessen. Sie waren beide gute Schülerinnen, zu reden gab es zwischen ihnen jedoch nicht viel. Irgendwann hatten sie sich miteinander gelangweilt und die Plätze gewechselt.

Ein wenig eifersüchtig war Filippa auf Aurora trotzdem immer gewesen. Die Schöne bekam jeden, den sie wollte. Lange blieb sie allerdings nie mit einem zusammen. Filippa vermutete, dass Aurora sich mit einem Panzer umgab und niemandem einen Blick in ihr Inneres erlaubte. Oder sie verlor einfach nur schnell das Interesse an ihrem Gegenüber.

Jetzt war ihr Blick direkt auf Filippa gerichtet. »Was kann ich dir bringen?«

»Bitte eine Latte menta.«

Wie erwartet kräuselten sich Auroras Mundwinkel. »*Latte menta*? Nicht dein Ernst!«

»Doch, bitte.«

»Ist es nicht ein bisschen spät für eine Kindergeburtstagsparty?«

Der Vergleich hinkte nicht die Spur. Filippas Getränkewunsch war wirklich der eines Kleinkindes. Aber, was soll's, sagte sie sich. Sie liebte diesen Sirup, der die kalte Milch giftgrün färbte, nun mal. Aurora wusste das und machte sich jedes Mal darüber lustig.

»Bitte.« Aurora reichte Filippa das hohe Glas, aus dem ein Strohhalm ragte. »Musstest du heute länger arbeiten?«

Ihre Konversation über die Theke hinweg glich einem Schreiduell.

»Nein. Der Nachtportier kam sogar pünktlich. Aber ich bin danach noch eine Weile planlos durch die Stadt gewandert. Musste den Kopf freikriegen.«

»Hat Michele dich so genervt?«

»Das triff es auf den Punkt. Er wollte mich auf eine nächtliche Lagunenfahrt mit seinem Motorboot einladen. Champagner und Sex inklusive.«

Aurora schüttelte sich. »Der Typ ist einfach grauenvoll. Seine Frau ist zu bedauern.«

»Ja«, stimmte Filippa ihr halbherzig zu. »Aber sie hat ihn schließlich geheiratet. Mein Mitleid hält sich daher in Grenzen.«

»Versuch doch, eine andere Arbeit zu finden.«

»Das ist nicht so leicht. Vor allem jetzt, wo die Nachsaison bald zu Ende geht. Über den Winter haben nur wenige Hotels geöffnet.« Sie trank ihr Glas ohne den Strohhalm leer und leckte sich den grünen Schnurrbart von der Oberlippe. »Mhmm, tat das gut.«

»Du bist vielleicht eine Nummer.« Aurora tupfte sich mit einer Serviette über die Stirn. »Ich komme hier ganz schön ins Schwitzen. Die Bar ersetzt mir das Fitnessstudio.«

»Das hält dich schlank. Schau mich an. Vielleicht sollte ich auch in einer Bar arbeiten. Meiner Figur würde es jedenfalls nicht schaden.«

»Was du wieder redest.« Aurora schüttelte den Kopf. »Mit deinen Kurven bist du genau richtig. Und es gibt sicher genug Mädels, die dich außerdem um deine wallende rote Mähne beneiden. Was willst du mehr?«

Das tat ihr ja noch besser als die süße Milch. Aurora konnte manchmal richtig nett sein. Allerdings hatte sie auch ihre ruppige Seite.

»Wenn dir ein Job unterkommt, der passen könnte, denk bitte an mich.«

Aurora nickte zustimmend und stellte zwei Wodka-Shots auf den Tresen. »Die gehen auf mich.« Sie hob das Glas.

Filippa stürzte das scharfe Getränk hinunter. In ihrer Kehle brannte es. Tränen schossen in ihre Augen. Doch sie ließ sich den Schmerz nicht anmerken. Mit dem Alkohol breitete sich Wärme in ihrem Körper aus und machte die Glieder schwer.

»Danke«, sagte sie und warf Aurora zum Abschied eine Kusshand zu. Aurora tat es ihr gleich.

Draußen war es kühl. Im Hafenbecken schwappte das Wasser an die Mauern. Es roch nach Fisch. Fedrige Wolken zogen über den dunklen Himmel. Sie war jetzt fast jede Nacht unterwegs, fühlte sich ruhelos und kam immer später nach Hause.

Filippa spazierte durch die kleinen Gassen der Altstadt und beschloss, erneut am Meer entlangzugehen und danach in die breite Fußgängerzone einzubiegen, die zurück zum Hafen führte. Von dort war es nicht mehr weit bis zu ihrer Wohnung auf der Isola della Schiusa.

Das Rauschen der Wellen gegen die Strandpromenade beruhigte sie.

Auf dem Weg über die Brücke durchbrach ein an- und abschwellendes Martinshorn die Stille.

Brandgeruch wehte zu ihr.

Filippa beschleunigte ihre Schritte.

Nahe der Spiaggia Principale war ein Feuer ausgebrochen. Sie sah blaue und rote Lichter flackern. Je näher sie kam, desto mehr Menschen begegneten ihr. Alle mit dem gleichen Ziel: Sie wollten zum Feuer am Strand.

Dort stand schon wieder eine Badehütte in Flammen.

Filippa mischte sich unter die Schaulustigen. Ihr Herz schlug wild, und sie bekam vor Aufregung nur schwer Luft.

6

Die vielen kleinen Brände der letzten Zeit setzten Raffaele zu. Als Berufsfeuerwehrmann bestand sein Tätigkeitsfeld nicht nur aus dem Löschen von Feuer. Überflutete Keller, das Bergen von Verletzten und Toten bei einem Autounfall sowie Einsätze bei Umweltgefährdung oder Unwettern gehörten ebenso zu seinen Aufgaben.

Das hatte sich seit Ende September allerdings geändert. Jetzt gab es viele dieser kleinen Brände. Zum Glück war dabei niemand verletzt worden, bisher waren nur Sachschäden entstanden. Doch so etwas konnte sich schnell ändern.

Inzwischen war klar, dass es sich bei diesen gehäuften Vorfällen um Brandstiftung handelte. Nachdem der Kiosk in Flammen aufgegangen war, hatten sie im Kollegenkreis hitzig darüber diskutiert. Man war ganz und gar nicht einer Meinung gewesen. Die meisten gingen von einem unglückseligen Zufall aus, zumal sich mit kistenweise Feuerzeugbenzin ein Brandbeschleuniger bereits in der Hütte befunden hatte, und nur wenige teilten Raffaeles Überzeugung, dass es Brandstiftung gewesen war. Seine Annahme hatte sich aber bald darauf bestätigt. Auf Geheiß ihres Chefs, Comandante Marocco, war ein Brandsachverständiger bestellt worden, um die Ursache zu ermitteln, und weil es schon bald darauf wieder gebrannt hatte, war ihnen schnell klar geworden, dass es sich um eine Serie handelte.

Heute saß Raffaele in der Telefonzentrale, einem lichtdurchfluteten Raum mit einer Fensterwand nach Westen. Die Pinien draußen wogten leicht im Wind.

Im Innendienst war er entweder während des Tages, so wie jetzt, oder die Nacht über dafür verantwortlich, die anfallenden Einsätze zu koordinieren. Für ihn war diese Aufgabe um vieles langweiliger als das Arbeiten am Einsatzort. Er genoss es, sich im Freien zu bewegen und aktiv mitzuhelfen, Straßen von Hindernissen zu befreien oder vom Hochwasser überflutete Keller zu reinigen, Menschen bei Unfällen rechtzeitig aus ihren Autos zu befreien und damit möglicherweise Tragödien zu verhindern. Meistens jedoch war es ein Brand, der ihre unverzügliche Hilfe erforderte.

Viel war heute nicht los.

Eine Weile las er unkonzentriert in seinem E-Book, danach checkte er seine Mails und WhatsApp-Nachrichten auf dem Handy, durchforstete die neuen Einträge auf Facebook, wo er seit einiger Zeit einen Account hatte, und klickte sich durch die Fotos seiner Freunde auf Instagram.

Kurz entschlossen gab er Auroras Namen in die Suchleiste ein. Kein Treffer. Es hätte ihn auch gewundert. Sie hatte ihm mehr als einmal versichert, dass sie den elektronischen Krimskrams ablehnte. Zu viel Unfug würde damit getrieben, meinte sie, und dass sie kein gläserner Mensch sein wolle.

Dem konnte er nichts entgegensetzen. Aber er war einsam.

Außerhalb seiner Arbeitswelt gab es nur wenige Menschen, die er regelmäßig traf, und seit geraumer Zeit war er zudem Single. So zurückgezogen zu leben war nichts, was er sich bewusst ausgesucht hatte. Seine letzte längere Beziehung lag rund drei Jahre zurück und war am Heiratswunsch seiner damaligen Lebensgefährtin gescheitert. Für ihn war es mehr eine Art Freundschaft plus mit gemeinsamer Wohnung gewesen. Sie war einfach nicht die Richtige.

Wie hätte er sich an sie binden können, wenn doch eine andere regelmäßig in seinen Gedanken herumspukte? Er hatte nie aufgehört, an seine Schöne der Nacht zu denken.

Immer wieder tauchte Aurora in seiner Vorstellung auf. Raffaele sah sie bildhaft hinter dem Tresen stehen und ihn verführerisch anlächeln.

Sie war wunderschön.

Keine andere Frau konnte es ihr gleichtun.

Sein Herz zog sich bei dem Gedanken an sie schmerzhaft zusammen. Und als er sich sogar dabei ertappte, wie er ihr Gesicht auf ein Blatt Papier zeichnete, schalt er sich einen törichten Träumer und grinste verlegen.

Er musste sie demnächst um ein richtiges Treffen bitten und seine Chancen damit ausloten. Die Fahrt nach Venedig war viel zu vage und einfach so dahingesagt gewesen.

Ja. Er würde sie um ein Date bitten.

Kaum hatte er diesen Entschluss gefasst, malte er sich aus, wohin sie gehen würden, stellte sich den schön gedeckten Tisch vor und einen Spaziergang im Mondschein.

Oder sollte er sie ins Kino einladen?

Es gab so viele Möglichkeiten, eine besser als die andere.

»Schläfst du, oder hast du einen Hörsturz?« Einer seiner Kollegen, mit denen er heute Dienst schob, stand vor ihm und zeigte aufs Telefon. »Es läutet schon eine Weile, heb endlich ab. Sonst mache ich es, und du bekommst Ärger.«

Ertappt fuhr Raffaele hoch. »Lass es gut sein.«

Hektisch nahm er den Anruf entgegen. Ein weiterer kleiner Brand musste gelöscht werden.

In einem der Hinterhöfe nahe der Strandpromenade hatte ein Holzverschlag Feuer gefangen.

Eine achtlos hingeworfene Zigarette oder wiederum vorsätzliche Brandstiftung?

Zu schade, dass er heute Innendienst hatte. Er wäre gern mit den Kollegen ausgerückt.

Obwohl Raffaele eher rational an Sachen heranging, meinte er, den Rauch fast bis hierher riechen zu können, und kritzelte, ohne sich dessen bewusst zu sein, über Auroras Gesicht ein Meer aus Flammen.

7

Knallend wie Pistolenschüsse schlugen die Regentropfen auf das Vordach auf.

Maddalena zuckte bei diesem Vergleich zusammen.

Franjo.

Wieder kämpfte sie gegen die aufsteigenden Flashbacks an, die ihr die Umstände seines Todes in Erinnerung brachten.

Erfolglos, wie so oft.

Da half nur eines: Ablenkung. Rasch stieg sie in ihre Gummistiefel und zog die gewachste Jacke mit der Kapuze über.

Heute wollte sie keine Kälte auf ihrer Haut spüren.

Schirme waren nicht so ihr Ding. Und ein wenig Feuchtigkeit störte sie nicht. Ihre Locken kräuselten sich ohnehin bei jedem Wetter, sie taten, was sie wollten.

Vor der Haustür atmete sie tief die würzige Luft des Karstes ein. Sie fröstelte und verschränkte die Arme vor der Brust. Der Herbst war dabei, den Sommer endgültig abzulösen.

Sie würde einen Spaziergang durchs Dorf machen.

Schon beim ersten Schritt stolperte sie.

»Verdammt!«, rief sie und hielt sich an der Hausmauer fest.

Jetzt erst entdeckte sie den Grund für ihr Straucheln.

Da lag ein großer Blumenstrauß, gehüllt in steifes Zellophan.

Was soll das denn, fragte sie sich und wusste unmittelbar die Antwort darauf.

Fuck.

Ihr Geburtstag.

Heute vor einem Jahr hätten sie und Franjo den Bund der Ehe schließen wollen. Wer war so dreist, sie an den verhexten 28. Oktober zu erinnern?

Dazu fiel ihr nur eine Person ein.

Ihre Mutter.

Widerwillig öffnete sie das am Stiel befestigte Kärtchen. Was sie las, bestätigte ihre Vermutung.

»Schätzchen«, stand da in kunstvoll geschwungenen Buchstaben, »es sind deine Lieblingsblumen. Da du meinen Besuch ablehnst, möchte ich dir damit eine kleine Freude bereiten. Genieße den Tag, trotz all dem, was ihn für dich traurig macht. In Liebe – Mama«.

Darunter entzifferte Maddalena die in sehr kleiner Schrift hinzugefügten Worte: »Alles Gute zum Geburtstag. Wir vermissen dich – dein Achille«.

Wie unverschämt war das denn?

Mama konnte es einfach nicht lassen. Und zu allem Überfluss musste Maddalenas Chef und Stiefvater also auch noch seinen Senf dazugeben.

Wütend pfefferte sie den Strauß in den Garten. Das Zellophan gab ein gequältes Quietschen von sich.

Hatte diese Frau denn kein Gespür?

Hat sie wohl, verbesserte sich Maddalena. Wenn es um Sibilla selbst ging, zeigte sie sich gern als eine sensible Prinzessin.

Maddalena stapfte los. Die Finger ihrer rechten Hand schlossen sich fest um die Kerze. Diesmal war es eine hellblaue, die weißen waren ausgegangen. Einen Augenblick lang überlegte sie, ob diese kitschige Farbe nicht eher für die Taufe eines Jungen vorgesehen war. Sie auf dem Grab ihres Verlobten abzustellen, erschien ihr fast wie Frevel.

Verdammt, wie weit war es mit ihr gekommen?

Dachte sie jetzt schon katholisch?

Teufel, Frevel, Sünde, Gott, Engel, Buße, Vergebung.

War sie noch bei Sinnen?

Sie war nicht bei Sinnen, gestand sie sich ein. Aber solange sie ihre Hoffnungen nicht daran heftete, konnte so ein Ausflug in die Welt der Religion nicht schaden.

Hatte Gott ihrem Franjo denn geholfen, als dieser seinen Schutz brauchte?

Alles Larifari, sagte sie sich erbost.

Die harten Tropfen von vorhin hatten sich in einen feinen Sprühregen verwandelt, der ihre Gesichtshaut sanft liebkoste.

Es tat gut.

Maddalena steckte ihre linke Hand in die Tasche der Jacke. Ihre Finger stießen auf Metall.

Ach ja, da war ihr Telefon. Ganz bewusst blieb ihr Handy am Geburtstag abgeschaltet, um lästigen Anrufern von vornherein jegliche Chance zu verwehren, zu ihr durchzudringen.

Der Besuch bei Franjo hinterließ Spuren. Heute wären sie bereits ein ganzes Jahr verheiratet gewesen, hätte es das Schicksal oder wer auch immer nicht anders entschieden.

Fast fluchtartig verließ sie den Friedhof. Nur kein Ritual für diesen Tag entwickeln, ermahnte sie sich. Keine Zeremonie.

Auf dem Rückweg zum Haus ließ sie sich in der Bar auf einen Stuhl sinken. Er stand trotz des Regens auf der Terrasse und war durch das vorspringende Dach trocken geblieben.

Die Wirtin brachte ihr zu dem Espresso und dem Glas Wasser eine glänzende Brioche, aus der gelbe Marmelade auf den Teller tropfte. »Geht aufs Haus.«

Mehr sagte sie nicht. Das war auch nicht notwendig. Es war ihre Art, Maddalena einen schönen Geburtstag zu wünschen. Zum zweiten Mal schon. Denn auch ihren vergangenen Geburtstag hatte Maddalena hier in Santa Croce verbracht, damals mit einer Flasche Rotwein auf den Steinstufen vor ihrem Haus.

Maddalena sah der Wirtin nach und dankte ihr still.

Was sie jetzt mehr als alles andere brauchte, waren Menschen, die sie so nahmen, wie sie war, und die nicht lange diskutierten oder an ihr herumanalysierten.

Stellas Besuch hatte sie natürlich aufgerüttelt, und sie war Lippis Frau dankbar für diesen Überfall. Zumindest kannte sie sich jetzt bei den Phasen der Trauer aus. Seither hatte sie jedoch nicht das Bedürfnis verspürt, sich bei Stella zu melden. Vielleicht kam das ja noch, denn sie mochte dieses verpeilte Wesen, das es gewagt hatte, sie in ihrer Einsiedelei aufzusuchen.

Ihr Magen begann, unheilvoll zu knurren, und das Wasser lief ihr im Mund zusammen. Gierig biss Maddalena in das zuckrige Gebäck. Sie merkte erst jetzt, wie hungrig sie war.

Sie aß weiterhin sehr unregelmäßig, vergaß auch schon mal einen Tag lang, sich etwas zuzubereiten.

Es war ihr egal, wie so vieles im Moment. Sie würde schon nicht verhungern. Essen befriedigte sie nicht, es konnte die Leere in ihr nicht ausfüllen.

Als junges Mädchen hatte sie unter Magersucht gelitten und sich bewusst gegen die Aufnahme von Nahrungsmitteln und gesüßten Getränken entschieden. Als der Zeiger der Waage sich allerdings unter vierzig Kilogramm zu bewegen begann, hatten ihre Eltern sie kurzerhand in ein Krankenhaus in Triest gebracht. Hätte ihre Mutter nicht die Tür zum Badezimmer aufgebrochen, als Maddalena gerade ihre Kilos zählte, hätte sie vermutlich bis zu ihrem Hungertod so weitergemacht.

Es war eine schlimme Zeit gewesen, an die Maddalena ungern zurückdachte. Auch noch lange nach dem Aufenthalt in der Klinik hatte sie gegen den Drang, die Nahrungsaufnahme zu unterbinden, angekämpft. Erst durch Franjo hatte sie wieder Spaß und Freude am Essen gefunden und daran, sich mit ihm ein Mahl zu teilen.

Das war jetzt anders. Sie vergaß zu essen genauso wie sie vergaß, ausreichend Wasser zu trinken, zu duschen, sich die Haare zu waschen oder sich nachts ins Bett zu legen.

Aber das knusprige Hörnchen schmeckte ihr.

Sie leckte gerade den letzten Tropfen Marmelade von ihrer Unterlippe, als ein Schatten auf sie fiel.

Genervt sah sie hoch. Mit der Hand schirmte sie ihre Augen ab und erkannte, wer da im Gegenlicht stand: Leonardo Morokutti, ihr Kollege aus Triest.

Der hatte ihr gerade noch gefehlt.

Breit grinsend hielt er ihr einen mächtigen Blumenstrauß entgegen. Auch dieses Zellophan gab ein gepeinigtes Rascheln von sich, als Maddalena das Geschenk gezwungenermaßen entgegennahm.

»Du hast doch wohl nicht auch nur eine Sekunde lang gedacht, ich ignoriere deinen Ehrentag? Letztes Jahr war ich ein feiger Idiot.« Unaufgefordert ließ er sich auf dem Stuhl neben ihr nieder. »So sind wir wenigstens vor dem Regen sicher.«

Maddalena schenkte ihm ein verkrampftes Lächeln.

Was nahm Morokutti sich heraus?

Sein Parfum war aufdringlich. Es roch nach Meertang, in den man Jasminblüten gestreut hatte. Aber es passte zu ihm. Denn alles an diesem Kollegen war auffällig. Er war so mager, dass seine vorspringenden Knochen an Waffen erinnerten. Jünger als Maddalena, hatte er bereits die halbmondförmige Glatze eines viel älteren Mannes.

Dessen ungeachtet kleidete er sich viel zu jugendlich. Seine T-Shirts und Jeans waren alle teuer gewesen, jedoch extra zerrissen und mit Löchern übersät. Er wollte sich damit wohl den Anschein geben, zur Gruppe derer zu gehören, die tagsüber auf der Barcola, der Strandpromenade von Triest entlang der Strada Costiera, nichts anderes taten, als in der Sonne zu braten, Blödsinn zu treiben und nachts die Stadt unsicher zu machen.

Vielleicht dachte er ja, so das Vertrauen derer zu gewinnen, die jenseits des Gesetzes standen.

Irritierend, aber auch originell fand Maddalena allerdings die unverschämten Sprüche, die seine Shirts zierten. »Und alles nur, weil hier Amateure herumlaufen«, las sie lautlos und wunderte sich über das rot durchgekreuzte Emblem der hiesigen Polizei.

»Hättet ihr denn lieber Laien in der Kollegenschaft?«, fragte sie mit Blick auf das Shirt anstelle eines Grußes oder Dankes.

»Dir auch einen schönen Tag und einen noch schöneren Geburtstag, mein Schatz.«

Er war einfach unverbesserlich.

»Leonardo, ich danke dir für die Blumen, das war sehr nett gemeint. Aber der Tag heute ist einer von denen, die ich am liebsten verschlafen würde, wenn ich könnte.«

Er verzog sein Gesicht. »Wolltet Franjo und du nicht an deinem Geburtstag heiraten?«

Wenn er seine Verhöre ebenso taktlos führte, verstand sie die geringe Aufklärungsrate seiner Kriminalabteilung.

»Nicht heute«, giftete sie ihn an, »vor einem Jahr.«

»Weiß ich doch«, sagte er sanft und drückte ihre Hand. »Verzeih mir meine blöde Art. Ich kann nichts dafür. Ich bin nicht böse, ich wurde nur so gezeichnet.«

Einer seiner üblichen auf Comics und Zeichentrickfilme bezogenen Kommentare.

Gegen ihren Willen musste Maddalena lachen. »Roger Rabbit?«, tippte sie.

Leonardo nickte begeistert.

Die Wirtin stellte Gläser und eine Flasche Prosecco auf den Tisch und machte eine präsentierende Handbewegung in Richtung Leonardo.

Maddalena hatte ihn weder ins Innere der Bar gehen noch draußen eine Bestellung aufgeben sehen. »Hast du das telefonisch bestellt?«

Er grinste, und viele kleine Falten um seine Augen sprangen auf. »Du warst so vertieft in deine vermutlich sehr trüben Gedanken, dass du nichts um dich herum wahrgenommen hast. Sehr enttäuschend für mich.«

Unrecht hatte er damit sicherlich nicht.

Er goss die Sektgläser randvoll, und Maddalena fischte eine Zigarette aus der zerquetschten Packung in ihrer Jackentasche.

»Ich würde dir ja Feuer geben, aber ich rauche nicht. Du neuerdings anscheinend schon«, stellte er verwundert fest.

Sie hatte keine Lust auf Erklärungen. Rauchen tat sie schon lange, jedoch nie bei der Arbeit. Er war neugierig und vorschnell. Was, wenn sie keinen Schaumwein mochte? Dass sie momentan jegliche Art von Alkohol trank, konnte er ja nicht wissen.

Leonardo prostete ihr zu. »Das ist der beste Sprudel, den sie hier zu bieten haben. Des Geburtstags einer Commissaria würdig.«

Es fehlte nur noch, dass er sie auf ihr Alter ansprach.

»Für fast vierzig siehst du gut aus«, stellte er fest, kaum, dass sie den Satz zu Ende gedacht hatte.

»Knapp über fünfunddreißig«, knurrte sie, trank mit grimmiger Miene und steckte dann die Kippe zwischen ihre Lippen. Das Feuerzeug gab ein Klicken von sich, als es die Flamme entfachte, die aber gleich wieder erlosch.

»Her damit«, sagte Leonardo selbstgefällig und zündete mit elegantem Schwung ihre Zigarette an.

»Angeber.« Maddalena sog den Rauch ein und begann, sich zu entspannen.

Was machte es schon, dass er da war? Dann köpften sie eben die Flasche, ehe sie den ungebetenen Besucher wieder zurück nach Triest schickte.

»Wie ich höre, bricht in Grado zurzeit ein Brand nach dem anderen aus?«

Sie musterte ihn argwöhnisch. Wo er das wohl wieder herhatte?

Nun, die Polizeistationen in Friaul-Julisch Venetien waren untereinander gut vernetzt. Trotzdem, über die Arbeit wollte sie nicht reden, zumal es nicht mal *ihre* Brände waren.

»Mag sein, interessiert mich aber nicht. Scaramuzza und Lippi werden den Täter ausfindig machen. Darauf verwette ich mein Abendessen.«

»Wette angenommen.« Er lachte fröhlich. »Wohin gehen wir? In eines der Restaurants unten am Meer?«

»Blödsinn«, wehrte sie ab. Erstens war ihr der Appetit nach dem Croissant längst wieder vergangen, aber das musste er nicht wissen, und zweitens, das konnte er ruhig hören, stand eine Entscheidung darüber noch aus: »Der Fall ist noch nicht aufgeklärt. Außerdem könnte es sich durchaus auch um mehrere Täter handeln.«

»Schon wieder ganz die eifrige Commissaria.« Er sah sie erfreut an. »So habe ich dich um einiges lieber.«

Hätte sie bloß nichts gesagt.

Mürrisch drückte sie den Zigarettenstummel im Aschenbecher aus und trank ihr Glas leer. Den Blumenstrauß schob sie achtlos an den Rand des Tisches.

»Das soll wohl das Signal für meinen Aufbruch sein.« Er schenkte ihnen beiden nach. »Keine Sorge. Ich hatte nicht vor, deine Zeit allzu lange in Anspruch zu nehmen. Du wirst heute sicher noch etwas anderes vorhaben, als mit einem langweiligen Kollegen zu plaudern.«

Hatte sie nicht, aber auch das würde sie ihm nicht verraten.

»Danke für die Blumen und den Prosecco. Und langweilig

bist du auf keinen Fall. Es war eine angenehme Abwechslung für mich.«

Erstaunlicherweise stimmte, was sie ihm gesagt hatte. Er war ein netter Zeitvertreib.

»Dann darf ich mir Hoffnungen machen?« Er errötete.

Maddalena wusste, dass er schon seit Langem eine Schwäche für sie hegte. »Nein, nein, du irrst. So war das nicht gemeint.«

Als er gegangen war, zwinkerte die Wirtin ihr verschwörerisch zu.

Maddalena schüttelte nur den Kopf, bezahlte ihren Espresso und machte sich auf den Weg nach Hause.

Irgendetwas war bei diesem Treffen geschehen.

Es gelang ihr jedoch nicht, zu fassen, was da passiert war. Das Einzige, was sie bewusst spürte, war eine gewisse Leichtigkeit, die sie zuvor nicht wahrgenommen hatte.

Es regnete wieder stärker, und Maddalena zog übermütig die Kapuze von ihrem Kopf. Sie begann, ein Lied zu trällern, und genoss die Nässe auf ihrem Gesicht.

Der Boden war matschig. Sie sprang von Pfütze zu Pfütze, und das schlammige Wasser spritzte bis zu den Rändern ihrer Gummistiefel.

Auch die Socken wurden feucht, aber was störte sie das?

Ihre krausen Locken kringelten sich wie Luftschlangen um ihr Gesicht.

In ihrem Haus ließ sie die Eingangstür gewohnheitsmäßig offen. Die meisten in Santa Croce machten das so. Und sie taten recht daran, denn eingebrochen wurde hier nicht. Man vertraute einander.

Sie trat in die dunkle Diele, knipste das Licht an und fand den Strauß, den sie vorhin in den Garten geworfen hatte, ohne Zellophanhülle, Blume für Blume sorgsam angeordnet, in einer Vase auf dem Sims wieder.

»Mama!«, rief sie erbost, bekam aber keine Antwort.

Maddalena stürzte ins Wohnzimmer, fand es leer vor und ging dann in die Küche. Auf dem Tisch stand eine Torte mit rosa Zuckerguss.

Hätte ich doch besser abgeschlossen, dachte sie und legte das Briefchen, das unverkennbar die Handschrift ihrer Mutter trug, ungelesen beiseite.

Im Badezimmer entledigte sie sich ihrer Kleidung und der Stiefel. Dann füllte sie die frei stehende Wanne mit den Löwentatzen fast bis zum Rand. Sie war eigentlich eher der Dusch-Typ, aber heute sehnte sie sich nach einem duftenden Schaum, in dem sie versinken konnte.

Mit einem langen Streichholz zündete sie ein paar Kerzen an, arrangierte sie auf dem Boden und den Regalen und holte eine Flasche Refosco aus dem Vorratsschrank.

Maddalena glitt ins warme Wasser, hielt die Luft an und tauchte unter.

Sie öffnete die Augen. Was sie sah, war eine weiße Wolke aus Schaum.

Wie eine Kinderzeichnung vom Himmel, dachte sie belustigt.

Dann drang seifiges Wasser in ihre Nasenlöcher.

Prustend und schnaubend kämpfte sie sich an die Oberfläche und beschloss, dass der Moment zu sterben für sie noch nicht gekommen war.

Lächelnd griff sie nach dem Glas mit dem Rotwein.

»Alles Gute zum Geburtstag.« Sie prostete sich entschlossen zu.

Es war an der Zeit, ihr Leben wieder in den Griff zu bekommen.

8

Roch sie Rauch?

Oder war das inzwischen zu einer fixen Idee geworden? So eine Art Zwangsgedanke, der sie heimsuchte?

Bei den vielen Bränden in den letzten Wochen wäre es eigentlich kein Wunder.

Die Feuerlegungen beschäftigten sie. Alle hier sprachen über nichts anderes mehr, es war Thema Nummer eins in Grado.

Filippa war auf dem Weg zum »La Fontana«.

Auch heute hatte sie wieder Spätdienst.

Die Schicht am Morgen behagte ihr um einiges mehr, denn Michele kam tagsüber nur zum Kassieren und verschwand, kaum dass er die Rechnungen einsortiert und das Geld im Safe verstaut hatte. Für seine üblichen Anzüglichkeiten war an der Rezeption zu viel los.

Der Trubel bot ihr den Schutz, den sie dringend brauchte.

Filippa schüttelte angewidert den Kopf, und das rote, zum ordentlichen Zopf geflochtene Haar schwang über ihre Schulter.

Bereits in Uniform, um in der Umkleide Micheles lästigen Anmachversuchen zu entgehen, näherte sie sich dem Hotel.

In ihrer Arbeitskluft fühlte sie sich nicht wohl, aber vor seinen Blicken sicher.

Seine Worte über ihre Klosterschülerinnenkluft fielen ihr wieder ein, und das Blut schoss in ihr Gesicht. Sie konnte spüren, wie sich an Hals und Dekolleté hektische Flecken bildeten.

Wie hatte sie seine Anspielungen vergessen können?

Nun, sie war eben eine Meisterin im Verdrängen.

Filippa seufzte. Er war ein widerwärtiges Insekt, aber sie brauchte den Job hier dringend.

Ihr Leben verlief inzwischen wie auf Schienen.

Von einem Ort zum anderen.

Sie war der Zug, nicht aber der Lokführer.

Und eine Endstation war nicht in Sicht. Nur die Remise, in der die Waggons auf den nächsten Einsatz warteten.

Alpträume plagten sie, und schreckte sie aus den surrealen Welten auf, hatte sie Schweißausbrüche und Herzrasen.

Das war nicht erst so, seit ihr Vater krank war. Es hatte um einiges früher begonnen.

Die unheilvollen, verstörenden Gedanken ließen sie nachts nicht mehr durchschlafen. So war sie meist schon Stunden vor ihrer Mutter auf den Beinen und konnte den Kaffee aufsetzen, eine Unmenge an Orangen auspressen und die Brötchen schmieren.

Man könnte es schlichtweg so ausdrücken: Filippa war überfordert.

Nur sie selbst nahm es nicht so wahr.

Sie erfüllte bloß ihre Pflicht ihren Eltern gegenüber. Immerhin hatten diese auch sehr viel für ihr einziges Kind geopfert.

Eine Sirene heulte auf.

Gab es schon wieder einen Brand? Hatte sie sich den Geruch vorhin gar nicht eingebildet, sondern wirklich Rauch in der Nase gehabt?

Siehst du, das Leben ist auch für andere eine Katastrophe, sagte sie sich. In gewisser Weise beruhigte sie dieser Gedanke. War es nicht häufig so, dass das Leid von Fremden das eigene schmälerte?

Sie war an ihrem Ziel angekommen.

Bevor sie die Tür des Hotels aufdrückte, atmete sie tief durch.

Renata funkelte sie wie üblich an und schielte demonstrativ in Richtung Uhr. Kommentarlos verdrehte sie die Augen. »Gut. Machen wir also die Übergabe.«

Filippa verbarg ihren Groll und lächelte. »War … ist viel los?«

»Eigentlich nicht. Du Glückliche kannst dich bei der Arbeit ausruhen. Aber ich hätte meinen Dienst ja nicht mit dir tauschen müssen. Stell dir vor, ich habe heute Abend eine Verabredung zum Essen, und … ganz ehrlich, die bedeutet mir viel. Es ist so aufregend.« Ihre Kollegin überschlug sich förmlich, die Wangen in ihrem erhitzten Gesicht glühten.

So viel Privates aus Renatas Mund? Das waren ja ganz neue Züge an ihr.

Hoffentlich, dachte Filippa, vertraut sie mir jetzt nicht ihr Liebesleben an. Das wäre peinlich. Unwillkürlich verzog sie ihr Gesicht. »Gut. Machen wir also die Übergabe.«

Sie klang absichtlich wie ein Echo von Renata, deren Aufforderung dumpf in ihr nachhallte.

»Sagte ich doch.« Prompt übernahm Renata die Führung. Sobald sie befürchtete, dass ihr jemand das Zepter aus der Hand nehmen wollte, reagierte sie. Für so etwas hatte sie ein feines Ohr.

Filippa lächelte still in sich hinein. Renata war so leicht durchschaubar. Bisher hatte sie das wenig gekümmert, aber vielleicht konnte sie das künftig für sich ausnutzen und selbst einen Diensttausch vorschlagen. Eine kleine Rollenumkehr könnte Spaß machen. Mal sehen, wie Renata darauf reagierte.

Sorgsam checkten sie gemeinsam die Gästeliste, gingen die üblichen Punkte durch und nahmen letzte Veränderungen am Dienstplan der nächsten Tage vor.

Renata erklärte, dass der Geschäftsreisende, der Filippa während der letzten Tagesdienste wegen des WLAN-Empfangs und verschiedener anderer Problemchen ziemlich auf Trab gehalten hatte, bereits abgereist sei und ihr ein unerwartet gutes Trinkgeld gegeben habe.

Verdammt, fluchte Filippa lautlos. Wieder einmal ging sie leer aus.

Renata plapperte unbeirrt weiter, obwohl ihr Filippas Ärger nicht entgangen war.

Ein Paar mit zwei schreienden Kleinkindern hatte wegen der trüben Wetterlage frühzeitig den Urlaub abgebrochen. Das war kein Schaden. Diese Bande war sowieso knausrig.

»Michele«, sagte Filippa, als sie alles besprochen hatten. Es war mehr eine Frage als eine Feststellung.

»Michele?«

»War der Chef heute schon hier?«

»Ja. Natürlich war er gegen Mittag da und hat alles überprüft«, antwortete Renata erstaunt. »Macht er doch immer so. Warum fragst du so komisch? Danach wollte er sich mit seinen Freunden und dem Schwiegervater auf dem Golfplatz treffen.« Sie zögerte kurz. »Er hat sich nach dir erkundigt.«

Filippa, die sich über Micheles Verabredung auf dem Golfplatz bereits gefreut hatte, denn das bedeutete ein längeres gemeinsames Abendessen mit dem Schwiegervater, nach dem sie ihn kaum noch zu Gesicht bekäme, sank in sich zusammen. Der Schleimer hatte allen Ernstes nach ihr gefragt?

Was wollte er?

War der Abend wirklich gerettet? Oder würde er nach dem Golfspiel doch noch mal hier aufschlagen?

Sie atmete tief durch.

Ganz sicher konnte sie sich bei ihm nie sein.

»Was interessiert dich so sehr an unserem Chef? Immer gilt ihm deine erste Frage.«

Halt, da lief etwas völlig verkehrt herum.

»Ich?« Filippa spie die nächsten Worte aus: »Ich interessiere mich nur aus zwei Gründen für ihn. Zum einen zahlt er pünktlich meinen Lohn, und zum zweiten will ich nicht, dass er mir auf den Po gafft. Daher will ich wissen, ob oder besser wann er kommt.«

Sie hatte sich in Rage geredet. Das ärgerte sie, weil sie nach Möglichkeit dafür sorgte, dass niemand mitbekam, was sie dachte.

»Hab dich nicht so«, entgegnete Renata kühl. »Der Chef ist ganz okay. Und bilde dir nichts ein. Glaubst du, er steht auf rote Besen?«

Na, das hatte wieder mal gesessen.

»Ja. Tut er, und zwar in aufdringlicher Weise«, erwiderte Filippa grimmig.

Renata lachte. »Dann pass auf, dass der lüsterne Satyr nicht später noch mal auftaucht und dir den Zopf neu flicht.«

So albern, wie sie kicherte, fand sie sich wohl besonders witzig.

»Schönen Feierabend. Und viel Spaß beim Flirten.« Filippa

zwinkerte Renata zu. Längst schon hatte sie wieder ihr Pokerface aufgesetzt. Sie hätte eine gute Kartenspielerin abgegeben.

»Danke«, erwiderte Renata verwundert und lächelte sie erfreut an. Wenn ihre Kollegin nicht diese überhebliche Miene aufsetzte, sah sie fast hübsch aus. Sie trödelte noch einige Zeit herum, dann war Filippa endlich allein.

Mit widersprüchlichen Gefühlen kramte sie ihren E-Book-Reader aus der Umhängtasche und legte ihn neben dem Computer auf das Rezeptionspult. Sie war neugierig, wie der Roman weiterging, und konnte es kaum erwarten, das ersehnte Ende zu lesen. Bekamen die beiden sich? Oder pfuschte noch jemand dazwischen?

Den Gedanken an Michele schob sie bewusst zur Seite.

Bevor sie sich dem Roman widmen konnte, musste sie freilich noch die eingegangenen Mails beantworten und die Tische im Frühstücksraum eindecken.

Wenn sie nur nicht so unendlich müde wäre. Sie erledigte den Haushalt inzwischen fast gänzlich allein, weil ihre Mutter Papa pflegen musste, strich nachts durch Grado oder wälzte sich im Bett unruhig und von Alpträumen geplagt von einer Seite auf die andere.

Sie musste aufpassen, dass ihr nicht die Augen zufielen. Falls das passierte, würde sie durchschlafen, bis der Nachtportier – oder schlimmer noch, ein Gast – sie wach rüttelte.

Nur das nicht.

Sie durfte sich nichts zuschulden kommen lassen. Die Familie war auf ihr Gehalt angewiesen. Würde sie beim Schlafen während ihrer Schicht erwischt werden, wäre es mit der sozialen Sicherheit vorbei.

Rasch zog Filippa eine Cola aus dem Automaten und schüttete den picksüßen Wachmacher andächtig, als wäre er ein Zaubertrank, in sich hinein.

Vielleicht half Magie. Und wenn nicht die, dann eben die Chemie.

So hatte sie sich ihr Leben nicht vorgestellt, aber es war allemal besser, als keinen Job zu haben. Dafür musste sie nun Michele

Cargnelutti aushalten, diesen abscheulichen Mann, und dazu ihre hassenswerte Müdigkeit.

Nur nicht weiter darüber nachdenken, beschwor sie sich. Einem Mantra gleich wiederholte sie den Satz lautlos ein ums andere Mal.

Nur nicht weiter darüber nachdenken.

Sie musste sich bewegen. Also nichts wie los, die Tische im Frühstücksraum herzurichten, würde Geist und Körper beleben.

Filippa zupfte ein welkes Blatt von einer der Rosen, als ihr Handy an ihrer Taille zu brummen begann. Während des Dienstes stellte sie ihr Telefon stets leise und trug es in den Bund ihres Rockes gesteckt mit sich herum.

Missmutig zog sie es heraus. »Mama«, murmelte sie, als sie die Nummer auf dem Display sah, und legte das Telefon weg.

Immer wieder rief sie an.

Ihrer Mutter sollte inzwischen klar sein, dass Filippa beim Arbeiten nicht ungestört plaudern konnte. Es war ihr einfach nicht abzugewöhnen, sie mit unnötigen Telefonaten zu belästigen. Dagegen half nur eines, ihre Anrufe zu ignorieren. Irgendwann würde auch ihre Mutter lernen, sie in Ruhe arbeiten zu lassen.

Kaum dass sie zurück in der Eingangshalle war, begann ihr Handy abermals zu vibrieren.

»Mama!«, rief Filippa zornig ins Telefon. »Ich kann jetzt nicht.«

Was ihre Mutter aufgeregt von sich gab, verstand sie nicht.

Das alles hatte sicher Zeit bis morgen.

Wahrscheinlich hatte sie ihr ohnehin bloß von einer unerfreulichen Begegnung mit ihrer Nachbarin, Signora Mateotti, erzählen wollen. Aber für Tratsch und Klatsch fehlte Filippa entschieden die Zeit und auch die Lust.

Kurzerhand schaltete sie ihr Handy aus und legte den Hörer des Hoteltelefons zur Seite, damit die Leitung besetzt war. Sie wollte für ihre Mutter ein Weilchen nicht erreichbar sein. Und ein Gast würde in der nächsten Viertelstunde schon nicht anrufen, jedenfalls hoffte sie das.

Keine zehn Minuten waren vergangen, sie hatte sich gerade in ihr E-Book vertieft, als die Tür des Hotels aufgerissen wurde.

Filippa schnappte nach Luft.

Dante, Giorgias Ehemann aus der Bar an der Riva Brioni, stand vor ihr. Durch die Glasscheiben konnte sie sein Fahrrad sehen, das an der Mauer lehnte.

»Filippa.« Er rang nach Atem. »Deine Mutter hat uns alarmiert, weil sie dich nicht erreichen kann.« Sein Blick blieb am weggelegten Telefonhörer hängen. Missbilligend sah er vom Telefon zu ihr. »Es ist etwas Schlimmes passiert. Dein Vater hatte einen schweren Herzanfall. Die Ambulanz ist bereits unterwegs. Es sieht nicht gut aus. Giuseppe ist ohne Bewusstsein.«

»Papa.« Die Kraft wich aus Filippas Knien. Ein Schwall Blut schoss ihr ins Gesicht, und ihre Hände begannen zu zittern.

Wie rücksichtslos von ihr, Mama in dieser Situation alleinzulassen!

Sie einfach auszublenden.

»Dante, bitte ruf meine Mutter an und sage ihr, dass ich gleich da bin«, sagte sie und griff ihrerseits zum Haustelefon. Ihre Finger flogen über die Tasten. »Michele! Wie gut, dass du gleich abgehoben hast«, Filippa atmete tief durch, »ich muss ganz schnell nach Hause, mein Vater hatte einen Herzinfarkt und wird gerade ins Krankenhaus gebracht. Bitte löse mich hier ab. Es ist ein Notfall. Hörst du? Ein echter Notfall.«

Der Hörer in ihrer Hand wog so schwer wie eines der Gewichte im Fitnessstudio.

Was Michele ihr antwortete, ließ sie hilflos zusammenzucken. »Du bleibst, wo du bist. Dienst ist Dienst. Und Schnaps ist Schnaps. Lass mich mit deinen Geschichten in Frieden. Du störst.«

Bevor sie etwas erwidern konnte, drückte er ihren Anruf weg, und als sie ihm eine Sprachnachricht schicken wollte, merkte sie, dass er sein Handy abgeschaltet hatte.

Nicht anders habe ich es vorhin mit Mama gemacht, gestand sie sich schuldbewusst ein. Das geschieht mir recht.

Hilfesuchend wandte sie sich an Dante, der leise und beruhigend am Telefon auf ihre Mutter einredete.

Wen sollte sie verständigen?

Der Nachtportier kam sicher nicht früher, er fuhr mit dem Bus von Fossalon zur Arbeit.

Was sollte sie bloß machen?

Sie konnte das Hotel nicht einfach allein lassen.

Renata! Sie war ihre einzige Chance.

Würde die Kollegin ihr helfen? Viel Hoffnung hatte sie nicht.

Wieder wählte sie hastig.

Renata ging unmittelbar ran. »Brennt es?«

Es war vereinbart, nur anzurufen, wenn es einen dringenden Grund dafür gab.

Filippa war so erleichtert, Renata erreicht zu haben, dass alle Vorbehalte gegen sie zu einem warmen Strahl der Dankbarkeit zusammenflossen. »Ja, nein. Aber so ähnlich. Du bist jetzt meine einzige Hoffnung. Ich habe schon bei Michele angefragt, er wird mich aber nicht ablösen. Mein Vater liegt möglicherweise im Sterben, und ich muss sofort zu ihm. Verstehst du? Du verstehst das doch. Bitte übernimm meinen Dienst. Ich weiß, wie schwer dir das fallen muss. Du hast dich so auf dein Date gefreut, aber ich weiß nicht, wen ich sonst darum bitten könnte.« Filippas Stimme klang flehentlich.

»Also …« Renata zögerte nur kurz. »Es handelt sich eindeutig um einen Notfall. Selbstverständlich löse ich dich ab. Das ist schließlich meine Pflicht als deine unmittelbare Vorgesetzte.«

»Danke, Renata. Du hast mehr als nur einen Gefallen bei mir gut.«

Dante telefonierte noch immer mit ihrer Mutter. Auf seiner Stirn und unter der Nase standen Schweißtropfen. Er bedeckte das Mikrofon mit seiner Hand und sagte an Filippa gewandt: »Nimm mein Rad und fahr schleunigst los. Ich halte hier inzwischen die Stellung, bis dein Ersatz eintrifft.«

»Aber … aber deine Bar?«

»Mach dir darüber keine Sorgen. Giorgia und die Kinder sind da.«

Sie war ihm so dankbar, dass sie ihn umarmte.

»Lauf schon.« Seine Stimme klang jetzt nicht mehr so vorwurfsvoll wie eben noch.

Filippa sprang auf den Sattel seines Rades und trat in die Pedale. Ohne sich umzusehen, überquerte sie Kreuzungen und klingelte schimpfende Passanten weg.

Hinter sich hörte sie ein ums andere Mal derbe Flüche. Jeden einzelnen davon verdiente sie.

Vor der Haustür sah sie bereits von Weitem die rotierenden blauen Lichter des Einsatzfahrzeugs.

Filippa sprang vom Fahrrad, ließ es auf dem Gehsteig liegen und hastete die Treppe hinauf zu ihrer Wohnung. Schon im Treppenhaus konnte sie die aufgeregte Stimme ihrer Mutter hören, sie verstand jedoch nicht, was Mama sagte.

Entschlossen riss sie die Wohnungstür auf und stand vor drei Ärzten oder Sanitätern, die sich über einen leblosen Körper beugten.

»Papa!«, schrie sie und presste die Faust auf ihren Mund. So fest, dass sie sich die Lippe an ihren Schneidezähnen verletzte und der metallische Geschmack von Blut alles andere überdeckte.

Ihr Vater lag auf einer Trage mitten im Vorzimmer. Die Mutter kauerte neben ihm, das Gesicht aschfahl, ihr Mund angstverzerrt.

»Sie versuchen, Papa wiederzubeleben«, wisperte sie.

Filippa wollte sich neben ihre Mutter knien, sie in den Arm nehmen, wurde aber von einer Sanitäterin mit einem Defibrillator unsanft beiseitegedrängt.

»Wir benötigen den Platz.«

»Entschuldigung«, krächzte Filippa.

»Es ist nichts gegen Sie. Hier geht es um Leben oder Tod. Jede Sekunde zählt.«

Erschrocken zog Filippa ihre Mutter hoch.

Mama klammerte sich an sie, als käme die Hilfe einzig und allein von ihr. Ihre Arme umschlangen Filippa wie die Tentakel eines Tintenfisches.

»Mama«, flüsterte sie und versuchte, sich loszumachen, »was ist geschehen?«

»Papa fühlte sich doch seit einiger Zeit immer mal wieder schlecht. Nachdem du das Haus verlassen hattest, verschlimmerte sich sein Zustand rapide.«

»Dottor Beltrame?«

»Natürlich rief ich ihn gleich an. Er kam auch unmittelbar zu uns, aber nach einer kurzen Untersuchung meinte er, wir sollten die Ambulanz rufen. Dein Vater hatte Herzflimmern, und dann verlor …«, sie begann zu weinen, und Filippa konnte die nächsten Worte kaum verstehen, »Papa verlor einfach das Bewusstsein. Er wurde neben Dottor Beltrame ohnmächtig. Der konnte nichts anderes tun, als mit mir auf den Rettungswagen zu warten. Ich fand das sehr lieb von ihm, er hat sich rührend um mich gekümmert. Und als die Ambulanz endlich da war, übernahm der Notarzt, denn Beltrame musste zum nächsten Patienten.«

»Achtung!«, hörte Filippa jemanden rufen, dann bäumte sich der Körper ihres Vaters auf.

Dieses Bild würde sich nun wohl für immer in ihr Gedächtnis eingebrannt haben.

Ihre Mutter weinte.

Filippa drohte umzukippen.

Das geht jetzt nicht, befahl sie sich, ich muss stark bleiben. Meine Eltern brauchen mich mehr denn je.

Dennoch zitterten ihre Knie, als sie ihre Mutter in die Küche führte. »Mama«, sagte sie betont ruhig und reichte ihr ein Glas Wasser, »nimm. Es wird dir helfen. Du musst dich einkriegen.«

Ihre Mutter setzte das Glas an die Lippen und stellte es, ohne daraus zu trinken, wieder ab. »Ich habe solche Angst … so schreckliche Angst«, flüsterte sie. »Wenn Giuseppe stirbt, weiß ich nicht mehr weiter. Dann ist alles aus.«

»Sag so etwas bitte nicht. Du hast immer noch mich. Ich stehe dir in jeder Situation bei. Und Papa überlebt den Anfall. Das hat er bisher stets getan.«

Ein Sanitäter erschien im Türrahmen und erklärte, dass der Zustand des Patienten sich stabilisiert habe. Man werde ihn jetzt in die Notaufnahme bringen, um ihn intensivmedizinisch behandeln zu lassen.

Die Augen von Filippas Mutter weiteten sich angstvoll, aber auch ratlos. Sie stand sichtlich unter Schock.

»Du fährst im Rettungswagen mit, Mama. Ich komme mit dem Auto nach.«

Ihre Mutter nickte dankbar und suchte nach ihrer Handtasche und den Wohnungsschlüsseln.

Filippa eilte zu ihrem Vater. Als sie sich zu ihm hinabbeugte, um ihm einen Kuss auf die feuchte Stirn zu drücken, öffnete er die Augen. Zuerst dachte sie an einen Automatismus. Doch dann erkannte sie, dass er bei Bewusstsein war.

»Liebes«, hauchte er. »Du ... weißt, wer ... wer uns das angetan hat. Aber etwas ... anderes weißt du nicht. Mama und du ... ihr habt das nicht ... verdient. Du wirst immer mein einziges Kind bleiben.«

»Papa, wir reden weiter, wenn es dir besser geht.«

»Kind, ich ... du musst wissen ...«

Filippa beugte sich vor. Papa wollte ihr etwas Wichtiges sagen. Etwas, das er ihr bisher vorenthalten hatte.

Zu gern hätte sie ihn gefragt, was er meinte, wäre der Sache auf den Grund gegangen. Aber die gute kleine Tochter in ihr siegte. Nichts dergleichen würde sie tun.

»Papa, schone dich. Hör auf zu reden. Bitte. Jeder Atemzug raubt dir Kraft. Bitte. Lebe weiter. Für Mama und mich.«

»Genau«, fuhr einer der Sanitäter sie an, »und damit er das kann, machen Sie uns Platz.« Er schob sie zur Seite.

Die roten Jacken der Einsatzkräfte bildeten eine geschlossene Wand, an der Filippa nicht vorbeisehen konnte. Bestürzt verzog sie sich in die Küche, ohne sich noch einmal nach ihrem Vater umzudrehen. Sie wusste nicht, ob er überhaupt noch bei Bewusstsein war.

»Wohin bringen Sie ihn?«, fragte ihre Mutter. »Was geschieht mit meinem Mann?« Es gelang weder ihr noch Filippa, das Zittern ihrer Hände unter Kontrolle zu bringen.

»Nach Monfalcone ins Krankenhaus. Ihm wird dort sicher geholfen.« Der Tonfall des unfreundlichen Sanitäters war jetzt um einiges milder.

»Wir treffen uns bei Papa.« Filippa nahm ihre Mutter fest in die Arme. Tränen rannen über ihre Wangen. Es war ihr nicht möglich, sie aufzuhalten. Ein Taschentuch hatte sie auch nicht.

»Bitte«, stammelte ihre Mutter, »bitte begleite mich im Rettungswagen.«

»Das geht nicht. Wie sollen wir später heimkommen? Für ein Taxi fehlt uns das Geld.«

»Ich stehe das nicht allein durch.«

»Das wirst du müssen. Es bleibt uns nichts anderes übrig, Mama.«

»Filippa, Schatz, du bist mein Ein und Alles. Lass mich nicht im Stich.«

Die Worte ihrer Mutter krochen wie Feuerameisen an ihr hoch. »Ich lasse dich schon nicht im Stich. Habe ich das irgendwann schon mal getan? Ich werde direkt hinter dem Rettungswagen herfahren, dann erreichen wir das Krankenhaus gleichzeitig.«

»Und wenn Papa stirbt, bevor du ihn noch einmal sehen kannst?«

Filippa brach in Tränen aus.

9

Sie saßen nebeneinander auf ihrer in die Jahre gekommenen Ledercouch im Wohnzimmer. Fabrizio drückte seinen Rücken gegen das Polster, um etwas bequemer zu sitzen. Seine Frau Bibiana hatte ihren Kopf auf die Hand gestützt und wirkte müde.

Vor ihnen, im Fernseher, lief auf Netflix eine Serie, die sie mochten. Aber weder er noch sie schienen an der Handlung interessiert zu sein. Fabrizio wusste ungefähr, worum es im Gespräch zwischen den Personen auf dem Bildschirm ging, vermochte aber nicht, ihren Stimmen zu folgen.

Er war angespannt wie selten. Die Sache mit den Bränden ging ihm nicht mehr aus dem Sinn.

»He du.« Bibiana boxte ihn in die Seite. Sie war keine von der sanften Sorte.

Er griff nach ihrer Hand und hielt ihre Faust fest umschlossen. »Na, du Halbstarke. Was gibt's?«

Gereizt machte sie sich los und warf eines der Zierkissen nach ihm. Es flog ihm mitten ins Gesicht.

»Autsch!« Er schaute ihr tadelnd in die Augen. »Das war jetzt aber wirklich nicht notwendig.« Verärgert nahm er die Brille ab und putzte bedächtig die Gläser mit dem Zipfel seines Hemds.

»Sei nicht gleich beleidigt.« Bibiana grinste ihn entschuldigend an. Ihre haselnussbraunen Augen konnten kein Wässerchen trüben. »Irgendwie musste ich deine Aufmerksamkeit doch bekommen.« Sie strich ihr glattes dunkles Haar hinter die Ohren.

»Die hast du doch immer, mein Schatz.«

»Nicht in letzter Zeit. Hängt deine ständige geistige Abwesenheit damit zusammen, dass die Schule wieder begonnen hat und du lieber weiter Ferien hättest? Oder muss ich mir ernsthaft Sorgen machen?« Sie sah ihn aufmerksam an, bevor sie weitersprach. »Denn dafür gäbe es nur drei Gründe: Entweder du betrügst mich, wir sind pleite, oder du leidest an einer tödlichen Krankheit, die du mir verschweigst.«

Das war wieder mal typisch für seine kleine Hexe. Betrogen zu werden oder alles Geld zu verlieren wäre schlimmer als sein eventuelles Siechtum. Das kam erst an dritter Stelle.

Er nahm es ihr nicht übel.

Auch er hatte seine Marotten, die sie in Kauf nehmen musste. Seine mitunter ausufernden Exkurse zur Geschichte und Archäologie zum Beispiel oder seine Eigenbrötelei.

»Nicht so laut«, mahnte er daher nur und ging nicht näher auf ihre Worte ein. »Simy könnte aufwachen.«

»Lenk nicht ab. Simonetta schläft tief und fest. Außer sie hört dich diesen Namen rufen. Du weißt, wie sehr sie es hasst, wenn du sie so nennst.«

»Das stimmt nicht!«, widersprach er. »Aber bleiben wir doch einfach beide bei Simone. So, wie wir es von Anfang an beabsichtigt hatten. Auch wenn sie deswegen später in der Schule sicher gehänselt werden wird.«

Es gefiel ihm nicht, dass seine Frau ständig an seinem Kosenamen für ihre kleine Tochter herummäkelte.

»Blödsinn«, ereiferte sich Bibiana. »Wir leben nicht mehr am Beginn des vorigen Jahrhunderts. Simone ist ebenso wie Andrea, Blanca oder Luca durch und durch geschlechtsneutral. Und sollte es sie einmal nerven, kann sie sich immer noch Simonetta rufen lassen. Aber Schluss jetzt mit diesem blödsinnigen Gequatsche. Sag mir lieber, was mit dir los ist. Ich hoffe, es geht nicht um eine hinter meinem Rücken geplante Entdeckungsreise zu alten Ruinen?« Sie zog die Augenbrauen in die Höhe, hob die Mundwinkel zu einem Lächeln und ermunterte ihn so, sich ihr anzuvertrauen.

Fabrizio entspannte sich. Was sprach eigentlich dagegen, ihr zu sagen, was ihn bedrückte?

»Vielleicht ist es zwanghaft. Ich mache mir Sorgen wegen der vielen Brände. Nicht auszudenken, wenn dir und Simone etwas zustoßen würde. Dauernd muss ich daran denken und habe deshalb schlaflose Nächte.«

»Ich kann dir guten Gewissens versichern, dass dem nicht so ist. Mein Liebster, du schnarchst, und das die ganze Nacht. Also von wegen schlaflos.« Sie grinste schelmisch.

»Ernsthaft, Bibiana. Dauernd geht der Feueralarm los, und die Sirenen machen mir Angst.«

»Versteh ich. Einerseits. Andererseits auch wieder nicht. Sicher, es brennt häufiger als sonst in letzter Zeit. Das hat aber nichts mit uns zu tun. Du verrennst dich da in etwas. Wäre ja nicht das erste Mal.« Sie seufzte laut hörbar.

»Du nimmst mich nicht ernst. In der Schule bringe ich auch schon alles durcheinander. Vor ein paar Tagen stand ich vor den falschen Schülern und wollte ihnen Geschichte beibringen, dabei hatten sie Mathematik. Erst meinem Kollegen gelang es, mich von meinem Irrtum zu überzeugen. Es war peinlich. Sorgen machen so etwas mit mir.« Er atmete tief durch. Ein Gedankenfetzen flatterte vorbei, so schnell, dass Fabrizio ihn nicht festhalten konnte.

»Was ist?« Sie musterte ihn prüfend.

»Seit Tagen ist mir so, als würde ich mich an etwas erinnern, an etwas Belastendes. Aber ich bekomme es einfach nicht zu fassen.«

»Das kenne ich aus Träumen.« Bibiana rückte näher und legte den Arm um ihn. Sofort fühlte er sich geborgen.

»Wenn ich dich nicht hätte.« Er drückte ihr einen Kuss auf die Wange.

Sie hielt ihn ein Stück von sich weg und rückte ihm die Brille zurecht, die auf seine Nasenspitze gerutscht war.

»Geht mir genauso. Wir haben uns gesucht und gefunden. Trotzdem verstehe ich nicht, was dich an den Bränden so fertigmacht, Fabrizio. Ich höre den Feueralarm doch genauso oft wie alle anderen hier in Grado. Aber ich beziehe ihn nicht auf unsere Familie. Bitte hör auf, dir Sorgen zu machen. Wir sind hier sicher.«

Sie wohnten seit Jahren in diesem Haus. Bibiana hatte als Immobilienmaklerin die ideale Wohnung für sie gefunden. Nachdem Simone zur Welt gekommen war, hatte es zeitweise so ausgesehen, als hätte eine Bombe in ihrem Zuhause eingeschlagen, so überfordert waren beide damit gewesen, Beruf und Familienleben auf die Reihe zu kriegen. Inzwischen war es aber wieder so wie vor der Geburt ihrer Tochter. Bibiana war ein Kontrollfreak und legte großen Wert auf Ordnung und Sauberkeit.

»Ich habe dennoch veranlasst, dass wir bessere Feuermelder bekommen, sie werden demnächst eintreffen. Damit bestücke ich die Zimmer und das Treppenhaus.«

Bibiana starrte ihn sekundenlang an, dann schüttelte sie den Kopf. »Nicht dein Ernst, oder?«

»Selbstverständlich. Für Mama habe ich auch gleich welche mitbestellt.«

»Wahrscheinlich solltest du bei deinen geliebten Ausgrabungen in Aquileia ebenfalls rundum Alarmanlagen installieren.«

Einen Augenblick lang dachte er, sie meinte es ernst, dann sah er ihre Augen. Sie waren dunkler als sonst, das Braun hatte sich dem Schwarz ihrer Haare angepasst.

»Fabrizio. Ich mache mir aufrichtig Sorgen. Vielleicht solltest du Dottor Beltrame aufsuchen und dir ein leichtes Beruhigungsmittel verschreiben lassen. Du musst wegen der Langzeitzuckermessung so oder so demnächst hin. Bei der Gelegenheit sprich ihn bitte auf deine Gemütsverfassung an.«

Hätte er aus ihren heftig hervorgestoßenen Worten nicht ehrliche Sorge herausgehört, wäre er wahrhaft beleidigt gewesen. Aber sie hatte auch ein bisschen recht. Er war hypernervös und entschieden zu dick, anders als seine Frau, die frei von solchen Belastungen durchs Leben ging. Bibiana hatte mit Gewichtsproblemen nicht zu kämpfen, auch wenn sie mit ihrem Hinterteil unzufrieden war. Wozu allerdings nicht der geringste Anlass bestand.

»Mache ich«, pflichtete er ihr schuldbewusst bei. »Wenn dich das beruhigt.«

»Versprochen? Beruhigen sollte es aber dich, mein Schatz, nicht mich. Diese Zwänge, Ängste oder was auch immer suchen nicht mich heim.«

Seine Bibiana konnte eine richtige Wortklauberin sein. Zum Glück war sie diesmal nicht auf das Thema Schwiegermutter angesprungen. Sonst führte es beinahe jedes Mal zum Streit. Er fühlte sich für seine Mutter verantwortlich, half, wo er konnte, kaufte für sie ein, erledigte Reparaturen. Schließlich war sie genauso ein Teil seiner Familie wie Simone und Bibiana.

Nur dass seine Frau das anders sah.

»Klar. Ja, ich verspreche es dir«, setzte er nach.

»Das ist gut. Und jetzt lass uns die Folge noch mal von vorne anschauen. Ich habe fast nichts von der Handlung mitbekommen.«

»Entschuldige. Ich muss noch kurz an die Luft. Eine Runde durch die Altstadt wird mir guttun.«

Bibiana seufzte resigniert auf. Ihr Blick heftete sich auf den Bildschirm.

Im Hinausgehen sah Fabrizio auf das Regal.

Überall standen gerahmte Fotos von ihrer kleinen Tochter.

Sie sah Bibiana zum Verwechseln ähnlich.

Ein Gefühl tiefer Traurigkeit erfasste ihn.

10

Ihr Vater war tot.

Der Rettungswagen mit dem kreisenden Blaulicht hatte sich etwas außerhalb von Grado auf der Straße nach Monfalcone befunden, als er unangekündigt in eine Parkbucht eingebogen war. Filippa wäre fast in das Einsatzfahrzeug gekracht, als sie ebenfalls im letzten Moment anhielt.

Erschrocken sprang sie aus dem Auto, riss die rückwärtige Tür des Krankenwagens auf und stieg in den Wagen.

Das Erste, was sie erblickte, war das vor Angst erstarrte Gesicht ihrer Mutter. Sie deutete mit dem Zeigefinger auf Papa.

Der Notarzt stand über ihren Vater gebeugt, während der Sanitäter das manuelle Beatmungsgerät bediente. Im vorgegebenen Rhythmus presste der Arzt seine Hände auf Papas Brustkorb und zählte zur Herzmassage laut mit. Dann drehte er den Kopf zur Seite, rief seiner Kollegin zu: »Schnell, den Defibrillator!«

Die Sanitäterin reichte dem Arzt das Gerät und schrie Filippa an: »Weg da mit Ihnen! Sie behindern eine medizinische Maßnahme.«

Filippa wich zurück.

Ihre Mutter war kreidebleich. »Geh nicht. Bitte. Bleib. Giuseppe stirbt.«

Der Körper ihres Vaters bäumte sich auf und sank wieder auf die Trage zurück.

Filippa stand da wie mit dem Boden verschweißt und konnte sich nicht bewegen. Niemand beachtete sie, alle waren auf den Patienten konzentriert.

Papa soll nicht sterben, dachte sie immer wieder. Es war so eng hier drin, dass sie sich erdrückt fühlte. Aber sie musste bleiben, durfte sich nicht von der Stelle rühren.

Dann veränderte sich die Geschäftigkeit, der Arzt richtete sich auf, die Sanitäter hielten inne. Es hörte sich wie ein kollektives Ausatmen an.

Ruhe trat ein.

Der Arzt stülpte eine Sauerstoffmaske über das Gesicht ihres Vaters und hängte seinen Arm an eine Infusion. Ihre Mutter begann laut zu weinen.

»Wir konnten ihn zurückholen«, sagte der Sanitäter beruhigend.

Der Notarzt reichte Mama ein Papiertaschentuch, mit dem sie ihre Nase putzte.

»Danke«, flüsterte sie, gerührt über die Zuwendung.

»Ist schon gut.«

»Und Sie«, er wandte sich freundlich an Filippa, »gehen jetzt besser zurück zu Ihrem Wagen und fahren uns ins Krankenhaus nach. Dort wird man Ihrem Vater vermutlich einen Herzschrittmacher einsetzen.«

Jetzt erst merkte Filippa, dass sie die Luft angehalten hatte. Erschöpft atmete sie aus.

Papa hatte es noch einmal geschafft.

Sie winkte ihrer Mutter zu und versuchte, dabei ein zuversichtliches Gesicht zu machen.

Mit heulender Sirene fuhr der Rettungswagen los, und Filippa reihte sich rasch hinter ihm ein.

Der kurze Anflug von Hoffnung, der sie erfasst hatte, als sie realisierte, dass ihr Vater dem Tod noch einmal von der Schippe gesprungen war, wich einem Gefühl der Ausweglosigkeit. Schon zum zweiten Mal an diesem Abend hatten sie Papa wiederbeleben müssen.

Das war kein gutes Zeichen.

»Katzen haben sieben Leben«, wisperte eine Stimme in ihrem Kopf.

Aber ihr Vater war keine Katze.

Die Geschwindigkeit, mit der das Einsatzfahrzeug vor ihr dem Krankenhaus entgegenbrauste, steigerte ihre Angst.

Sicher rang ihre Mutter im Innenraum laut weinend nach Fassung. Doch immerhin war sie umgeben von Helfern und ihrem Giuseppe nahe. Im Gegensatz zu ihr raste Filippa allein durch die Nacht. In der Befürchtung, den Anschluss an das

Rettungsauto zu verlieren, verlangte sie dem Wagen ihrer Eltern Höchstleistungen ab.

Bitte fahrt nicht so schnell, dachte sie fortwährend. Nicht dass sie sie noch abhängten.

Was würde Mama machen, wenn sie nicht gleichzeitig mit ihnen da wäre?

Der Krankenwagen fuhr endlich in die Einfahrt der Notaufnahme, und Filippa stellte das Auto auf dem Besucherparkplatz ab.

Wohin brachten sie Papa?

Im Eingangsbereich saß eine Mitarbeiterin, die ihr anstandslos die gewünschte Auskunft erteilte.

Die Türen des Lifts schwangen auf. Filippa drückte hektisch auf den Knopf für die Notaufnahme, die oben im ersten Stock war.

Ein seltsames Gefühl überkam sie, als sie den Aufzug verließ und über den Flur zum Behandlungszimmer eilte. Kälte und Hitze machten ihr gleichermaßen zu schaffen.

Da war der Notfallraum, in dem Papa unter ärztlicher Aufsicht auf die Operation wartete.

War er bei Bewusstsein?

Filippa blieb stehen. Die Geräusche um sie herum schienen zu verstummen. Am liebsten hätte sie kehrtgemacht und wäre davongelaufen.

Stattdessen riss sie die Tür auf und prallte zurück, erschrocken von dem Anblick, der sich ihr bot.

Ihr Vater lag befreit vom Tropf und der Atemmaske auf einer Untersuchungsliege. Die angeschlossenen Geräte zeigten weder die Linie seines Herzschlags an, noch gaben sie einen Ton von sich.

Papas Gesicht hatte einen friedlichen Ausdruck, seine Augen waren geschlossen. Eine Ärztin, ein Pfleger und ihre Mutter befanden sich neben ihm.

»Du kommst zu spät. Giuseppe ist gestorben.«

Filippa spürte, wie ihr eine unsichtbare Faust in den Magen boxte.

»Papa kann nicht tot sein«, wehrte sie ab. »Er wurde doch gerade eben wiederbelebt. Da liegt ein Irrtum vor.«

Die Ärztin sah sie mitfühlend an.

Erstaunt nahm Filippa wahr, wie gelassen ihre Mutter auf einmal wirkte. Sie saß still auf einem Holzstuhl und hielt die Hand ihres Mannes.

»Aber … Papa wollte mir doch noch etwas sagen«, begann Filippa, dann brach ihre Stimme.

Nie wieder würde ihr Vater mit ihr reden.

Sie blieben noch eine Weile im Krankenhaus.

Filippa erledigte den notwendigen Papierkram. Sie wusste, so kurz nach dem Tod ihres Vaters sollte sie das als belastend empfinden, verspürte dabei aber absolut nichts.

Die Schwestern waren alle sehr zuvorkommend, sprachen freundlich auf sie ein, doch sie nahm ihre Worte wie unter einer Glasglocke wahr. Einer der Pfleger bot ihr einen Kaffee an. Filippa schüttelte nur stumm den Kopf.

Als sie alle Unterlagen fertig ausgefüllt hatte, setzte sie sich in den Besucherraum und blätterte abwesend in einem abgegriffenen Magazin.

Ihre Mutter ließ sich alle Zeit der Welt mit Papa an dessen Totenbett.

Irgendwann spürte sie eine Hand auf ihrer Schulter. »Filippa, wenn du möchtest, kannst du jetzt zu Giuseppe hinein. Es wird dir guttun, dich von ihm zu verabschieden. Machst du es nicht, hängt es dir später nach.«

Manchmal war ihre Mutter so gönnerhaft, dass Filippa es kaum aushielt. »Passt schon«, murmelte sie und streifte die Hand ihrer Mutter unwillig ab.

»Kind, so glaube mir doch ein einziges Mal und befolge meinen Rat.«

»Es reicht. Ich habe auf meine Art zu Papa Adieu gesagt. Du musst mich nicht so von oben herab behandeln wie ein kleines, unmündiges Kind.«

Als hätte man ihr eine Ohrfeige verpasst, wich ihre Mutter

zurück, während Filippa spürte, dass die Glasglocke sich gehoben hatte und ihre Gefühle zurückgekehrt waren.

Doch statt tiefer Trauer war da nur heiß lodernde Wut.

Die Rückfahrt verbrachten sie schweigend. Filippa saß am Steuer, ihre Mutter leise schluchzend neben ihr.

Zu Hause verschwand Filippa im Badezimmer und setzte sich auf den Wannenrand. Durch die geöffnete Tür hörte sie, wie ihre Mutter die Kanülen und andere übrig gebliebene Utensilien des Noteinsatzes entsorgte. Dazu weinte sie laut vor sich hin und flüsterte Unverständliches.

Mit einem harten Knall flog die Tür zum Schlafzimmer ihrer Eltern zu.

Entweder war es der Wind gewesen oder ihre Mutter.

Filippa erhob sich vom Rand der Wanne. Ihr Kopf brummte, in ihren Schläfen stach es. Sie öffnete den Apothekerschrank neben dem Waschbecken und würgte trocken zwei der Schmerztabletten ihres Vaters hinunter. Dann verließ sie das Badezimmer.

Ihre Mutter saß vornübergebeugt am Küchentisch und rang die Hände. »Wie soll es weitergehen? Jetzt, wo Giuseppe nicht mehr bei uns ist?«

»Als Witwe bekommst du sechzig Prozent seiner Pension. Das ist nicht die Welt, aber für dich allein wird es ausreichen. Es hätte uns schlimmer treffen können. Du könntest auch etwas zu unserem Einkommen beisteuern, indem du zum Beispiel für andere Leute bügelst oder putzen gehst.« Filippa erschrak, als sie merkte, wie kalt ihre Stimme klang.

Ihre Mutter starrte sie bestürzt an und biss so lange auf ihre Unterlippe, bis sie vor Schmerz zusammenzuckte. »Daran hatte ich nicht gedacht. Ich war zu beschäftigt mit der Pflege von Giuseppe. Aber jetzt, wo du es sagst. Ich werde mir etwas überlegen, Kind.«

Filippa sah ihre Mutter erstaunt an. Kurz wallte Mitleid in ihr hoch, dieses Gefühl wurde aber unmittelbar von Zorn verdrängt.

»Was für ein Geheimnis wollte Papa mir vor seinem Tod mitteilen? Was habt ihr mir nicht erzählt? Jetzt, wo er tot ist, liegt es an dir, Mutter. Ich will alles erfahren, was ihr bisher vor mir verborgen habt. Wirklich alles. Hast du verstanden?«

Eine Möwe kreischte. Auf der Straße hupte ein Auto. Der Geruch nach frittierten Calamari drang durch das Fenster zu ihnen herein.

Und ihre Mutter begann zu erzählen.

11

Nur im Schatten der Nacht fühlte sich der Feuerteufel geborgen und wohl. Die samtene Schwärze, die dann über der Insel lag, übte eine magische Anziehungskraft auf ihn aus.

Dunkelheit war die perfekte Bühne für das wilde glosende Spektakel.

Am Tag dagegen brannte es kaum. Und wenn doch, wurde das Malheur auf einen Haushalts- oder Geräteschaden oder eine technische Unzulänglichkeit zurückgeführt.

Vermeidbares menschliches Versagen, alltäglich noch dazu. So ein banaler Brand konnte jedem passieren. Niemand war dagegen gefeit.

Doch was nachts geschah, gründete meist auf geplanter Willkür. Erst wurde die Lage sondiert, um danach gezielt zu handeln.

Der Feuerteufel verstand sein Handwerk, hatte er doch schon früh damit begonnen. Mittlerweile war er zu einem Meister geworden.

»Brandstiftung« lautete die allgemeine Bezeichnung für dieses Vergnügen.

Lachhaft.

Die Gestalt, die den Bränden folgte, wusste Bescheid.

Ein Feuer zu legen war viel mehr, als nur einen Brand zu stiften, es anzuzünden, um die Freude an den Flammen zu verspüren.

Es ging dabei um Raserei, um die unbeherrschbare Sehnsucht nach dem Chaos.

Der triebhafte Täter kehrte stets an den Ort der Tat zurück, so hieß es. Das hatte die Gestalt einst irgendwo gelesen. Und ging nachts der Feueralarm los, dann war sie mit von der Partie, denn dieser Satz galt auch und ganz besonders für den Feuerteufel.

Davon war sie überzeugt.

Im Dunkeln war sie unsichtbar. Perfekt getarnt, konnte sie sich ungeniert bewegen, beobachten und ihre Schlüsse ziehen. Sie glaubte zu wissen, wer es war. Und bald schon würde sie danach handeln.

12

Der Anruf erreichte ihn in den frühen Morgenstunden. Wegen eines verwirrenden Traumes für einen kurzen Moment orientierungslos, schreckte er hoch und griff nach seinem Telefon.

»Wer?«, murmelte Raffaele verschlafen und starrte auf das Display. Als er den Namen las, wich seine Benommenheit, und er war hellwach. »Ja?«

Schon sprang er aus dem Bett und schlüpfte in seine Mokassins.

Gestern Nacht hatte er einen über den Durst getrunken, vielleicht aus Kummer darüber, dass nicht Aurora, sondern ihr Cousin den Tresen schmiss. Die Schöne hatte ihren freien Abend gehabt und ihn wieder mal nicht mit ihm verbracht, stattdessen war sie mit einer Verwandten zu einem Familientreffen nach Aquileia gefahren.

Raffaele ärgerte das, vor allem aber ärgerte er sich über sich selbst. Und so hatte er sich ein weiteres großes Bier bestellt, obwohl sein Kopf bereits dröhnte.

Gegen Mitternacht hatte er die Bar verlassen und war zur Riva Brioni und von dort weiter zum alten Strand, der Spiaggia azzurra, geschlendert. Niemand war ihm begegnet.

Der nächtliche Spaziergang hatte allerdings nicht dazu beigetragen, seine Stimmung zu verbessern. Selbst die Sterne, die sich wie silberne Farbspritzer über den Himmel verteilten, machten ihn traurig.

Erinnerungen an das letzte Weihnachtsfest, als sein Vater noch bei ihnen gewesen war, hatten ihn überfallen, und seine Melancholie war in eine depressive Gemütsverfassung gekippt, wie er sie von früher kannte.

Stopp.

So konnte er nicht weitermachen.

Abkühlung war dringend notwendig.

Rasch war er aus seinen Mokassins gestiegen, durch den Sand gewatet und hatte seine Füße in der schäumenden Gischt der

Brandung gebadet. Sein Gesicht erfrischte er mit einer Handvoll salzigem Meer.

Anschließend hatte er sich ein wenig besser gefühlt und den Heimweg angetreten. Sicher, er war betrunken und voll von trüben Gedanken. Aber er würde sich nicht irremachen lassen.

Das schwor er sich.

Konsequent hatte er alles Negative beiseitegeschoben.

Vogel-Strauß-Politik?

Na und.

Woran er sich nicht erinnerte, das konnte auch nicht geschehen sein.

Zu Hause angekommen, hätte er am liebsten alle Luken dicht gemacht, das Handy ausgeschaltet, die Klingel abgedreht und sich in sein Kissen vergraben. Doch das Telefon hatte er anlassen müssen. Er hatte einem seiner diensthabenden Kollegen, Mauro Tolosino, dessen Frau ihr erstes Kind erwartete, versprochen, für ihn einzuspringen, sollten die Wehen einsetzen. Diese Art, seine Kameradschaftlichkeit zu beweisen, war für Raffaele selbstverständlich.

Jetzt lag seine Kleidung ordentlich vorbereitet auf dem Stuhl, und ein Glas mit aufgelösten schmerzsenkenden Tabletten wartete auf ihn.

Raffaele schüttete die bittere Flüssigkeit dankbar in sich hinein und trank danach eine halbe Flasche Wasser, ohne abzusetzen, aus.

Zum Duschen blieb ihm keine Zeit. Mit Pfefferminzzahnpasta versuchte er, den Geruch der Nacht zu übertünchen. Jeans und Hemd waren frisch gewaschen und von seiner Mutter gebügelt worden.

Raffaele verließ seine Wohnung. Im Eilschritt steuerte er die Einsatzzentrale an.

Die Nacht hatte dem Tag noch nicht Platz gemacht.

Die Dunkelheit hing schwer über der Insel, genau wie die alles durchdringende saisontypische Luftfeuchtigkeit, die nach dem Sommer kam. Sie war so etwas wie das Alleinstellungsmerkmal des Herbstes und kroch in jede Fuge.

»Danke«, begrüßte Mauro ihn aufgeräumt, »der kleine Kerl wird wohl nicht sofort auf die Welt kommen, aber wer weiß, sicher ist sicher. Du bist da, und ich flitze los, damit ich rechtzeitig auf die Geburtenstation komme. Ich wünsche mir nichts mehr, als dabei zu sein, wenn unser erstes Kind geboren wird. Und, mein Freund, die Wehen kommen schon alle fünf Minuten, sagt meine Frau.«

Raffaele lächelte gequält. »Ist ja schon gut, ich übernehme gern für dich. Was gibt's überhaupt? Warum hast du mich aus dem Bett getrommelt?«

»Das Zivilschutzzentrum hat einen Brand an der Riva Brioni gemeldet. Zwei Einsatzfahrzeuge sind schon vor Ort.«

»Wo brennt es? In einem der Häuser? Doch nicht etwa im großen Hotel am Ufer?«

»Nein, nein. Anscheinend ist eines der Motorboote, die dort ankern, in Flammen aufgegangen.«

So ein mit Benzin betriebenes Gefährt konnte leicht explodieren und enormen Schaden anrichten.

Hoffentlich ging die Sache glimpflich aus.

Es dauerte nicht lange, und auch Raffaele war mit dem Wagen, in dem Mauro hätte sitzen sollen, an der Unglücksstelle eingetroffen.

Wäre da vorne nicht der rotgelbe Lichtkegel, der sich im Wasser des Hafens spiegelte, käme Raffaele alles völlig normal vor. Der Feuerschein erinnerte ihn sogar ein wenig an einen wunderschönen Sonnenaufgang. Die Farben ergossen sich so prächtig in die Lagune, dass er kurz innehalten musste.

»Steh nicht so herum. Mach schon«, herrschte ihn eine Kollegin an. »Da könnten noch einer oder auch mehrere in der Kajüte sein. Sobald wir grünes Licht haben, ins Innere vorzudringen, gehen wir rein. Viel Zeit bleibt uns nicht mehr, um eventuell eingeschlossene Personen da rauszuholen.«

Das kleine Boot brannte lichterloh. Die Wasserfontänen, die darauf niederprasselten, schienen im Moment nur wenig ausrichten zu können.

Erst da begriff Raffaele den Ernst der Lage. Hier ging es um Menschenleben.

Retten.

Nicht bergen.

Nur das nicht.

Polizei und Ambulanz näherten sich dem Unglücksort. Die Lichter auf den Autodächern rotierten, die Stimmen der aus den Fahrzeugen springenden Beamten übertönten das Klatschen der Wellen ans steinerne Ufer.

Raffaele stülpte seine Atemschutzmaske über und bildete mit seinen Kollegen die Rettungskette.

Trotz des jahrelangen Trainings lief ein Schauer über Raffaeles Haut. Er spürte, wie sich die Härchen unter seinem Schutzanzug aufstellten.

Ruhig bleiben, sagte er sich.

Der Rauch quoll aus allen Ritzen des Bootes, und Raffaele beschlich das untrügliche Gefühl einer sich anbahnenden Katastrophe.

Aus diesem Vehikel kam niemand mehr lebend heraus.

Der Qualm war es, der noch vor dem Feuer Todesopfer forderte, indem er die Eingeschlossenen ersticken ließ.

Warum war da überhaupt jemand im Boot? Um diese Jahreszeit war das höchst ungewöhnlich.

Die meisten Fremden waren längst abgereist, und die wenigen, die noch hier waren, hatten eigene oder privat gemietete Unterkünfte an Land.

Also wer zum Teufel hockte da noch in der Kajüte, unfähig, sie zu verlassen? Ein Betrunkener, der hier seinen Rausch ausschlief? Ein Pärchen, beim Liebesspiel vom Feuer überrascht? Jugendliche, die beim Kiffen weggedämmert waren?

Viel mehr Möglichkeiten gab es nicht.

Der Eingang zur Kajüte war gelöscht, und auch im Inneren schwelte es nur noch. Schmale Rauchsäulen stiegen vom durchnässten Holz empor. Raffaele machte sich bereit.

Doch es bestand wenig Hoffnung.

Falls da wirklich noch einer drin war und das Feuer nicht zu lange wüten konnte, hatten die giftigen Gase bereits das Ihre getan und der bedauernswerten Person den Atem für immer aus der Lunge gesogen. Schlimmstenfalls war sie bereits verbrannt.

Armer Teufel.

»Raffaele, los!«

Das war sein Weckruf. Der Kollege vor ihm war schon im Qualm verschwunden, jetzt war Raffaele an der Reihe. Seine Atemmaske beschlug, und er hangelte sich blind am Seil vorwärts.

Dann wurde seine Sicht klar.

Was er im Inneren des Bootes sah, übertraf seine schlimmsten Erwartungen.

Ein verkohlter Körper kauerte verbogen auf einer Liege, eine leere Flasche Grappa rollte klackernd über den Schiffsboden.

»Nichts mehr zu machen. Der da ist mausetot.«

Dem konnte Raffaele nur beipflichten. Die Sache war eindeutig: bergen und nicht retten.

Jedes Mal, wenn er einen Toten sah, zog Raffaeles Herz sich schmerzhaft zusammen.

Damals, als sein Vater gestorben war, hatte er ihm nicht helfen können. Vielleicht war daraus sein Impuls entstanden, jedes andere Leben retten zu wollen.

Immer wenn er jemanden bergen musste, der es nicht geschafft hatte, ergriff ihn dieselbe grauenvolle und herzzerreißende Wehmut. Es fühlte sich an, als hätte er persönlich versagt. Wie damals bei seinem Vater.

Die Morgenröte hatte sich längst schon über den Himmel ausgebreitet und der Rauch sich in die Lagune und die schmalen Gassen der Stadt verzogen. Die Luft war wieder klar. Ein neuer Tag kündigte sich an.

Vom Unglück erzählte nur noch das verkohlte Wrack am Ufer der Riva.

Nachdem der Einsatz beendet war und der Leichenwagen das Brandopfer abtransportiert hatte, war Raffaele in einer aufgekratzten Stimmung. Zwar spürte er eine schwere, alles umfassende Müdigkeit, konnte sie aber nicht zulassen.

Er war eingesprungen, damit Mauro wegkonnte. Doch da dessen Dienst inzwischen beendet war, musste er sich nach der Rückkehr zur Wache nicht länger zur Verfügung halten.

Sein nächster regulärer Dienst begann erst morgen.

Geschlaucht von dieser Nacht, wanderte er durch Grado.

Nach den meisten Einsätzen gelang es ihm, die Eindrücke des Erlebten ohne große Anstrengung abzustreifen.

Heute war das nicht so.

Ein Mensch war ums Leben gekommen.

Inzwischen hatten die Bars aufgesperrt, und der Duft von frisch gebackenen Brioches wehte zu ihm herüber.

Aprikosenmarmelade?

Crema alla Vaniglia?

Beides mochte er. Die Frage, welchem Geschmack er den Vorzug gab, hatte er sich bisher nie gestellt.

Aber das war bei vielen Dingen in seinem Leben so.

Nur bei Aurora nicht.

Hatte er Glück, schob sie heute Frühdienst.

Und genauso war es. Raffaele frohlockte innerlich. Sein Herz klopfte stürmisch.

Aurora stand mit dem Rücken zu ihm und fischte die knackigen Croissants aus dem Backrohr. Sorgsam arrangierte sie das Gebäck auf einem Teller und stellte ihn in die Vitrine.

Als sie Raffaele bemerkte, verzog sie ihr Gesicht und hielt sich die Nase zu. »Raffi, du verpestest mir das Lokal.«

Wenn sie ihn mit dem Kosenamen aus seiner Teenagerzeit ansprach, war er glücklich. Seine Botenstoffe im Hirn explodierten. Egal, was sie sagte, er konnte nicht anders, als dumm zu lächeln.

»Ich weiß. Der Rauch dringt in sämtliche Poren, und rußig bin ich wohl auch.« Er wischte über seinen Nasenrücken und putzte den schwarz gefärbten Finger an einer Serviette ab. »So ist nun mal mein Job. Manches bleibt haften.«

»Du siehst wie ein Schornsteinfeger aus. Habt ihr keine Duschen auf eurer Dienststelle?« Sie grinste ihn an. »Weit entfernt von einem schmucken Feuerwehrmann.«

»Aurora.« Er seufzte und ging nicht darauf ein. »Es war ein grauenvoller Einsatz. Wir hatten einen Toten.«

Aurora schlug die Hand vor ihren Mund. »Einer von uns? Jemand, den wir kennen?«

»Die Forensiker arbeiten noch daran, seine beziehungsweise ihre Identität zu ermitteln.«

»Das klingt übel. Wenn du etwas Genaueres weißt, sag es mir bitte.« Erschrocken riss sie ihre schönen Augen auf, und Raffaele bemerkte die kohlrabenschwarz verschmierte Wimperntusche darunter.

Hatte sie die Nacht durchgemacht?

Wenn ja, mit wem?

»Warst du nicht bei deiner Großmutter in Aquileia?«

»Jà. Ja, ich war dort. Oma hat ihr alljährliches Boretto-Fest veranstaltet, und das wollte ich nicht verpassen. Warum fragst du?«

»Nun, du siehst verkatert aus.«

»Blödsinn. Ich konnte nur nicht gleich einschlafen, hatte mich mit dem Eintopf vollgeschlagen und bin daher noch mal raus und einige Zeit in der Gegend herumgelaufen.«

»Dann hätten wir uns ja fast getroffen. Mir ging es ähnlich. Nur dass ich zu viel Bier intus hatte.«

»Stell dir vor, ich habe wirklich jemanden getroffen. Filippa. Sie rannte an mir vorbei, als würde sie mich nicht kennen, eine Zigarette im Mund. Ich wusste gar nicht, dass sie raucht. Ich rief nach ihr, aber sie drehte sich nicht einmal um. Sie wirkte völlig aufgelöst.«

»Filippa? Ach, du meinst den Rotschopf, der hier manchmal am Tresen sitzt. Gab es da nicht irgendeine Tragödie in der Familie?«

»Ja. Aber das ist schon lange her. Sie wurden von einem Investor übers Ohr gehauen und verloren ihr Hotel. Der Vater bekam keine Anstellung mehr, wurde krank, und die arme Filippa muss seither, um ihre Familie zu unterstützen, ausgerechnet für denjenigen arbeiten, der ihnen das angetan hat. Du hast damals nach deiner Ausbildung zum Feuerwehrmann noch nicht wieder in Grado gelebt, aber die ganze Stadt weiß davon. Michele Cargnelutti hat Filippas Vater in den Ruin getrieben und spielt sich nun als ihr Gönner auf, indem er ihr Arbeit gibt.« Sie sah ihn ungeduldig an. »Jetzt sag endlich, was ist passiert? Hat es in einem der alten Häuser gebrannt? Ich habe nichts davon mitbekommen, nicht mal eine Sirene war zu hören.«

In ihrer Frage lag etwas Dringliches, so als würde es sie persönlich betreffen.

»Nein. Es war keines der Häuser, sondern ein Boot.«

»Ein Boot? Um diese Jahreszeit? Von einem Einheimischen? Es sind doch kaum noch Touristen hier. Komische Sache.«

»Möglicherweise hat auch hier wieder jemand mutwillig nachgeholfen. Es deutet einiges darauf hin. Genau lässt sich das zum jetzigen Zeitpunkt allerdings noch nicht sagen.«

»Mord, Raffi, im Ernst? Das glaubst du?« Aurora strich ihre Haare hinter die Ohren.

»Das habe ich damit nicht sagen wollen, nur dass es wohl wieder Brandstiftung war. Alles andere wird sich zeigen. Die Kollegen von der Polizei ermitteln noch, wem das Boot gehört. Und jetzt wechseln wir bitte das Thema.« Er redete eindeutig zu viel und sollte jetzt besser den Mund halten. Ihr zu imponieren, konnte ihn Kopf und Kragen kosten.

»Möchtest du vielleicht noch eine Brioche? Und dazu einen Espresso?«

Raffaele schüttelte entschieden den Kopf. Das starke Getränk würde ihn nur noch mehr aufputschen. »Nein. Mir ist der Appetit vergangen. Das hat aber nichts mit deinem Frühstück zu tun. Mein Magen ist nur etwas angegriffen, wenn ich an die Leiche denke.«

Aurora sah ihn nachdenklich an. Ohne sich dessen bewusst zu sein, nahm sie eine Strähne ihres Haares und ringelte sie um ihren Zeigefinger. »Gut, dass es nicht der Ausflugsdampfer, die ›Nuova Cristina‹, war. Wenn das Schiff einfach so von jemandem abgefackelt worden wäre, als hätte es keine Bedeutung …«

»So war es nicht. Und außerdem, bei dem Dampfer wäre vermutlich keiner an Bord gewesen.«

»Stimmt. Aber es hätte mir persönlich wehgetan. Das Ausflugsschiff ankert seit meiner Geburt direkt vor unserer Bar. Meine Aussicht war nur diese: ein Schiff, das sich nie zu neuen Ufern aufgemacht hat. Deprimierend! Es nach all den Jahren zerstört zu wissen, wäre sogar noch viel deprimierender. Verstehst du, Raffi? Denn wenn nicht, ist unsere Zeit miteinander vergeudet.«

Aurora musterte ihn eingehend. Ihr Blick war stechend, die Augen, grün, fixierten seine und ließen nicht von ihm ab. Wieder spürte er das vertraute Kribbeln in seinem Bauch.

»Aurora, dein romantischer Blick auf den Dampfer ehrt dich. Aber die alte Kiste ist nicht abgebrannt. Und jetzt Schluss mit dem Gerede über Brände.«

»Hab dich nicht so. Nimm dir noch ein Croissant. Nach so einer Nacht brauchst du gewiss Stärkung.«

Sie reichte ihm das zuckrige Teil, und ihre Finger berührten sich.

Raffaele nahm das Gebäck samt ihrer Hand und hielt sie etwas länger als notwendig fest, bis Aurora sich ungestüm losmachte. Er konnte Röte in ihre Wangen kriechen sehen.

Das Gefühl, das sich unmittelbar bei ihm einstellte, war ein angenehmes.

13

Maddalena lehnte am Fenster, bis die Vögel zu singen begannen und der Himmel hell wurde.

Sie war früh zu Bett gegangen, mit weniger als drei Glas Wein intus, und hatte tief und traumlos durchgeschlafen.

In der Küche brühte sie eine Kanne Kaffee auf und toastete zwei Scheiben Weißbrot in der Pfanne, bis ihr richtig gute Röstaromen in die Nase stiegen. Dazu verspeiste sie ein weich gekochtes Ei.

Satt und voller Vorfreude stieg sie in ihre Jeans und zog einen Sweater über. In ihre Bikerstiefel schlüpfte sie vor der Haustür.

Nachdem sie die Garage geöffnet und zärtlich über den glänzend roten Lack ihrer Moto Guzzi gestrichen hatte, schob sie die blank polierte Maschine durch den Vorgarten auf die Landstraße.

Langsam fuhr sie am Dorf vorbei. Durch das geöffnete Visier atmete sie tief die frische Oktoberluft ein.

Nach einer ausgedehnten Runde durch den herbstlichen Karst überkam Maddalena ein seltenes Verlangen, dem sie auf der Stelle nachzugeben beschloss. Schon wendete sie und sauste den steilen Weg von Santa Croce hinab bis zur Strada Costiera Triestina. Dort stellte sie ihr Motorrad ab, verstaute den Helm im Klappfach und ließ den Wind ihre Locken durchwirbeln.

Vergnügt stieg sie die steinernen Stufen hinab und öffnete mit einem Schlüssel, der seit Jahren bei den anderen am Bund hing, eine kleine Pforte.

Die Tür schlug mit einem lauten Knall hinter ihr zu, und unzählige Möwen und anderes Vogelvieh flogen kreischend in die Höhe.

Es klang, als würde man sie rügen und wegen ihres Vorhabens beschimpfen wollen.

Maddalena lachte.

Es war das erste frohe, befreite Lachen seit dem schrecklichen Unglück.

Heiter kletterte sie über die scharfkantigen Steine, die das Land mit dem Meer verbanden, entledigte sich mit einem wohligen Aufseufzen ihrer Kleidung und streckte, inzwischen splitternackt, die Zehenspitzen ins Wasser.

»Verdammt, ist das frisch.« Sie kicherte. »Aber sollte mich das stören?« Kopfüber stürzte sie sich in die Fluten.

Das Wasser war eiskalt. Kurz drohte ihr der Atem wegzubleiben.

Schnell tauchte sie auf und drehte sich auf den Rücken. Sie konzentrierte sich darauf, ihre Lungen mit Luft zu füllen, und stieß das aus ihrem Blut abgegebene Kohlendioxid durch die Nasenlöcher wieder aus.

In ihren Ohren pulsierte heftig das Blut.

Am Himmel über ihr war das rosa Morgenrot einem zarten Herbstblau gewichen. Die Farben waren überwältigend schön.

Ein Gefühl tiefer Geborgenheit überkam sie.

Es hielt leider nur kurz an. Sie machte ein paar zögerliche Schwimmzüge und kehrte dann enttäuscht ans Ufer zurück.

Das bringt doch nichts, gestand sie sich weinerlich ein. Nun saß sie hier auf einem unbequemen Stück Felsen und bibberte vor Kälte.

Nein, so ging das nicht.

Entschlossen stand sie auf und ließ sich auf einem weniger scharfkantigen Stein nieder.

Trotz der Kälte genoss sie das Geräusch der gleichmäßig an die Böschung klatschenden Wellen.

Mehr wollte sie nicht, als in Ruhe über ihre Situation nachdenken zu können.

Kein Boot trieb auf dem Meer, nur weit draußen an der feinen Grenzlinie des Horizonts tuckerte gemächlich ein Tanker vorbei.

Auf einmal überkam Maddalena ein Gefühl von Normalität. Etwas, das sie lange nicht mehr gespürt hatte, obgleich ihr Handeln heute irrational war.

Erst als die Sonne zwischen den Wolken aufgetaucht war und das Meer türkisgrün glänzen ließ, erhob Maddalena sich und schlüpfte in ihre Kleidung.

»Bin ich auf dem Weg der Besserung?«, fragte sie eine der Möwen, die eben im Begriff war, einer anderen einen Fisch abzujagen.

»Woher soll ich das wissen?«, schien das zankende Federvieh ihr verächtlich entgegenzurufen, bevor es ohne eine Beute im Maul davonflog.

»Dummes Volk.« Maddalena schloss sorgsam das kleine Tor hinter sich ab und dankte innerlich einem ihrer Jugendfreunde, der ihr in einem Aufwallen stürmischer Verliebtheit vor Jahren diesen Schlüssel anvertraut hatte.

Zurück in ihrem Haus oben im Karst, wusste sie endlich, was zu tun war.

Da lag einiges an Arbeit vor ihr.

Sie band ein Tuch in ihre Haare und ging, mit Eimer, Hacke und anderen Arbeitsgeräten bewaffnet, vor die Tür. Einzelne Strähnen lösten sich und ringelten sich um ihr Gesicht. Ihre Wangen waren zart gerötet. Es bereitete ihr einen wahrhaft höllischen Spaß, endlich etwas Kreatives bewerkstelligen zu können.

Die Terrasse vor ihrem Elternhaus ging in ein kleines, ungepflegtes Gartenstück über. Weder ihre Mutter noch ihr Vater hatten großen Wert auf die Arbeit in der Natur gelegt. Die beiden hatten lieber gelesen, als sich schwitzend über Blumenbeete zu beugen.

Maddalena konnte es ihnen nicht verdenken.

Die Tontöpfe nahm sich Maddalena als Erstes vor. Sie versorgte die ausgetrocknete Erde mit Wasser und zupfte die welken Blätter vom immer noch blühenden Oleander ab. Sonst stand da nur eine Plastiktonne, in der ein Rosmarinstrauch wucherte. Er verströmte einen aromatischen Duft, der sich intensivierte, als sie die Nadeln zwischen ihren Händen zerrieb.

Der Geruch erinnerte sie an Rindfleisch mit Kartoffeln, feine Teilchen, köstlich im Ofen vor sich hin schmorend. An Speisen, die niemand anders als Franjo so vortrefflich auf den Tisch zu bringen vermochte.

Maddalena verspürte Hunger.

Appetit hatte sie seit dem Croissant mit Marmelade auf der

Terrasse der Bar nicht mehr gehabt. Sie vermutete, es hing damit zusammen, dass Franjo sie mit Delikatessen zu sehr verwöhnt hatte.

»Ach Franjo«, sagte sie leise und kniete nieder.

Wäre ihrem Liebsten diese Form entsagender Demut denn überhaupt recht?

Niemand konnte ihr darauf jemals eine Antwort geben.

Denn ihr Franjo war tot. Mausetot.

Dumm gelaufen, dachte sie und wischte die Bilder aus ihrer Erinnerung beiseite.

Sorgfältig rupfte sie das hochgeschossene Unkraut aus den Fugen zwischen den Terrakottafliesen. Die Rosenhecke am Zaun betrachtete sie einige Minuten und beschloss dann, sie genau so zu lassen, wie sie war. Sprießende Knospen im Frühjahr, wilde Blüten im Sommer, Hagebutten im Winter.

Die herbstlich hängenden Köpfe der lilafarbenen Rosen erinnerten sie an sich selbst.

»Auch wenn es mir besser geht, wird mein Kummer um Franjo immer ein Teil von mir sein«, erklärte sie den Rosen.

Die dunkle Wolke, die Maddalena umgab, war eine Nuance heller geworden. Es kam vor, dass sie stundenlang nicht an Franjo dachte.

Als es zum ersten Mal geschehen war, hatte sie sich für diese Achtlosigkeit gehasst. Inzwischen versuchte sie, den Wandel ihrer Gefühlswelt zu akzeptieren.

War es nicht ein wenig so, wie Stella Lippi ihr erklärt hatte? Es gab wohl doch verschiedene Phasen der Trauer, die sie nun durchquerte.

Maddalena mochte es nicht, von anderen bevormundet zu werden, aber in diesem Fall erkannte sie in der Belehrung etwas, wogegen sie sich bis heute beharrlich gesträubt hatte.

Ihr Leben ging weiter, genauso wie jeden Tag der Mond aufging, die Sonne vom Himmel auf die Erde strahlte und die Gezeiten das Meer bestimmten.

14

Fabrizio saß im Konferenzraum der Schule. In seinem Kopf schwirrten immer noch die Stimmen der Jugendlichen und ließen ihn nicht zur Ruhe kommen.

Es fiel ihm wahrlich nicht leicht, die Aufmerksamkeit der Pubertierenden auf die Vergangenheit zu lenken, und noch schwieriger gestaltete es sich, sie mit seinem Stoff für länger als zehn Minuten zu fesseln.

Meistens kicherten sie über eine unglückselig gewählte Formulierung, darin war er Meister, oder schossen Papierflieger durch die Luft.

Es war nicht nur einmal vorgekommen, dass er einen Radiergummi, der von einem Lineal geschleudert wurde, an die Stirn bekommen hatte.

Woran das lag?

Wie oft hatte er sich schon überlegt, was an ihm so eigenartig war, dass die Meute sich gerade auf seine Person derartig einschoss. Mal abgesehen von seinem unscheinbaren Äußeren konnte es nur der Inhalt seines Lehrstoffes sein. Ein Umstand, den Fabrizio noch weniger verstand. Für ihn waren weder die Griechen noch die Römer langweilige Gesellen.

Nun, es fiel ihm schwer, einen strengen Ton anzuschlagen. Möglicherweise lag es daran. Wahrscheinlich brauchten die Jugendlichen als Geschichtslehrer eine tonangebende Autorität. Leider konnte er ihnen die nicht liefern. Dazu war er viel zu intensiv mit dem Altertum beschäftigt. Nichts mochte er lieber als die von der Schule bewilligten Exkursionen. Stand er vor einer antiken Statue, gelang es ihm aus dem Stegreif, deren Geschichte zu erzählen.

»Römer-Softie«, nannten die Schüler ihn hinter seinem Rücken und meinten, er höre es nicht.

Der Spitzname gefiel ihm gar nicht mal so schlecht, erinnerte er ihn doch an ein mild-fruchtiges Sahneeis, das er mit Bibiana vor Jahren in der Hauptstadt gegessen hatte, Erdbeere mit Vanille. Damals in Rom.

Er seufzte und beschloss, seine Liebste demnächst mit einer Reise in die Ewige Stadt zu überraschen. Schon sah er ihre braunen Augen aufleuchten. Energiegeladen warf sie ihr dunkles Haar zurück, und ihren Körper, der sich dankbar und voller Freude an seinen schmiegte, konnte er ebenfalls spüren.

Bibiana war seine große Liebe, seine Seelenverwandte. Für ihn gab es keine bessere Gefährtin als sie.

Sein Blick schweifte unkonzentriert durch den Konferenzraum und heftete sich gedankenverloren an eines der drei großen Gemälde, die die Wände zierten. Das Bild eines Wracks, im Gradeser Dialekt »Barco« genannt, das aus dem Wasser ragte, als wäre es ein Riesenfisch, der aus der Lagune sprang.

Die Stimme seiner Lieblingskollegin riss ihn aus seiner Betrachtung. »Denkst du darüber nach, einen Facchinetti zu erstehen?«, fragte sie spöttisch. Jeder hier wusste, wie teuer die Werke des mittlerweile weit über Grados Grenzen hinaus bekannten heimischen Malers waren. »Ständig sehe ich dich in letzter Zeit seine Bilder anstarren.«

Natürlich hätte Fabrizio gern einen echten Dino Facchinetti sein Eigen genannt, entsprach dessen Kunst doch wie seine eigene Arbeit dem Zusammenfügen von längst Vergangenem und dennoch Gegenwärtigem. Facchinettis Schiffsskelette sprachen vom Leiden, von der mühevollen Arbeit, den Gefahren, dem Überlebenskampf, aber auch von der Freude und dem Glück der Fischer auf dem Meer.

»Olivia«, erwiderte Fabrizio matt, »ich fühle mich heute wie eines dieser Gerippe dort, so als würde ich mich von oben her betrachten.«

»Du redest wie Toto.«

»Wie geht es meinem alten Freund?«

Toto, Olivias Bruder, litt an einer seltenen Krankheit, die im ICD, der »International Statistical Classification of Diseases«, als »Amniotisches-Band-Syndrom« beschrieben wurde. Er war sowohl emotional-kognitiv als auch körperlich beeinträchtigt.

»Du kannst dir nicht vorstellen, wie ihn diese beunruhigende Feuersache aufregt.« Olivia nahm einen Schluck von ihrem grünen Tee und stellte das Glas heftig zurück auf den Tisch. Die Flüssigkeit schwappte zu den Rändern hoch, und einen Moment lang befürchtete Fabrizio ein Erdbeben. Erschrocken sah er sich um, aber keines der Lehrbücher war aus den Regalen gefallen.

»Natürlich kann ich das. Der arme Kerl. Nicht nur für deinen Bruder ist dieser Feuerteufel eine Katastrophe. Läuft Toto denn immer noch so oft zur Polizei und bietet seine Mithilfe an?«

Olivia zog ihre hübsch gezeichneten Augenbrauen in die Höhe. »Fabrizio«, das Näseln in ihrer Stimme kannte er als Ausdruck höchster Anspannung, »Totos absolutes Vertrauen galt Maddalena Degrassi. Er leidet darunter, dass sie sich zurückgezogen hat. Wer könnte es der Commissaria verdenken, nach dem, was die arme Seele durchgemacht hat? Aber das versteht unser Toto eben einfach nicht.«

Darauf fand er keine Antwort.

Vielleicht war es auch keine Bitte um Rat, sondern eine Feststellung gewesen? Mit derlei Unterschieden tat er sich schwer.

»Er ist also kein Hilfspolizist mehr?«

»Das genau ist sein Dilemma.«

Die Kollegen der Degrassi waren vermutlich erleichtert, nicht ständig Totos mitunter quälende Fragen beantworten zu müssen. Fabrizio hütete sich jedoch, Olivia das zu sagen. Stattdessen nickte er und setzte eine mitfühlende Miene auf.

»Armer Kerl«, wiederholte er nach einer Weile.

»Da, schau«, forderte seine Kollegin ihn übergangslos auf und hielt ihm die Tageszeitung unter die Nase.

Die Seiten raschelten, als Olivia sie aufschlug, und das Papier roch wie früher in seiner Kindheit, nach Druckerpresse und irgendetwas Bitterem. Dieser Geruch war für Fabrizio der entscheidende Grund, den Printausgaben der Zeitungen weiterhin den Vorzug vor digitalen Alternativen zu geben.

»Feuersbrunst. Verkohlte Leiche«, las Olivia ihm laut vor.

Fabrizio erschauerte. »Wer ist es?«

»So wie ich es verstanden habe, handelt es sich bei dem Toten um einen österreichischen Urlauber. Einer der vielen, die hier ein Boot vor Anker liegen haben.«

»Schrecklich.« Sein Magen ballte sich zur Faust zusammen, und er musste an sich halten, die von Bibiana liebevoll zusammengestellte Pausenmahlzeit nicht in einem Schwall auf seine Unterlagen zu erbrechen.

Erinnerungen rumorten neben der Übelkeit in seinem Inneren.

Bilder, die ihm großen Kummer bereiteten. Die ihn sich fragen ließen, was zu tun war.

Die Gemälde an der Wand spiegelten seine eigene Zerrissenheit wider.

»Was ist los?« Olivia sah ihn scharf an.

»Nichts. Es regt mich einfach auf, dass jemand Feuer legt. Der Tote. Starb er durch den Brand?«

»Davon steht da nichts, aber ich nehme es an. Ein Polizist aus Österreich soll nach Grado kommen, um der Sache auf den Grund zu gehen, das habe ich irgendwo aufgeschnappt.«

Fabrizios Gedärm krümmte sich erneut zusammen. Er begann zu schwitzen und bekam auf einmal schwer Luft, der Konferenzraum kam ihm vor wie eine Gefängniszelle.

»Ich muss leider los«, sagte Olivia. »Die schreckliche zweite Klasse erwartet mich sicher schon sehnlichst.« Mit beeindruckender Achtlosigkeit wischte sie einen Krümel Brot, an dem etwas Mayonnaise hing, von ihrer Oberlippe.

So etwas, überlegte Fabrizio, muss nicht sein. Das ist nicht nur unhygienisch, sondern auch unhöflich mir gegenüber.

Als hätte er seine Gedanken laut ausgesprochen, schüttelte sie vehement den Kopf, stopfte den Rest ihrer Mahlzeit zurück in die Brotdose und schob sie in ihr Fach im Regal neben der Tür.

Wirklich schlau wurde Fabrizio aus Olivia nicht. Sie war ihm zwar weiterhin die Liebste aus dem Lehrerkollegium, aber manchmal keimte in ihm der Verdacht, dass sich bei ihr ständig alles nur um sie und ihren bedauernswerten Bruder Toto drehte.

Seit Jahren schon schien sie alle anderen Interessen aufgegeben zu haben.

Irgendwann einmal würde er mit ihr darüber reden.

Doch wie immer verschob Fabrizio derart Unbequemes auf einen späteren Zeitpunkt.

Das Läuten draußen auf dem Korridor kündigte die nächste Stunde an, und Fabrizio schrak zusammen.

Was blieb ihm anderes übrig, als sich am Riemen zu reißen und so zu tun, als wäre sein Leben nicht wild durcheinandergewürfelt worden?

Die nächsten beiden Unterrichtsstunden musste er irgendwie bewältigen. Er hatte seinen Dienst zu versehen und durfte niemandem zeigen, wie es ihm ging. Ließe er sich jetzt kurzfristig krankschreiben, wäre das auffällig, doch anstelle von Aufsehen benötigte er Ruhe, um dem schrecklichen Verdacht, der in ihm aufgekommen war, nachzugehen.

Vielleicht wusste er, wer für die Brandserie der letzten Wochen verantwortlich war. Hatte die Person nun auch noch zusätzlich einen Menschen auf dem Gewissen?

Aber was, wenn er falschlag? Er durfte doch keinen Unschuldigen bezichtigen.

Während die Schüler ihren Vergnügungen frönten, zermarterte Fabrizio sich angestrengt sein Hirn. Er war so abgelenkt, dass er den nassen Klumpen Papier, der direkt auf ihn zuflog, nicht einmal bemerkte. Erst das Kichern seiner Schüler machte ihn darauf aufmerksam, dass etwas nicht so war, wie es sein sollte.

Und da wurde ihm klar, was anstand.

15

Der Himmel über Grado war von einem wässrigen Hellblau, durchzogen von sich schnell bewegenden Wolkenfetzen. Die Luft roch wie frisch gewaschene, im Freien getrocknete Wäsche.

Es wehte eine kühle Brise.

Raffaele war auf dem Weg zur Arbeit. In der Ferne heulte eine Sirene, und einen Augenblick lang befürchtete er, es gäbe erneut einen Feueralarm. Dann sah er weiter vorne einen Rettungswagen in eine der Straßen einbiegen und entspannte sich.

Eigenartig, überlegte er, wie erleichtert ich mich fühle, wenn ein armer Tropf bloß krank und kein weiterer Brand ausgebrochen ist.

Eine verkehrte Welt.

Mit den Fingern strich er glättend über seine gerunzelte Stirn und drückte die angespannt hochgezogenen Schultern hinunter. Dann stellte er sich vor, wie einer ein Haarbüschel in seiner Kopfmitte hochzog, wodurch er sich automatisch streckte und aufrechter ging.

Diese Technik hatten sie bei einer internen Fortbildung gelernt. Sie sollte die Körperhaltung verbessern und dafür sorgen, dass ihre Verkrampfungen von ihnen abfielen.

Und sie half.

Heute hatte er gut geschlafen.

Dennoch befanden sich seit dem letzten Brand alle in einer Art permanentem Ausnahmezustand.

Die Lage war ernst, dagegen konnte keiner etwas sagen, und Urlaube wurden derzeit keine genehmigt, denn ihr Comandante brauchte seine Truppe vollzählig.

Raffaeles Dienst begann um acht Uhr am Morgen und endete um zwanzig Uhr. Aber nach dem Schichtwechsel und der Übergabe war nichts weiter zu tun, als die schöne Aurora in der Bar zu besuchen.

Und darauf freute er sich seit dem Aufwachen.

Er würde sie heute ganz offiziell um ein Date bitten.

Außer es geschah wieder etwas.

Dann würde alles durcheinandergebracht werden, kein Zeitplan hätte mehr Bestand, sie alle müssten Privates zurückstecken. Der Dienst ging vor.

Vielleicht sollte er mit seinem Ansinnen doch noch etwas warten.

Er stellte sich vor, sie wären endlich zu einem gemeinsamen Abendessen verabredet und er müsste sie wegen eines Einsatzes versetzen. Seine Aurora säße dann allein im Restaurant und würde ihm das sicher nicht so schnell verzeihen.

Dazu durfte es auf gar keinen Fall kommen.

Mit diesem Entschluss betrat er die Kommandozentrale. Im Hof parkten die Einsatzfahrzeuge, ordentlich nebeneinandergestellt und bereit für den nächsten Notfall. Auf der Straße zerrten Kinder an den Händen ihrer Eltern und zwangen sie stehen zu bleiben, um die blitzend roten Feuerwehrautos zu betrachten. Auf den ersten Blick sahen sie aus wie Spielzeugautos, und die Aufregung bei den Kleinen war groß. Wahrscheinlich ist dieser Umstand mit ein Grund für meine Berufswahl gewesen, sinnierte er. An das andere Motiv, das schwerwiegendere, dachte er nicht.

Lautes Stimmengewirr empfing ihn, als er das Gebäude betrat. Die matte Herbstsonne spiegelte sich im Glas der Eingangstür.

Raffaele kniff die Augen zusammen und wandte sich ab. Er war lichtempfindlich. Das bedeutete nichts Gutes. Schlimme Kopfschmerzen kündigten sich an. Sie stiegen vom Nacken auf und breiteten sich großflächig über seinen Schädel aus.

Sein erster Weg führte ihn in die kleine Küche. Er kramte zwei Tabletten aus seiner Arbeitstasche und spülte sie mit Leitungswasser aus der hohlen Hand hinunter.

Dann erst gesellte er sich zu den anderen.

Irgendein Remmidemmi fand statt. Im Mittelpunkt des Lärms befand sich Mauro, der frischgebackene Vater. Er trug ein albernes buntes Hütchen auf dem Kopf und johlte begeistert. In einer Hand hielt er sein Handy, das er wie eine Trophäe hochreckte, die andere umklammerte den grünen Flaschenhals einer

Sektflasche. Die Kollegen und Kolleginnen scharten sich um ihn und prosteten einander mit Pappbechern zu.

»Raffaele! Setz dich doch zu uns, statt Espresso gibt es heute Prosecco!«

Ungern nahm er den Becher mit der schäumenden Flüssigkeit entgegen, aber es wäre unhöflich gewesen, nicht auf das Neugeborene anzustoßen. Das zu verweigern, brachte Unglück, so jedenfalls die landläufige Meinung.

Raffaele war zwar keineswegs abergläubisch, im Gegensatz zu einigen der anderen Feuerwehrleute. Das Schicksal wollte er dennoch nicht leichtfertig herausfordern. Also zwang er einen Schluck von dem lauwarmen Gesöff seine Kehle hinunter und hoffte, dass sein Widerwille nicht allzu offensichtlich war.

»Cincin.« Er prostete Mauro zu und hob den Becher. »Salute! Auf ein langes, gesundes und erfülltes Leben für deinen Nachwuchs. Was ist es denn nun geworden? Ein Junge oder ein Mädchen?«

Mauro grinste überdreht. Er war blass und unrasiert. Unter seinen Augen lagen dunkle Ringe, als hätte er nicht geschlafen. Wahrscheinlich hatte er die Nacht im Kreißsaal bei seiner Frau verbracht.

»Ich danke euch für eure Unterstützung. Es hat sich gelohnt. Ein richtiger Wonneproppen ist mein Sohn«, brachte er lallend hervor. Stolz hielt er allen Anwesenden sein Handy hin und zeigte unzählige Fotos von seinem Baby.

Das Kind war ein schmächtiger, winziger Kerl mit faltigem Gesicht und kahlem Köpfchen. Hübsch war der Kleine nicht, aber für Raffaele sahen alle Neugeborenen gleich aus.

»Dir, Raffaele, danke ich ganz besonders. Du hast mir den Rücken gestärkt. Du warst für mich da, als ich Unterstützung brauchte. Ihr anderen natürlich auch.«

Johlend stießen alle miteinander an. Raffaele nahm sein Glas zur Seite, als die Flasche kam. In seinem Kopf pochte bereits der Schmerz.

»Schluss mit lustig!«

Schlagartig wurde es still.

Ihr Chef stand auf einmal zwischen ihnen, ohne dass jemand sein Kommen bemerkt hatte, und schien von der allgemeinen Feierlaune nicht sehr angetan zu sein. Comandante Marocco war ein fairer, wenn auch mitunter launischer Vorgesetzter.

Mauro bot ihm von dem Prosecco an, und Marocco nahm gnädig lächelnd den Pappbecher entgegen. Mit Todesverachtung schüttete er den »Sprudel«, wie er sagte, hinunter.

»Nun denn«, begann er, »ich hoffe, es geht Ihrer Frau gut und Sie, mein Bester, sind bei Ihrer Rückkehr in den Dienst wieder voll einsatzfähig und werden von Ihrer Arbeit durch nichts mehr abgelenkt. Wir brauchen helle Köpfe, nahtlose Zusammenarbeit und mehr als die übliche Einsatzbereitschaft. Wir brauchen Hingabe.«

Sie alle kannten diese Ansprache nur zu gut. Trotzdem klang die Motivationsrede aus dem Mund ihres Chefs wie ein Vorwurf, und nicht nur Raffaele senkte schuldbewusst den Kopf und fixierte seine Schuhspitzen. Er kam sich vor wie ein gescholtener Schüler.

Bewegung entstand, als Maroccos Sekretärin den Gemeinschaftsraum betrat.

»Er ist da.« Ihre Stimme war piepsig, hektische Röte überzog ihre spitzen Wangenknochen. Schüchtern trat sie einen Schritt beiseite.

Hinter ihr ragte eine mächtige Gestalt im Türrahmen auf, die resolut an ihr vorbeimarschierte. Es war Comandante Achille Scaramuzza, der Chef der Gradeser Polizei.

Alle wichen zur Seite. Auch ohne diesen Rückzug nahm der Comandante allein durch seine Gegenwart den gesamten Raum für sich ein.

Sie hatten schon so einiges von ihm gehört, und nicht alles war gut. Sein Ruf eilte Scaramuzza meilenweit voraus. Er schikanierte seine Mitarbeiter. Vor allem Commissaria Degrassi, mit deren Mutter er seit anderthalb Jahren verheiratet war, sollte es nicht leicht mit ihm haben. Das Temperament ging regelmäßig mit ihm durch, und seine cholerischen Anfälle waren in sämtlichen Behörden der Stadt bekannt.

»Achille«, begrüßte Marocco den Polizisten höflich, »wie gut, dass du Zeit erübrigen konntest.«

Scaramuzza rieb sich als Antwort die Hände und nickte gönnerhaft in die Runde, um gleich darauf mit Marocco im Gleichschritt den Raum zu verlassen. Ein Schwall aufdringlichen Aftershaves wehte hinter ihm her.

Maroccos Sekretärin verdrehte die Augen und bat gequält um einen Becher Schaumwein. »Wenn es denn etwas Gutes bedeutet ... aber davon sollten wir besser nicht ausgehen«, orakelte sie und stürzte den Prosecco wie Wasser hinunter. Dann überreichte sie Mauro, wie vorher mit den Kollegen abgesprochen, ein Geschenk.

Raffaele hatte seinen Anteil beigesteuert, sich aber danach nicht weiter dafür interessiert.

Mauro öffnete begeistert das Päckchen, das Geschenkpapier raschelte in seinen Händen. »So ein wunderschöner Silberlöffel«, frohlockte er, »sogar mit eingraviertem Monogramm.«

Raffaele verließ unbemerkt das Zimmer. Er war zusammen mit seinem Kollegen Ervinio an der Reihe, den Dienstplan für die nächsten vierzehn Tage zu erstellen. Es war ein unbeliebter Job, der aber erledigt werden musste, und diesmal waren eben sie beide dran.

Im Flur war es still.

Und angenehm dunkel.

Die Tabletten wirkten bereits. Diesmal hatte er sie rechtzeitig eingenommen. Er wollte gerade zu Ervinio gehen, als er laute Stimmen hörte.

Die Tür zu Maroccos Büro stand einen Fingerbreit offen. Im Licht des frühen Vormittags standen sich die beiden Männer gegenüber.

Raffaele, der stehen geblieben war, begann sich unbehaglich zu fühlen. Wie ein geheimer Beobachter, der er schließlich auch war.

Aber wenn es der Sache diente?

Was konnte daran dann schlecht sein?

Maroccos Sekretärin arbeitete seit mehr als einem Vierteljahrhundert mit diesem zusammen, und ihr Verhalten eben deutete auf eine heikle Situation hin. Selbstverständlich hatte es etwas zu bedeuten, dass Achille Scaramuzza hier in der Dienststelle der Vigili del fuoco auftauchte. Jedoch nicht unbedingt etwas Positives.

Raffaele stellte sich hinter einen Vorsprung, lauschte und beobachtete. So verschämt, wie er sich in den Schatten drückte, fühlte er sich wie ein schäbiger Privatdetektiv aus einem zweitklassigen Film.

»Achille.« Marocco packte den Kollegen am Oberarm. »Wie weit seid ihr?«

Scaramuzza machte sich ungehalten los. »Du weißt, wir arbeiten mit Hochdruck an diesem Fall. Auch uns bereitet er großes Unbehagen. Sei versichert, wir kriegen den Kerl.«

»Ich weiß«, beschwichtigte ihn Marocco. »Aber nachdem der letzte Brand ein Todesopfer gefordert hat, ist besondere Eile geboten. Ich möchte mit meiner Mannschaft nicht noch weitere Tote bergen müssen. Du weißt, ihr habt unsere volle Unterstützung, abgesehen von unseren Erkenntnissen über die Vorgehensweise bei den Brandlegungen können wir zur Suche nach dem Täter jedoch kaum etwas beisteuern. Wie es weitergeht, liegt nun bei euch.«

»Bei uns.« Scaramuzza wiederholte zwar nur, was Marocco sagte, aber in Raffaeles Ohren klang es wie eine Frage. Durch den Türspalt konnte er nicht mehr als Scaramuzzas Schulter erkennen, sah aber förmlich vor sich, wie der Comandante sich zu einem Pfau aufplusterte. Sein Gefieder schlug nur so in der Brise, die vom Meer her wehte.

»Na, bei wem denn sonst?«, entgegnete Marocco.

Raffaele war in dieser Situation stolz auf seinen Chef.

»Wie gesagt, wir sind an der Sache dran, und wir geben immer unser Bestes. Allerdings verfügen wir zurzeit über weniger Mitarbeiter, das macht die Sache schwierig.«

»Dann rüste auf, Scaramuzza. Rüste auf. Es wird dir nichts anderes übrig bleiben. Deine überaus kompetente Commissaria zum Beispiel, was ist mit ihr? Sie konnte viele, genauer gesagt alle eure letzten Fälle lösen, ich würde mal behaupten, sie ist eindeutig deine beste Ermittlerin.«

»Maddalena Degrassi? Nun«, Scaramuzza holte laut Luft, »das ist eine heikle Angelegenheit. Sie ist inzwischen meine Stieftochter«, er gab ein Schnauben von sich, »da ich ihre wunderschöne Mutter Sibilla geheiratet habe.«

»Das musst du nicht extra erwähnen«, warf Marocco barsch ein, ehe Scaramuzza sich näher über seine Privatangelegenheiten auslassen konnte. »Es ist uns allen hinlänglich bekannt. Und genauso wissen wir, was bei der Feier Schreckliches passiert ist. Auch wir waren im Großeinsatz bei deiner Hochzeit. Schon vergessen?«

»Dafür bedanke ich mich nochmals sehr. Wirklich. Das sind nicht bloß Worte. Alle, die damals in Strassoldo vor Ort waren, sind traumatisiert, ich eingeschlossen.« Scaramuzza hörte sich mitgenommen an, fast geknickt. »Meine Commissaria natürlich ganz besonders, sie musste daraufhin ihren Verlobten beerdigen. Ich weiß zu schätzen, dass ihr uns unterstützt habt. Aber selbstverständlich ist das jetzt eine andere, eine ganz neue Situation.«

»Ja. Wir haben eine verkohlte Leiche.«

»Und wir ermitteln in dieser Angelegenheit. Sie hat oberste Priorität. Ich stimme dir zu, dass Maddalena Degrassi sich der Sache annehmen muss, und rufe meine Löwin aus ihrer Trauer-Klausur zurück. Du hast mein Wort.«

»Daran tust du gut, alter Freund.«

»Sag, hast du dir überlegt, ob einer deiner Mitarbeiter hinter der Brandserie stecken könnte?«

Raffaele erschrak, und sein Herz begann stürmisch zu pochen.

»Jetzt hör aber auf. Das ist doch Unsinn. Für meine Männer lege ich meine Hand ins Feuer, diese Truppe ist über jeden Verdacht erhaben. Glaubst du, ich würde hier irgendwen dulden, auf den ich mich nicht voll und ganz verlassen kann? Die Jungs stellen ihr Können und ihre moralische Integrität bei jedem Einsatz aufs Neue unter Beweis. Von denen würde keiner auch nur daran denken, ein Menschenleben zu riskieren.«

»Beruhige dich. Das war ja keine Anschuldigung. Sei nicht so zimperlich.« Scaramuzza stieß die Tür auf. »Und jetzt genehmigen wir uns bei Stefano in der Bar einen Versöhnungstrunk.«

Beide traten in den Flur, und Raffaele machte sich hinter dem Vorsprung so schmal, wie er nur konnte.

»Das ist ein Angebot, das ich nicht ausschlagen kann«, erwiderte Marocco, der hinter Scaramuzza ging. Es sollte wohl aufgeräumt klingen, aber Raffaele kannte seinen Chef und konnte sich vorstellen, dass er dabei sein Gesicht verzog.

Gemeinsam verließen die beiden das Gebäude, und Raffaele atmete durch.

Sie hatten ihn nicht entdeckt.

Und es gab noch keine Hinweise.

Mit wummerndem Kopf, die Schmerzen waren zurückgekehrt, ging Raffaele zu seinem Kollegen. Gemeinsam tüftelten sie am Dienstplan.

Ervinio musterte ihn eine Weile. »Brütest du etwas aus, Raffaele? Du wirst doch nicht krank, so bleich, wie du aussiehst?«

»Nicht die Spur«, wehrte Raffaele ab. »Nur die üblichen Kopfschmerzen. Und dann gibt es da etwas, das mich nicht loslässt. Ich habe es zufällig aufgeschnappt.«

Warum Raffaele sich gerade diesem Kollegen, mit dem ihn nicht viel verband, anvertraute, konnte er nicht sagen.

»Wovon sprichst du?« Ervinio hatte den Stift niedergelegt und den Terminplaner beiseitegeschoben.

»Die Polizei verdächtigt uns.«

»Welches Verbrechen sollen wir denn begangen haben?« Ervinio lächelte amüsiert. »Etwa gar einen Mord?«

»Nicht weit gefehlt. So könnte es sein. Und lustig ist das Ganze keineswegs.«

»Ich verstehe nur Bahnhof. Jetzt erkläre mir, was du gehört haben willst.«

»Der Alte hat soeben Besuch vom anderen Alten gehabt, und ich konnte von ihrem Gespräch einen Teil mitbekommen. Scaramuzza, der Riesenbär, hat unser Eichhörnchen allen Ernstes gefragt, ob einer von uns für die Brände verantwortlich sein könnte.«

»Dann hoffe ich doch mal stark, dass Marocco ihm eins vor den fetten Latz geknallt hat«, empörte sich Ervinio. »Ich meine, der Polizeichef ist unsympathisch und dreist obendrein, alle wissen das. Aber dass er sich wirklich traut, unseren Comandante so etwas zu fragen? Unerhört!«

»Der Chef hat uns verteidigt. Das schon. Doch gesagt ist gesagt, und danach sind sie einvernehmlich zu Stefano in die Bar am Hafen gegangen, um sich einen ›Versöhnungstrunk‹ zu genehmigen.«

»Wundert mich nicht. Unser Marocco ist nun mal total harmoniebedürftig. Trotzdem hat er uns gegenüber dem Polizeichef verteidigt, darauf kommt es an.«

»Comandante Scaramuzza soll nach der Tragödie auf seiner Hochzeit mit seiner Frau auf der blutigen Wiese Walzer bis zum Morgengrauen getanzt haben.«

»Raffaele. Stopp. Das ist ein übles Gerücht. Der Bursche ist mies, das steht fest. Aber so kaltherzig ist er auch wieder nicht. Das Blut war zudem auf der Terrasse, und Scaramuzza ging mit auf Verbrecherjagd. Von Tanzen keine Spur.«

Raffaele wusste selbst nicht, warum er so zornig war und einen solchen Blödsinn von sich gab. »Entschuldige. Das war ziemlich daneben von mir.« Er grinste den Kollegen verlegen an.

»Schon gut, mach dir keinen Kopf. Geht uns allen manchmal so. Hoffen wir einfach, dass der Brandstifter wegen der Leiche im Boot einen Schock bekommen hat. Und spätestens jetzt damit aufhört, alles abzufackeln.«

»Außer es war kein Versehen.«

»Wie meinst du das?«

»Na ja. Vielleicht wollte er ja diese Person töten. Oder es war überhaupt nicht unser Pyromane, sondern jemand, der die Brandserie benutzt, um sich jemandes zu entledigen.«

»Ein Trittbrettfahrer?« Ervinio hob den Stift und nahm sich den Dienstplan wieder vor, zum Zeichen, dass sie mit ihrer Aufgabe noch nicht fertig waren. »Du liest entschieden zu viele Krimis.«

Die Zeit bis zum Dienstende zog sich unendlich lange hin. Es war nicht wirklich viel zu tun: ein wegen eines defekten Wasserhahns überfluteter Keller, ein Lastwagen, dessen Fracht auf die Straße gefallen war und sie für eine Stunde blockiert hatte. Zum Glück waren sie nicht zu irgendwelchen Unfällen gerufen worden oder hatten es mit Chemikalien zu tun bekommen, die in das Erdreich sickerten und so das Grundwasser verunreinigten, wenn es ihnen nicht gelang, sie rechtzeitig zu binden und zu entsorgen.

Die Feuerwehrstelle verfügte über drei Boote, da sie auch für die kleinen Inseln verantwortlich war, bis hin zur größten Insel Anfora. Insgeheim hatte Raffaele auf eine kleine Spritzfahrt durch die Lagune oder gar hinaus aufs Meer gehofft. Das brachte außer Arbeit auch beträchtliches Vergnügen, da waren sich alle Kollegen einig. Aber daraus war heute leider nichts geworden.

Als er aus dem Gebäude trat, blies ihm ein kühler Wind entgegen, der kleine Äste und Blattwerk vom Boden hochwirbelte. Der Himmel war übersät mit dunkeln Wolken, die nächtlichen Regen ankündigten.

In Gedanken ging Raffaele die Ereignisse seines Arbeitstages noch einmal durch und fand sich kurz darauf in Auroras Bar wieder.

Die Luft war stickig und Aurora nirgends zu sehen.

Schon wollte er enttäuscht abziehen, als sie mit einem Teller frischer Tartine aus der Küche trat. Der Geruch von Schinken und Käse auf den dick belegten Brötchen erfüllte das Lokal.

»Ach, du da«, begrüßte sie ihn. Ihr Haar trug sie, mit unzähligen Klammern befestigt, hoch oben auf dem Kopf. So drapiert ähnelte es dem schwarzen Turm im Schach.

»Matt«, antwortete Raffaele. »Schachmatt.«

Sie lächelte ihn fragend an.

»Wegen deiner Frisur.«

»Ist das ein Rätsel, das ich lösen muss?« Ein unüberhörbarer Hauch von Widerstand lag in ihrer Stimme.

»Keineswegs.« Geschickt nahm er die Kurve. »Ich weiß, dass

du arbeiten musst. Aber du erinnerst mich heute an ein Schachspiel. Genauer gesagt an den Turm.«

»Dann bin ich zumindest die zweitstärkste Figur auf dem Feld. Könnte schlimmer sein. Allerdings liegt es mir nicht, mich nur vertikal und horizontal bewegen zu dürfen.« Sie grinste ihn an.

Mit ihrem Allgemeinwissen prahlte seine Schöne üblicherweise nicht.

»Touché.«

Sorgsam stapelte sie die Tartine auf Servierteller und stellte sie in die Glasvitrine. »Möchtest du?« Sie reichte ihm ein Brötchen mit Schinken und Tomaten.

Dankbar nahm er es entgegen.

»Aurora«, begann er zögernd, »was ich dich fragen wollte, hättest du Lust, Ende der Woche mit mir einen Abend zu verbringen? Das Restaurant darfst du auswählen.«

»Findest du die Idee gut?« Sie klang abweisend.

»Ja«, antwortete er knapp und hatte das Gefühl, als öffnete sich der Boden unter ihm.

»Na ja, vielleicht ein anderes Mal«, entgegnete sie desinteressiert.

Sie machte eine abwehrende Geste, als er ihr die Münzen für das Brötchen auf den Tresen legen wollte. »Geht aufs Haus.«

Draußen war die Temperatur gesunken.

Aber vielleicht empfand nur Raffaele es so.

Niederlagen konnte er schwer verkraften, aber sie spornten auch seinen Ehrgeiz an. Er würde es ein anderes Mal erneut versuchen.

Der Hausflur zu Hause blieb dunkel, egal wie oft er auf den Lichtschalter tippte. Die Glühbirne musste wieder einmal durchgebrannt sein. Blind tastete er sich zu seinem Postkasten vor und schob den Schlüssel in den Schlitz. Werbesendungen quollen heraus, einige landeten auf dem Boden.

»Erledige ich morgen«, murmelte er.

Raffaele nahm den Stoß und stolperte in seine Wohnung.

In Erwartung weiterer Finsternis drückte er auf den Schalter.

Zu seiner Erleichterung erhellte das Deckenlicht das Wohnzimmer. Kalt und verlassen empfing es ihn.

Missmutig knallte er die Post auf den Tisch.

Ein Brief, der anders als die üblichen Reklamen aussah, rutschte aus dem Stapel. Neugierig schlitzte Raffaele den Umschlag mit dem Zeigefinger auf.

Feuer? Nicht schon wieder. Ich erinnere mich gut an dein letztes Schuljahr. Wenn du nicht willst, dass alle davon erfahren, wirst du tun, was ich dir mitteilen werde.

Würgend taumelte Raffaele in die Küche und übergab sich in die Spüle.

16

Fahles Sonnenlicht strömte durch das Küchenfenster.

Maddalena hatte sich einen deftigen Imbiss gegönnt. Müde von der ungewohnt anstrengenden Arbeit im Garten, der sie nun schon einige Tage nachging, saß sie zusammengesunken auf einem Stuhl. Sie betrachtete ihre schmutzigen Fingernägel und fischte eine Zigarette aus dem zerknautschten Päckchen. Der Geruch des verkohlten Streichholzes legte sich über die anderen Küchendüfte und verdrängte erfolgreich das Potpourri der Minestrone, der nach Knoblauch duftenden Salami und der geschälten und geschnittenen Zwiebel, die sie schließlich doch nicht verwendet hatte.

Trotzig nahm sie ein paar tiefe Züge und freute sich am Aufglimmen der Glut an der Spitze der Zigarette. Es tat gut, etwas zu tun, was andere ihr verbieten wollten.

Genau genommen war es Franjo gewesen, der es nicht mochte, wenn sie rauchte.

Nun war er nicht mehr hier, um ihr dieses geliebte Laster zu vermiesen, und was sie gerade noch als angenehm empfunden hatte, verwandelte sich in eine schal schmeckende Angewohnheit.

Fasziniert beobachtete sie die Aschensäule, die gefährlich lang wurde und jeden Moment abzufallen drohte, bevor sie sie auf einen Unterteller schnippte. Gräuliche Aschenflöckchen stoben auf, und wieder musste Maddalena an den toten Franjo denken.

Hätte er veranlasst, verbrannt zu werden, wo hätte sie die Reste ihres Liebsten verstreut? Wohl auf dem Meer unter Santa Croce.

»So also erwischt man eine Übeltäterin auf frischer Tat!«

Sie zuckte zusammen.

Die Körperfülle des Eindringlings verstellte den Türrahmen und war umgeben vom einfallenden Sonnenlicht, sodass Maddalena blinzeln musste, um ihn zu erkennen. Seine Stimme klang allerdings vertraut.

»Comandante.« Sie sprang vom Stuhl auf, der unter ihrer abrupten Bewegung wegkippte, und bemühte sich, nicht in den Brave-Mädchen-Modus zu geraten. »Mit Ihnen habe ich am allerwenigsten gerechnet.« Unbehagen stieg in ihr auf. Da kam etwas auf sie zu.

Bedächtig näherte er sich und wies auf einen der Stühle. »Darf ich?«

Sie nickte widerwillig. Er musterte sie eingehend, und Maddalena kam sich vor wie auf dem Prüfstand. Verärgert setzte sie sich ihm gegenüber.

»Was verschafft mir die Ehre?«

»Mädchen, lassen wir den Quatsch. Ich bin privat hier, wir können ganz leger miteinander reden. Daher bringe ich mein Anliegen gleich auf den Punkt: Wir brauchen deine Unterstützung.«

»Also geht es doch um Berufliches.« Sie hatte geahnt, dass es darauf hinauslaufen würde.

»Bringst du mir ein Glas Wasser? Der Weg hierherauf ist beschwerlich.«

Maddalena sah durch das Küchenfenster seinen Dienstwagen auf der Straße vor der Haustür stehen.

»Selbstverständlich. Ich hätte es direkt anbieten sollen.«

An die Spüle gelehnt, atmete sie tief durch und versuchte sich von dem Schock, ihn so unerwartet zu sehen, zu erholen. Sie ließ eiskaltes Wasser über ihre Unterarme fließen. Dann erst füllte sie das Glas für Scaramuzza.

Dankend nahm er es entgegen. Seine Wangen waren von tiefer Röte.

»Also, Comandante.« Maddalena zögerte und zog ihr Shirt zurecht, bevor sie weitersprach. »Jetzt bin ich doch etwas irritiert. War es nicht so vereinbart, dass ich mir eine Auszeit genehmigen darf und erst zurückkehre, wenn mir danach ist? Daran erinnere ich mich doch richtig, oder?«

Als er antwortete, fragte sie sich ernsthaft, wo sie wohl sonst noch überall falschlag.

»Hoppla«, sagte er salopp, »wir sind hier nicht in Disneyland und auch in keiner romantischen Komödie. Leider hat uns die bittere Realität eingeholt.«

»Das hat sie bereits auf der Hochzeitsfeier meiner Mutter«, brachte Maddalena gequetscht hervor und drängte wütend die aufsteigenden Tränen zurück. Die Blöße, vor ihm zu weinen, würde sie sich nicht geben.

»Sei nicht so übersensibel. Das ist nichts Persönliches, es geht um deinen Job.«

Der Comandante wollte sie allen Ernstes überreden zurückzukommen.

Sie funkelte ihn an.

Er funkelte zurück.

Eine Weile sagte keiner etwas. Die Stille lastete auf ihnen wie eine schwere Decke.

»Du fährst heute noch mit mir nach Grado. Das ist keine Therapie, was ich dir hier vorschlage, sondern ein klarer Befehl.« Er stand auf und, Maddalena traute ihren Augen nicht, salutierte.

Das Blut donnerte in ihren Ohren. Röte stieg in ihr Gesicht. In Gedanken überschlug sie die Argumente, rang nach den passenden Worten.

Schließlich sprang sie ebenfalls auf, und abermals kippte der Stuhl unter ihr weg.

»So war das wirklich nicht besprochen«, brachte sie störrisch hervor und ärgerte sich, weil ihr nichts Besseres einfiel.

»Die Dinge ändern sich nun mal, Mädchen. Wenn ich auf Großwildjagd bin, lasse ich mich auch nicht durch den Stich einer Wespe am entscheidenden Schuss auf ein Nashorn hindern.«

Was für ein unsäglich grauenvoller Vergleich. Maddalena hob den gekippten Stuhl vom Boden auf und rückte ihn an den Küchentisch.

»Comandante.«

Er machte einen Schritt auf sie zu und stand viel zu nahe bei ihr.

»Commissaria?«

Er schmunzelte, sie hingegen fand sein Gehabe alles andere als lustig.

»Was genau meinen Sie mit ›Befehl‹?«

»Eine Dienstanweisung, was sonst?«

»Heißt das …?«

»Genau. Blitzschnell durchschaut. So wie ich es von meiner besten Mitarbeiterin erwarte«, sagte Scaramuzza und lachte amüsiert.

»Wo ist meine Mutter? Wartet sie im Auto? Weiß sie Bescheid?« Maddalena ärgerte sich über sich selbst. Sie spürte, wie sie die Kontrolle verlor und sich immer mehr verhedderte.

»So viele Fragen auf einmal. Sibilla ist selbstverständlich in Grado geblieben. Ich wollte sie dieser unerquicklichen Situation nicht aussetzen. Deine Mutter wurde von mir aber natürlich informiert. Wir sind frisch vermählt, da haben wir doch keine Geheimnisse voreinander.«

Ein Gefühl, nah an Hass angesiedelt, wallte in Maddalena hoch.

»Comandante, ich bitte um eine klare Auskunft darüber, warum ich so dringend gebraucht werde.« Unwillig zog sie den Stuhl vom Tisch weg, nickte ihrem Chef zu, und beide setzten sich wieder.

»Du wirst es inzwischen vielleicht erfahren haben. Auf unserer schönen kleinen Insel tobt ein Verrückter und verwandelt alles in Schutt und Asche. Wir müssen ihn kriegen, bevor er Schlimmeres anrichtet.«

»Ein Toter ist doch schon schlimm genug.«

»Also bist du wie vermutet bereits bestens informiert.«

»Ich habe nach einem Anruf von Guido Lippi die Geschehnisse um die Brände in Grado verfolgt. Im Internet.«

Musste sie sich ihm gegenüber wirklich rechtfertigen? Ohrfeigen könnte sie sich für ihre dienstbeflissene Antwort.

Gelassen nahm Scaramuzza das Glas mit dem Wasser und trank es aus.

Dienstanweisung. Das klang folgenschwer. Er war schließlich ihr Vorgesetzter. Sie kam wohl nicht darum herum, einzulenken.

»Ich habe mir bislang keine Gedanken darüber gemacht, wo

ich wohnen werde. Ins Haus am Meer kann ich nicht zurück«, wandte sie ein.

Scaramuzza verzog sein Gesicht. Sie vermutete, er bemühte sich um einen Ausdruck des Mitgefühls. Jetzt streckte er auch noch seinen mächtigen Arm über den Tisch.

Maddalena zog ihre Hand zurück und legte sie auf ihren Oberschenkel.

»Bei uns gibt es immer einen Platz für dich.«

Maddalena erstarrte. Allein die Vorstellung, mit Scaramuzza in Boxershorts und ihrer Mutter im kecken Negligé am Frühstückstisch zu sitzen, rief einen Brechreiz in ihr hervor.

Sie erhob sich und zückte ihr Handy. »Bibiana, meine Freundin, ist Immobilienmaklerin. Ich rufe sie gleich an.«

Sie hatte Glück. Ende der Saison standen einige Apartments leer, und Bibiana sprühte geradezu vor Eifer. Zudem schien sie sich aufrichtig zu freuen, von Maddalena zu hören.

»Comandante, lassen Sie mir bitte bis morgen Zeit. Ich erscheine pünktlich zum Dienst.«

Scaramuzza lächelte zufrieden und erhob sich. »Lippi ist zu schwach. Er schafft das nicht allein.«

»In Krisensituationen kann man durchaus auf ihn zählen«, verteidigte sie ihren Mitarbeiter. »Und in den letzten anderthalb Jahren hat er mich doch anscheinend gut vertreten.«

»Er spielt in einer anderen Liga. Du musst mir nicht erklären, wem was zuzutrauen ist. Das einzuschätzen, dazu bin ich sehr gut allein in der Lage, Mädchen.«

Maddalena begehrte in diesem Moment nichts mehr, als dass der Comandante ihr Haus verließ. Wenn er weiter so mit ihr sprach, würde ihr schon bald der Geduldsfaden reißen. Sie würde ihn anbrüllen, ihm das Wasser ins Gesicht schütten, sie würde … Sie biss ihre Zähne so fest zusammen, dass sie knirschten.

Wie hielt ihre Mutter diesen dreisten Chauvinismus bloß aus?

»Wenn Sie mich jetzt bitte entschuldigen? Ich muss meinen Koffer packen.«

Sie wunderte sich, wie gelassen sie die Worte hervorbrachte.

17

Sie fühlte sich wie in Trance.

Und das seit dem Tod ihres Vaters.

Genau genommen seit der Beichte ihrer Mutter in jener traurigen Nacht.

»Filippa.« Renatas Stimme riss sie aus ihren düsteren Gedanken. »Ich habe dir ein paar Tage Auszeit angeboten, die du, unvernünftig, wie du eben bist, ausgeschlagen hast.«

»Danke«, murmelte sie. »Ich weiß dein Angebot zu schätzen, aber …«

Weiter kam sie nicht, denn Renata musterte sie streng. »Das bedeutet allerdings, wenn du schon hier bist, dann arbeite bitte auch. Erfülle deine Aufgaben und überlasse sie nicht den anderen. Wir haben alle genug am Hals. Sich zu drücken, gilt nicht.«

In Filippa staute sich die Wut. Als wenn sie sich je scheuen würde, hier die Drecksarbeit zu erledigen! Was bildete sich diese überhebliche Kuh eigentlich ein, so mit ihr zu verfahren?

»Natürlich«, entgegnete sie kraftlos und unterdrückte ihre Emotionen.

In der Hotelhalle roch es nach verblühten Blumen, ranziger Butter und einem zitronigen Raumspray, das nichts zu übertünchen vermochte.

Filippa stieg die Galle hoch.

Seit Tagen schon hatte der Appetit sie verlassen, und nur weil ihre Mutter darauf achtete und sie zwang, würgte sie morgens einen Toast und etwas Obst hinunter.

»Michele erzählte mir gestern, er wolle zum Begräbnis deines Vaters kommen. Er meinte, er sei es ihm schuldig.«

»Boah«, stieß Filippa hervor, »davon würde ich ihm dringend abraten.«

»Warum so ruppig? Ist doch eine freundliche Geste. Dein Vater war ein bekannter Mann in Grado. Da dürft ihr schon mit einigen Trauergästen rechnen.«

Wenn man sich die nur aussuchen könnte, dachte Filippa, hielt aber wohlweislich den Mund.

»Du solltest mehr Verständnis für den Chef aufbringen. Er ist ziemlich geschockt.«

Filippa konnte nicht mehr nachhaken, warum Michele geschockt war, zwei Polizisten betraten die Halle. Erschrocken hielt sie die Luft an, um sie gleich darauf mit einem Schnauben auszustoßen.

»Ist Signor Cargnelutti zu sprechen?«, fragte die Frau, eine stämmige Person mit freundlichem Lächeln. Ihr Begleiter, ein Mann, dem die Nase geradezu aus dem Gesicht sprang, stand einen Schritt hinter ihr. Er beugte sich über ihre Schulter zu Renata und Filippa vor.

»Wir möchten mit dem Besitzer reden«, verkündete er, als hätten sie die Worte der Polizistin nicht verstanden.

Filippa beruhigte sich wieder. Worüber regte sie sich auf? Michele saß anscheinend in der Klemme, nicht sie.

Aber das war schon immer so gewesen. Kaum näherte sich ein Polizeiwagen, fühlte sie sich schuldig.

Wesentlich entspannter als gerade eben noch, verkniff sie sich ein Lächeln. Man hätte es falsch verstehen und annehmen können, sie wolle sich über die Hüter der Ordnung lustig machen. Und so etwas kam sicher nicht gut an.

»Wo ist unser Chef?«, überlegte Renata laut und sah Filippa dabei so auffordernd an, als erwartete sie ausgerechnet von ihr die Antwort, wo der Kerl steckte.

»Weiß ich doch nicht«, murrte Filippa und nahm sich vor, ihre Kollegin später darauf anzusprechen.

»Gut. Ich ruf ihn gleich an«, erklärte Renata in beschwichtigendem Tonfall. »In der Zwischenzeit, Filippa, bringst du Kaffee.«

Höflich nickend verließ Filippa die Rezeption, nicht ohne neugierig den Stimmen zu lauschen, die leiser werdend zu ihr in den Frühstücksraum drangen.

Hatte das Ungeheuer etwas verbrochen?

Es geschähe dem angeblichen Saubermann nur recht, wenn

man ihn dabei erwischte. Sein Hochmut bekäme einen ordentlichen Dämpfer versetzt. Und all die für ihn so wichtigen Leute auf dem Golfplatz würden hinter vorgehaltener Hand über ihn tuscheln.

Vielleicht hatte er in betrunkenem Zustand Fahrerflucht begangen?

»Motorboot«, hörte sie den Polizisten beim Hereinkommen sagen, und die Tassen auf dem Silbertablett begannen augenblicklich zu klirren. Vorsichtig setzte sie sie ab und sah gespannt zu Renata.

»Hatte der Chef einen Bootsunfall?«

»Nein, zum Glück nicht. Aber in der kleinen Marina, in der sein Boot vor Anker liegt, ist in unmittelbarer Nähe ein anderes in Flammen aufgegangen. Dabei ist jemand zu Tode gekommen. Ein älterer Herr aus Österreich, der Bootsbesitzer, wie sich inzwischen herausgestellt hat.« Renatas Redefluss war nicht zu stoppen, obwohl der Polizist mit dem Vogelkopf sie mittels unbeholfener Gesten am Weiterreden zu hindern versuchte.

»Uff.« Filippa griff sich an die Stirn. Ein Toter? Das hörte sich nicht gut an. Ein Schauer rann über ihren Rücken.

Schüchtern wandte sie sich an die Polizistin. »Der Tote … ich meine, das Brandopfer, ist … äh … war er einer unserer Gäste?«

»Das versuchen wir gerade herauszufinden.«

Schwungvoll flog in diesem Moment die Tür auf, und Michele kam hereingestürmt. Gut gelaunt betrachtete er die beiden Uniformierten. »Wenn man vom Chef spricht, erreicht mich der Ruf, egal, wo ich mich befinde.«

»Signor Cargnelutti«, die Polizistin wandte sich direkt an ihn, »wir müssen Ihnen ein paar Fragen stellen.«

»Dann folgen Sie mir bitte ins Büro.«

»Das wird nicht notwendig sein.«

Michele sah sie verdutzt an. Man wollte ihn, den Padrone, nicht in seinem Hoheitsbereich befragen, sondern hier, vor dem niederen Volk?

Das war ihm wohl noch nie passiert.

Er richtete sich kerzengerade auf, wie um sich selbst seines

Status zu versichern, und Filippa genoss hämisch die Situation. Nicht er, sondern die Polizistin führte das Wort, ein Umstand, der ihm ganz und gar nicht gefiel.

»Sagen Sie, Herr Anton Müller, ist er einer Ihrer Gäste?«

»Warum ist das von Bedeutung? Hat er etwas verbrochen? Prinzipiell beherberge ich hier keine Kriminellen.«

Michele war so selbstgefällig, dass es wehtat. Was wusste er schon? Konnte er denn mit Sicherheit sagen, dass keiner seiner Angestellten oder Gäste jemals mit dem Gesetz in Konflikt geraten war?

Die Beamten tauschten Blicke.

Wieder war es die Frau, die sprach. »Es handelt sich bei Herrn Müller um einen Touristen aus Österreich, der in seinem Boot verbrannt ist. Uns stellt sich nun die Frage, ob er für die Dauer seines geplanten Aufenthalts in einem Hotel oder Ferienapartment untergekommen war. Beziehungsweise in welchem. Dem gehen wir gerade nach.«

Ob dieser schrecklichen Todesursache ungerührt, strich Michele mit wichtiger Geste sein glänzend gegeltes Haar zurück. »Renata«, sagte er ein wenig ungehalten, »hätten Sie das nicht vorab klären können? Dafür brauchen Sie mich doch nicht. Es ist Aufgabe meiner Rezeptionschefin, Ihnen diese Information zu geben.«

Filippas Vorgesetzte errötete und verschwand hinter dem Computer. Ihre Fingernägel klackerten über die Tasten. »Tut mir leid. Ich kann keinen Gast mit diesem Namen finden.«

Warum tut es Renata leid, sinnierte Filippa. Wäre es denn besser gewesen, wenn die verkohlte Leiche im Hotel ein Zimmer gehabt hätte? Wenn dieser bedauernswerte Herr Müller frisch, fröhlich und völlig ahnungslos von den kommenden Ereignissen, die auf ihn zukamen, gefrühstückt, Ausflüge unternommen, mit den Stubenmädchen geschäkert hätte?

Schluss damit, die Phantasie ging mal wieder in unangemessener Weise mit ihr durch. Manchmal fühlte sie sich außerhalb jeglicher Logik und konnte nicht anders, als eigene Geschichten zu entwickeln. Es beruhigte sie, die Welt neu zusammenzubauen.

Verwirrt holte sie ihren Zopf über die Schulter nach vorn und zog ihn straff in die Länge. Das hatte sie schon sehr lange nicht mehr gemacht. Als sie sich dieser Unart bewusst wurde, ließ sie den Zopf los, als wäre er ein heißes Eisen, und biss gequält auf ihre Unterlippe. Verlegen wischte sie die Hände an ihrem Rock ab.

Die ganze seltsame Situation setzte ihr zu. Als hätten der Tod ihres Vaters und Mamas schreckliches Geständnis nicht schon gereicht. Musste sie denn immerzu von grauenhaften Ereignissen verfolgt werden?

Die Polizistin bedankte sich bei Renata für die Auskunft. »Es wird leider immer wahrscheinlicher, dass Herr Müller auf seinem Boot gewohnt hat und etwaige Hinweise auf den Täter, so es sie gegeben hat, mit ihm verbrannt sind. Vielleicht weiß Chefinspektor Simon Rosner mehr, er wird demnächst aus Österreich anreisen, um in dieser Sache zu ermitteln und einige Gespräche zu führen.«

»Mit mir?«, entfuhr es Filippa.

Renata und Michele sahen sie verblüfft an, und auch die Polizistin warf ihr einen prüfenden Blick zu, der Filippa durch und durch ging.

»Nein. Mit unseren Vorgesetzten und den Forensikern«, klärte der Polizist mit der hervorspringenden Nase das Missverständnis auf. »Inspektor Rosner reist extra aus Kärnten an. Er unterstützt uns bei den Ermittlungen, das ist in so einem Fall üblich.«

»Ach so«, stammelte Filippa und hob das Tablett mit den leer getrunkenen Tassen vom Tisch.

Später konnte sie nicht sagen, ob sie über ihre eigenen Füße oder die umgeschlagene Kante des Teppichs gestolpert war. Jedenfalls lag sie im nächsten Moment auf dem Boden, inmitten eines Haufens weißer Scherben.

Zum Glück hatte sie sich nichts getan, aber die bedauernden Blicke der Umstehenden waren schmerzhaft genug.

18

Maddalena nahm den Helm von ihrem Kopf und verstaute ihn unter dem Sattel ihrer Moto Guzzi. Zerstreut löste sie die feuchten Locken, die darunter klebten, von ihrer Stirn.

Da war sie also wieder.

Zurück in Grado.

Das letzte Mal hatte sie die Insel verlassen, um die Hochzeit ihrer Mutter mit Scaramuzza im Wasserschloss von Strassoldo zu feiern.

Danach war sie aus dem Krankenhaus in Monfalcone direkt nach Santa Croce geflüchtet.

Sie hielt ihre Nase in den kühlen Wind und wurde überwältigt vom typischen Geruch ihrer kleinen Stadt. Die wechselnden Jahreszeiten brachten zwar eine unterschiedliche Mischung an Düften mit sich. Aber Salz, feuchter Sand, Seetang, Muscheln, Fisch, Algen, Pizza, Pinien, Zypressen, Zitronen, Erdbeereis, frisch gebackene Brioches, Sonnencreme, gerösteter Kaffee, Jod, Schwefel und eine belebende Brise waren immer dabei. Die Kompositionen setzten sich stets neu und aufregend zusammen.

Eigenartig, dachte Maddalena, wie nahe aneinander Frische und Fäulnis doch sind.

Jetzt stachen gebratene Calamari hervor und vermengten sich mit in Olivenöl eingelegten Sardellen, Lavendel, Rosmarin und Basilikum zu einem vollmundigen Bouquet. Kein Wunder, stand sie doch an der Riva Dandolo vor einer der besten Osterien der Stadt. Die Küche bezog ihr Meeresgetier von der »Cooperativa dei Pescatori«, bei der die Fischer ihren Fang früh am Morgen pünktlich und frisch ablieferten.

Maddalena schüttelte den Kopf. Kaum kam ihr eine Kochmütze in den Sinn, schlang Franjo schon seinen Arm um sie. Er roch holzig, gleichzeitig nach Limetten, aber der Geruch von Küchenkräutern überwog. Immer hatte sie sich über seinen

Dreitagebart aufgeregt, der ihre Gesichtshaut zerkratze, jetzt aber sehnte sie sich nach diesem prickelnden kleinen Schmerz.

Mit aller Kraft unterdrückte sie die aufsteigenden Bilder und wischte eine Träne aus ihrem Augenwinkel.

»Maddalena.« Sie wurde unsanft aus ihren Gedanken gerissen und wäre um ein Haar in den Kanal gestolpert.

»Bibiana.« Sie drehte sich zu ihrer Freundin um. »Was hast du mich erschreckt!«

Sie umarmten einander fest und standen eine Weile schweigend da.

»Los jetzt.« Bibiana machte sich frei. »Ich habe das Passende für dich gefunden.«

»Wie gut, eine kompetente Immobilienmaklerin zur Freundin zu haben«, antwortete Maddalena und spürte Unternehmungslust und eine nicht unbeträchtliche Vorfreude. »Ich muss gleich zu einer Besprechung mit Scaramuzza, da ist es mir nur recht, wenn du dich bereits für mich entschieden hast.« Sie blinzelte Bibiana zu.

Die grinste selbstbewusst zurück. »Ich habe ein sicheres Händchen.«

Seit Bibiana ein Kind hatte, war sie nicht mehr ständig wie aus dem Eil gepellt, sondern kam schon mal ungezwungen in Jeans und T-Shirt. Heute hingegen trug sie eine ihrer üblichen weißen Blusen zu einer schwarzen Hose mit Blazer. Diese Arbeitskluft verhieß, sie stand kurz vor einem Vertragsabschluss mit ihr.

Neugierig betrat Maddalena hinter ihrer Freundin, durch ein dunkelgraues Metallgitter und über wenige Stufen steigend, eine schmale Terrasse.

»Schau«, erklärte Bibiana eifrig. »Hier befindest du dich immer noch in der Altstadt, bist aber trotzdem etwas abgeschieden vom Lärm und direkt am Ende des Kanals, der in unsere schöne Lagune mündet. Hinter dem Gebäude kannst du deine Maschine parken und erreichst zu Fuß oder mit dem Fahrrad in ein paar Minuten deine Dienststelle. Außerdem hat diese Wohnung als einzige den Vorteil eines eigenen Zugangs am Kanal. Alle anderen Bewohner müssen über ein Stiegenhaus zu ihren Wohnungen. Du kannst deine über diese kleine Terrasse erreichen. Abgesehen von der Trattoria, wo du sicher einen Spezialpreis bekommen wirst, sind viele der Apartments nur im Sommer besetzt, du bist also die meiste Zeit über allein hier. Und du befindest dich weder in unmittelbarer Nähe zu deiner Villa oder zu Scaramuzzas Penthouse-Kommandobrücke noch zu den Liebesnestern von Arturo Fanetti und Ginevra Missoni oder Piero Zoli, der mit seiner Liebsten auf der Isola della Schiusa wohnt.«

»Du bist aber bestens informiert«, staunte Maddalena.

»Tesoro, das ist mein Job. Und ich bin darin ebenso gut wie du in deinem.«

Bei jemand anderem hätte es anmaßend geklungen, aber Bibiana war zu Recht von sich überzeugt und frei von Allüren. Sie öffnete die Tür, und Maddalenas Blick wanderte durch den Wohnraum, der mit einer Kochnische verbunden war. Der Boden war bedeckt mit orientalischen Fliesen.

Bibiana, der Maddalenas Überraschung nicht entging, sagte fröhlich: »Der Eigentümer ist ein wenig kauzig, aber in einem durchaus positiven Sinn. Betrachte die Armaturen, die Arbeitsplatten aus Stein und die Wischfarben an der Wand des Wohnzimmers. Ist doch umwerfend, findest du nicht?«

Fand Maddalena nicht, denn sie stellte sich unmittelbar vor, wie ihr ein rohes Ei aus der Hand glitt und auf den wundervollen Kacheln zerplatzte. Doch abgesehen davon, gab sie Bibiana recht. Das Apartment hatte etwas Außergewöhnliches. Die blaue Sitzgruppe spiegelte die Farbe des Meeres, und sie war ausziehbar, das hieß, jemand könnte bei ihr übernachten.

Kaum zu Ende gedacht, biss sie sich in die Innenseite ihrer Wange. Sie hatte hier keine Freundinnen. Die einzige stand vor ihr und war schwer verheiratet. Na ja, dachte Maddalena, auch glückliche Paare streiten mitunter.

»Das Schlafzimmer ist mit dem Bad durch eine Glastür verbunden.«

»Weißt du was?« Maddalena nahm Bibianas Hand. »Gib mir einen Stift, und ich unterschreibe.«

»Willst du gar nicht wissen, wie viel der Spaß dich kosten wird?«

»Ist mir egal. Ich vertraue darauf, dass du mich schon nicht über den Tisch ziehen wirst.«

Zufrieden setzten sie sich auf die Couch und gingen den Vertrag Seite für Seite durch.

Maddalena überflog alles und setzte ihre Unterschrift darunter. Bibianas Augen leuchteten, dann legte sich ein Schatten über ihr Gesicht.

»Kommt jetzt ein böser Nachsatz, etwa völlig überhöhte Betriebskosten?«

»Nein. Nein, nichts dergleichen«, wehrte Bibiana ab. »Es geht um Fabrizio. Ich weiß, du bist in Eile, aber können wir, wenn du etwas Zeit findest, in Ruhe über ihn sprechen?«

Maddalena runzelte die Stirn. Eben noch hatte sie sich ein sorgenloses Familienleben der beiden ausgemalt. »Habt ihr Probleme? Er ist doch nicht etwa schwer krank oder …«

»Das ist es nicht. Zum Glück. Aber er ist verändert. Das Feuer, ich meine, die Brandlegungen hier in der Stadt belasten ihn. Das hat er mir gesagt. Die setzen uns aber allen zu. Das allein kann es also nicht sein. Fabrizio kann kaum eine Nacht durchschlafen, er blättert nicht mehr unermüdlich in seinen Wälzern, schaut sich keine Dokus über Ausgrabungen im Fernsehen an und ist einfach schrecklich nervös wie nach einer Überdosis Koffein. Sogar Simone findet, dass ihr Papa nicht mehr ruhig sitzen kann. Einmal habe ich ihn beim Beten erwischt. Maddalena, beim Beten, obwohl wir beide nicht gläubig sind. Es kommt mir vor, als würde er sich schuldig fühlen.«

»Beten? Manchmal ist das ein abergläubischer Reflex. Es schadet sicher nicht. Aber ob es ihm hilft?« Maddalena lächelte wehmütig und dachte an ihre vergeblichen Hilferufe Franjo betreffend. »Hat er vielleicht einen Schüler vermöbelt? Traue ich Fabrizio eigentlich nicht zu. Trotzdem, wir treffen uns morgen Abend und reden darüber, okay? Versuche in der Zwischenzeit, etwas mehr aus ihm herauszubringen.«

»Danke!«

Maddalena sah ihrer Freundin noch leicht verwundert nach, wie sie zu ihrem nächsten Termin hastete.

Mit einem von Bibiana geborgten Fahrrad fuhr sie die lang gestreckte Fußgängerzone an der Viale Dante Alighieri entlang und durch den Parco delle Rose. Diese Strecke war früher Teil ihres täglichen Morgenrituals gewesen.

Waldluft umhüllte sie und erinnerte sie an Ausflüge mit ihren Eltern in die österreichischen Alpen.

Vor dem Denkmal des Dichters Biagio Marin, der mit für den Bau und die Gestaltung dieses Parks verantwortlich war, hielt sie erschöpft an. Sie war aus der Übung gekommen, nachdem sie das ganze Jahr über nur mit dem Motorrad unterwegs gewesen war.

Vom Meer her wehte ein kühler Wind, der unumstritten eine scharfe Bora ankündigte.

Maddalena wandte sich vom kahlen Porträt ab, das sie an eine vorwurfsvoll blickende Totenmaske erinnerte, und fuhr mit einem dicken Kloß in der Kehle weiter. Sie zog die Kapuze ihres Hoodies über ihre Locken und trat fester in die Pedale.

Was gäbe sie dafür, jetzt nicht den Alten sehen zu müssen und ihre Kollegen. Sie hasste die wohlgemeinten Mitleidsbekundungen und die schüchternen Blicke, die man ihr zuwarf. Obwohl sie sich in einer ähnlichen Situation vielleicht nicht anders verhalten würde.

Bibiana, und das schätzte sie sehr, war heute bemüht gewesen, sich nicht als Seelentrösterin zu beweisen. Im Gegenteil, sie schien selbst ein Problem zu haben und hatte sich ihr anvertraut. Das war zur Abwechslung gar nicht so unangenehm, zu sehen, dass auch das Leben der anderen nicht immer glattlief. Obgleich Maddalena keinem ihrer Freunde Kummer oder Leid wünschte. So weit war es noch nicht mit ihr.

Im Kommissariat angelangt, konnte sie sich vorstellen, was sie erwartete.

Doch es kam anders.

Rita Beltrame empfing sie mit einem breiten, liebevollen Grinsen. »Commissaria«, sagte sie ohne großes Aufheben, »der Inspektor aus Österreich, Signor Rosner, ist da.«

Rosner?

Den kannte sie doch von ihrem ersten Fall.

Gut, dachte Maddalena, das ist mal eine angenehm sachliche Information. Sie hatte einen Augenblick lang befürchtet, Beltrame beabsichtige, sie an sich zu ziehen.

Es war logisch und auch üblich, dass die österreichische oder die deutsche Polizei anreiste, wenn einer ihrer Staatsbürger in Italien unter bedenklichen Umständen verstorben war. Erwähnt hatte Scaramuzza das Treffen allerdings nicht.

»Ist er im Büro von Comandante Scaramuzza?«

Rita Beltrame verkniff sich ein Grinsen. »Wo wohl sonst, Chefin?«

Gemeinsam stiegen sie, vorbei an den neugierigen Blicken der Kollegen, die Treppe hinauf zum Zimmer des Comandante.

Beltrame klopfte zögerlich, Maddalena hingegen pochte kräftig an die Tür.

»Herein«, erklang es jovial, und Scaramuzza öffnete die Tür zu seinem Büro.

Als Beltrame hinter Maddalena eintreten wollte, hielt er sie mit einem schroffen Wink davon ab.

»Meine Commissaria ist zurück.« Er lächelte und breitete seine stämmigen Arme weit aus.

Soll ich mich an seine Brust werfen? Erwartet der Alte das wirklich von mir?

Beltrame trat verschüchtert den Rückzug an, Maddalena dagegen preschte vor. »Comandante«, sagte sie förmlich. Bewusst übersah sie sein Lächeln und die geöffneten Arme. Dann erst bemerkte sie die Gestalt, die leicht vornübergebeugt auf der Fensterbank saß und im Gegenlicht wie Auguste Rodins »Denker« wirkte.

Hatte Scaramuzza sich nun neben seinen Großwildtrophäen auch noch Plastiken angeschafft?

Doch die Figur wurde lebendig, erhob sich von der Fensterbank und kam mit ausgestrecktem Arm auf sie zu. »Simon Rosner.«

Abgesehen davon, dass sie von Rita Beltrame über seine Anwesenheit informiert worden war, erkannte sie ihn auch sofort wieder.

»Ich weiß«, antwortete sie brüsk, »wir sind einander schon einmal begegnet. Bei meinem ersten Fall hier in Grado. Damals war ein kleines Mädchen verschwunden.«

Der Mann musste sich ihr nicht vorstellen, und sie ließ sich bestimmt nicht für blöd verkaufen. Dieser Angeber hatte sie oder den Fall mit Sicherheit auch nicht vergessen.

Rosner verzog seinen Mund in einer Weise, die Maddalena an eine Verkrampfung denken ließ. Dicke Bartstoppeln übersäten sein Gesicht.

Hatte sich der Österreicher vor seiner Italienreise nicht rasiert?

Graue Augen, umschattet von dunklen Ringen, starrten sie abschätzig an.

»Sind wir das?«, fragte er gedehnt.

Habe ich mich seit damals denn so verändert, dachte Maddalena. Unverschämter Kerl!

Sie ärgerte sich.

»Aber klar doch. Strengen Sie Ihr offensichtlich überstrapaziertes Hirn an, Herr Kollege.«

»Bis hierher kam ich so halbwegs mit«, antwortete Rosner und wandte sich an einen Mann, den Maddalena bisher nicht wahrgenommen hatte. »Luigi, das ist jetzt dein Part.«

Der Mann erhob sich von einem Hocker. Entfernt ähnelte er Piero Zoli.

»Inspektor Luigi Olivotto, zu Diensten. Meine Aufgabe besteht in der Übersetzung. Ich bin zweisprachig.«

Scaramuzza rieb sich seine dicken Hände und schien mit der Situation zufrieden zu sein.

Den hätte ihr Chef sicher gern in seiner Mannschaft gehabt.

»Gut. Das erleichtert unsere Kommunikation deutlich.« Maddalena reichte ihm die Hand, die er befangen ergriff. »Bitte klären Sie Ihren Vorgesetzten darüber auf, dass wir uns bereits begegnet sind.« Sie spürte, wie sie sich darin verbiss, konnte aber nicht anders. Der Typ aus Österreich war einfach zu unverschämt.

Scaramuzza sah sie an, und sie konnte Missbilligung in seinen Augen lesen. Aber das war ihr gleichgültig. Sollte der Alte über sie denken, was er wollte.

Wen kümmerte es?

Olivotto sprach auf Deutsch mit Rosner. Der betrachtete Maddalena eingehend. »Ach ja«, ließ er von Olivotto übersetzen, »ich erinnere mich an Sie. Commissaria, Sie waren damals nicht weniger widerborstig als heute. Es war eine recht schwierige Zusammenarbeit.«

Obwohl seine Worte sie ärgerten, nahm Maddalena sie als Kompliment.

»Und Sie sind noch eine Spur grauer, als Sie damals schon waren.«

Dieses unnachahmliche Grau, von den Haaren über die Augen bis hin zu seiner Kleidung, hatte bei ihrem ersten Treffen einen nachhaltigen Eindruck bei ihr hinterlassen, auch wenn sie den arroganten Österreicher schon damals nicht mochte.

Olivottos Blick hetzte verlegen zwischen Rosner, ihr und Scaramuzza hin und her. Dann fasste er sich ein Herz und bat scheu um einen Espresso. Aus irgendeinem unerklärlichen Grund war der Bann zwischen ihnen dadurch gebrochen.

»Wo ist Zoli? Seine Mutter ist bekannt für ihren legendären Schwarzen. Comandante, könnten Sie ihn bitte hereinrufen?«

Scaramuzza griff zum Telefon. »Für meine Stieftochter tu ich das mit allergrößter Freude.«

Das war offensichtlich seine Rache dafür, dass sie ihm vor anderen eine Anweisung erteilt hatte.

Maddalena zog gleichgültig die Schultern hoch.

Olivotto fragte, ob ein Verwandtschaftsverhältnis zwischen ihnen bestünde, und Maddalena wollte sich am liebsten tief beschämt ins letzte Eck verkriechen.

»Nein. Keine Blutsverwandtschaft. Der Comandante hat meine Mutter geheiratet.«

Simon Rosner sah sie aus seinen grauen Augen amüsiert an. »Das scheint Ihnen nicht zu behagen?«

Sie beschloss, ihm keine Antwort darauf zu geben.

Scaramuzza, weithin unbeeindruckt von ihrer zur Schau gestellten negativen Einstellung bezüglich seiner Verehelichung mit ihrer Mutter, klärte Maddalena über den Grund für die Anwesenheit des österreichischen Chefinspektors auf.

»Unser Brandopfer war in Österreich in illegale Geschäfte verwickelt. Sein Boot liegt seit Jahren hier in Grado vor Anker, und er schlief mitunter seinen Rausch dort aus. So auch in jener Nacht. Guido Lippi konnte gestern eine Bekannte des Opfers ausfindig machen. Sie hatte am Abend mit Müller und anderen in einer Bar gefeiert. Unglücklicherweise war er danach in einem desolaten Zustand und wohl nicht mehr fähig, sein Boot zu verlassen, als es zu brennen anfing. Falls er es überhaupt noch bemerkt hat. Wie auch immer, ein bedauernswerter Kerl.«

Maddalena seufzte. »Inspektor Rosner«, fragte sie bemüht freundlich, »gibt es denn einen Zusammenhang zwischen der Brandserie hier in Grado und Ihrem Verdächtigen aus Österreich?«

Rosner machte einen Schritt auf sie zu, und sie wich instinktiv zurück. »Nein«, sagte er, »den gibt es nicht, und es ist genau genommen auch nicht der Grund unseres Besuches. Wir mussten kommen, da der Tote Österreicher ist. Das ist Usus und Ihnen sicherlich bekannt. Darüber hinaus war der Mann in einige illegale Aktivitäten verstrickt, und wir mussten abklären, ob es sich vielleicht nicht um ein Unglück, sondern um einen Rachemord handelt. Das können wir inzwischen ausschließen. Der Blutalkoholgehalt legt nahe, dass er nicht bei Bewusstsein war, als das Feuer ausbrach, und Ihre Kollegen haben vor Ort keine Feinde oder Widersacher ermitteln können. Es ist daher davon auszugehen, dass er ein versehentliches Opfer des Brandstifters wurde. Für uns ist die Sache damit erledigt und unser Besuch hier beendet. Das Überführen des Leichnams ist bereits veranlasst. Sollte sich etwas Neues ergeben, Comandante Scaramuzza, wissen Sie, wie und wo Sie mich erreichen können.« Rosner erhob sich, und Olivotto tat es ihm gleich.

Scaramuzza rieb seine Hände und fixierte Maddalena. »Na, dann hätten wir beide unsere erste Zusammenarbeit ja gut über die Bühne gebracht. Und noch dazu mit Unterstützung ausländischer Kollegen.«

Maddalena war kurz davor, laut loszulachen.

»Ich dachte«, Rosner musterte sie und Scaramuzza eindringlich, »Sie arbeiten schon lange zusammen.«

»Meine Tochter«, hob Scaramuzza an, während er unaufhörlich seine Hände rieb, »hat einen schweren Verlust erlitten. Sie befand sich eineinhalb Jahre lang in einer sogenannten Auszeit, um neue Kräfte zu sammeln.«

Maddalena hoffte, der Boden würde sich unter ihr öffnen, als sie das schnelle Italienisch des Übersetzers vernahm und Rosners Gesicht dabei sah.

Er wirkte insgesamt eine Spur grauer als zuvor.

Nach zögerlichem Klopfen kam Piero Zoli herein und erlöste Maddalena aus der peinlichen Situation.

»Chefin«, sein Gesicht strahlte, sobald er sie erblickte, »wir gehen heute Abend zu Ehren Ihrer Wiederkehr ins ›Delfino Blu‹ auf eine ordentlich scharfe Pizza. Lippi hat das vorhin organisiert.« Er stockte und ergänzte: »Comandante Scaramuzza, wenn Sie möchten?«

Scaramuzza wehrte gönnerhaft grinsend ab. »Nett gemeint, aber bleibt ihr jungen Leute mal unter euch. Mich erwartet zu Hause mein junges Glück.«

Maddalena wurde bis über die Ohren rot. So nannte er also ihre Mutter in deren Abwesenheit? Wenn die schöne Sibilla das wüsste! Vermutlich würde ihr diese Formulierung gefallen.

»Inspektor Rosner, Sie beide können uns aber gern begleiten.«

Rosner bedankte sich freundlich, erklärte aber, unmittelbar aufbrechen zu wollen, da seine Frau Alice mit dem kleinen Sohn auf ihn wartete.

Damals, erinnerte Maddalena sich, war Rosner ein abgewrackter Alkoholiker gewesen, der gerade eine Scheidung hinter sich hatte. Es schien ihm trotz der vielen Grautöne um einiges besser zu gehen.

»Ja«, stimmte Scaramuzza feixend zu, »so sind sie halt, unsere besseren Hälften.«

»Ich habe mir zwei Tage freigenommen und in einem Hotel ein Zimmer gebucht«, sagte Olivotto. »Daher würde ich mich Ihnen gern anschließen.«

Maddalena wollte eigentlich nichts lieber, als in ihrem neuen Zuhause ihren Koffer auspacken, aber sie konnte dieses Treffen unmöglich auslassen. Sie wusste zwar nicht, wie es ihr gehen würde, wenn sie den Ort des Junggesellinnenabschieds ihrer Mutter betrat, aber das Leben ging weiter. Und es gab sicher ständig Hürden, die sie nehmen musste.

Zu ihrer eigenen Überraschung freute sie sich, die Kollegen wiederzusehen.

19

Die Bora pfiff Raffaele um die Ohren, kaum dass er das Fenster seines Schlafzimmers geöffnet hatte.

Heute war sein freier Tag, und es gab nichts, worauf er sich freuen konnte.

Der anonyme Brief und Auroras abweisende Reaktion auf einen gemeinsamen Tag und seine Einladung zu einem Abendessen lagen ihm schwer im Magen.

Daher aß er, anders als üblich, statt eines üppigen Frühstücks nur ein Stück trockenes Ciabatta und trank etwas Birnensaft.

Wer um alles in der Welt versuchte, ihn zu erpressen?

Wer wusste, was er damals getan hatte?

All die Jahre hatte er sich also auf trügerische Weise in Sicherheit gewähnt, hatte angenommen, niemand sei Zeuge seiner Taten gewesen.

Wie blöd war er denn? Wie naiv?

Einen zumindest gab es, der alles beobachtet und geduldig auf den richtigen Moment gewartet hatte. Den Moment, der jetzt zweifellos gekommen war.

Was sollte er tun?

Sich die Haare zu raufen brachte nur kahle Stellen. Teller und Tassen zu zertrümmern reduzierte den Bestand seines Geschirrs. Und wenn er aus dem Fenster hinausbrüllte, zöge er damit bloß die Aufmerksamkeit der Nachbarschaft auf sich.

Sollte er sich jemandem anvertrauen?

Dann hätte er einen Mitwisser mehr.

Verjährte denn so ein Verbrechen nicht irgendwann?

Er könnte ja die Polizei fragen.

Es gelang ihm nicht, über seinen eigenen Witz zu lachen.

Seinen Job würde er zweifellos verlieren, wenn er die Erpressung anzeigte. Andererseits gab es für den Tatbestand einer Erpressung auch satte Strafen. Doch man würde sicherlich nachforschen, was es damit auf sich hatte.

Dann wäre er erledigt und seine Karriere vorbei. Das durfte er nicht riskieren.

Für seine Position bei der Feuerwehr hatte er hart gearbeitet und einige Entbehrungen in Kauf genommen. Nach der Ausbildung zum Feuerwehrmann in Görz und der abschließenden Prüfung in Rom hatte er in den verschiedenen Provinzen Italiens seinen Dienst versehen müssen. Erst nach fünf Jahren fern seiner Heimatstadt war er endlich wunschgemäß nach Grado versetzt worden.

Er dachte an Aurora.

Was würde es für Konsequenzen nach sich ziehen, wüsste sie Bescheid? Wirklich schwer tat er sich nicht damit, sich ihre Reaktion auszurechnen. Sie war wie Feuer und Eis, ihre Launen wechselten häufig. Ein Kontaktabbruch ihrerseits war nicht auszuschließen.

Missmutig stieg er in die Duschkabine und setzte sich einem eiskalten Strahl Wasser aus. Bestrafte sich mit dem Schauer, den die Kälte auf seiner Haut hervorrief und der ihm kurz den Atem nahm, selbst.

Während er sich einseifte, überlegte er, wer von der Sache damals wissen konnte.

Sollte er Antonello anrufen, der als Strafverteidiger in Padua arbeitete?

Es würde ihm letztlich vielleicht keine andere Wahl bleiben. Aber noch schrak er davor zurück, sich seinem jüngeren Bruder anzuvertrauen. Nicht dass dieser Raffaele jemals das Gefühl gegeben hätte, mit seinen Sorgen nicht willkommen zu sein. Es war die Scham, die ihn davon abhielt.

Trotz der Dusche, der schäumenden Seife und des Haarshampoos fühlte er sich weiterhin schmutzig.

Daran konnte er jetzt nichts mehr ändern, er wurde bereits von seiner Mutter erwartet.

Sie freute sich, ihn an seinen freien Tagen zum Mittagessen einzuladen. Und Raffaele tat ihr den Gefallen, jedes Mal pünktlich bei ihr zu erscheinen.

Seine Mutter, die sonst sehr genügsam lebte und sich kaum

etwas gönnte, liebte die köstlichen Häppchen aus der Pasticceria »Dolce Stil Novo«. Da er ebenfalls nicht abgeneigt war, sich hin und wieder ein paar Beignets zu genehmigen, brachte er ihr von diesen süßen Brandteigkrapfen jedes Mal eine großzügige, in ein knisterndes Päckchen gehüllte Portion mit.

Hastig schlüpfte er in graue Chinos, ein hellblaues Polo und seine Sneakers, sprühte, ohne sich zuvor rasiert zu haben, eine Ladung Aftershave über Oberkörper und Hals und griff nach seinen Wohnungsschlüsseln.

Bis nach Fossalon, einer Gemeinde von Grado, mit dem Stadtzentrum verbunden durch die Brücke über den Primero-Kanal, waren es, abhängig von der Verkehrslage, knapp fünfzehn Minuten mit dem Auto. Seine Mutter lebte dort in einem kleinen Haus, umgeben von einem winzigen Gemüsegarten. Sie hatte sogar zwei Ziegen und war stolz auf die paar Gramm Käse, die sie aus deren Milch gewann.

Meistens fuhr Raffaele mit dem Rad und verband so den Besuch bei ihr mit einer Tour durch die Lagunenlandschaft. In gemächlichem Tempo führte ihn sein Weg an den malerischen Kanälen entlang. Das Keifen der Möwen entspannte ihn ebenso wie das Schnattern der Gänse, das Zwitschern und Singen der unterschiedlichen Vögel und das giftige Zischen der stets angriffsbereiten Schwäne.

So war es eben in einem Naturschutzgebiet, man musste immer auf Überraschungen gefasst sein. Mehr als zweihundertfünfzig Zugvogelarten rasteten hier, und dass man immer wieder Neues entdeckte, machte den besonderen Reiz dieser Strecke aus.

Sah er eines der legendären weißen Camarguepferde, nahm er es als Zeichen bevorstehenden Glückes.

Rasch zog er die Wohnungstür hinter sich ins Schloss und eilte die Treppe hinab.

Mit seinen Gedanken bereits beim guten Essen und dem cremigen Backwerk aus der Pasticceria, öffnete Raffaele den Postkasten im Hausflur.

Erschrocken betrachtete er den Brief in seiner Hand. Er

steckte in einem identischen Umschlag. Und wie der andere, den er erhalten hatte, war er nicht frankiert.

Zehntausend Euro! Oder alle erfahren, was in deinem letzten Schuljahr geschehen ist!

Schockiert, wie er war, vergaß Raffaele, dass er noch das vorbestellte Päckchen in der Pasticceria abholen musste. Ohne nach rechts und links zu blicken, überquerte er die Straße und wäre dabei fast von einer Ape zu Boden gerissen worden. Er bemerkte nicht einmal Aurora, die ihm vom gegenüberliegenden Gehsteig aus zuwinkte.

Seine Gedanken kreisten um den Erpresserbrief, schneller und schneller, bis sie schließlich kaleidoskopartig in viele farbige Bruchstücke zerfielen, die ein neues, klar erkennbares Muster bildeten. Es war aber kein schönes buntes, wie in den Spielzeugen seiner Kindheit, sondern ein Bild des Grauens, was sich ihm bot.

Wer hatte es auf ihn abgesehen?

Jemand wollte seine Existenz zerstören.

Wer war so grausam?

Und woher, verdammt noch mal, sollte er die zehntausend Euro nehmen? Von seiner Mutter, deren einzige Begleiter zwei kümmerliche Ziegen und drei Hühner waren?

Nun, seinen Bruder könnte er fragen, doch der wäre zwar finanziell in der Lage, ihm das Geld zu überweisen, würde ihn aber mit inquisitorischen Fragen löchern. So lange, bis Raffaele zugab, was er sich damals hatte zuschulden kommen lassen.

Musste er sich dieser Blamage aussetzen?

Oder fand er einen anderen Weg, das drohende Unheil abzufangen?

Sein eigenes Bankkonto gab so viel jedenfalls nicht her.

Einen Geldtransporter zu überfallen, stand außer Frage, denn zu den begangenen Verbrechen käme schnurstracks ein weiteres hinzu, und ungeschickt, wie er war, würde er sofort als Täter entlarvt werden.

Wie er schließlich zu seinem Wagen gekommen und zum Häuschen seiner Mutter in Fossalon gefahren war, konnte er, dort angekommen, nicht sagen.

Der salzig-scharfe Geruch des Meeres, der aus dem Delta des Isonzos und den Gewässern der Kanäle zu ihm wehte und ihn sonst mit Lebensfreude erfüllte, löste heute ein Gefühl des Ekels in ihm aus.

Erst als seine Mutter ihm die Tür öffnete und so klein und verknittert aussah, wurde sein Denken wieder klarer, und er wusste auf einmal, an wen er sich wenden würde.

»Raffi«, sie umarmte ihn, »ich habe mir schon große Sorgen gemacht. Auf der Straße draußen jagt ein Auto das andere. Die Touristen verursachen sogar im Herbst noch schreckliche Unfälle mit ihren gewagten Überholmanövern. Die Sirenen heulen unaufhörlich. Aber wem sage ich das? Das weißt du ja besser als ich.«

Sie war so stolz auf ihn.

Mit einem dicken Kloß im Hals küsste er ihre faltige Wange und versuchte vergeblich, die Leerstelle in seinem Inneren mit ihrer grenzenlosen Liebe zu füllen.

20

Filippa war aufgeregt wie selten. Ein Ameisenvolk hatte die Herrschaft über ihren Körper übernommen. Es kribbelte und brannte nur so in ihren Armen und Beinen.

Wie sollte sie all das auf die Reihe bringen?

Hatte sie nicht schon genug am Laufen?

Im Badezimmer ließ sie sich mehr Zeit als sonst, wusch ihr Haar und bearbeitete es mit dem Lockenstab so lange, bis es sich um ihre Schultern ringelte.

Unzufrieden betrachtete sie sich im Spiegel. Das Resultat ihrer Bemühungen war katastrophal. Ihr Haar sah aus wie ein zuckriger Wattebausch. Sie erinnerte an einen Weihnachtsengel.

Da die Zeit so schnell verflogen war, blieb nur eine Hochsteckfrisur. Die gelang ihr beim ersten Versuch. Wieder besser gelaunt, schminkte sie sich, schlüpfte in ein langärmliges, knielanges Kleid, Schuhe mit höherem Absatz und warf sich ihre Jeansjacke über die Schulter.

»Filippa«, rief ihre Mutter, die in der Küche hantierte. »Ich habe mich nach dem Mittagessen kurz hingelegt und muss eingeschlafen sein. Seit wann bist du da?«

»Seit vierzehn Uhr. Nicht anders als sonst, wenn ich Frühdienst habe.«

»Und wohin willst du jetzt?«

Es war ungewöhnlich, dass sie nach der Arbeit noch einmal die Wohnung verließ.

»Herausgeputzt hast du dich auch. Hübsch siehst du aus. Hast du ein Rendezvous?«

»So nennt man das heutzutage nicht mehr. Ich zeige nur einem Hotelgast Grado.«

»Dann hast du also doch ein Rendezvous?«, bohrte ihre Mutter nach.

Manchmal konnte Mama ganz schön hartnäckig sein.

Filippa murmelte etwas Unverständliches und sah an ihr vorbei.

»Pass auf dich auf.«

»Ich bin längst nicht mehr minderjährig«, gab sie giftig zurück.

»Morgen Nachmittag ist das Begräbnis. Bleibst du denn lange fort?«

»Weiß ich nicht. Und mein Handy schalte ich jetzt, wo keine Notfälle mit Papa mehr zu erwarten sind, ab.« Kaum ausgesprochen, tat ihr die rüde Antwort leid. Schnell beugte sie sich zu ihrer Mutter hinunter, umarmte sie heftig und drückte ihr einen Kuss auf ihre Stirn. Sie war oft so gemein, dass es ihr selbst wehtat.

»Egal wie spät es wird, Kind, schau bitte noch kurz bei mir rein. Ich möchte ein bisschen mit dir reden. Morgen wird ein schwerer Tag für uns beide.«

Filippa nickte widerwillig und seufzte.

»Versprich es mir. Und beim Frühstück will ich wissen, wo du warst und was alles passiert ist.«

»Mama, du bist einfach unverbesserlich. Dieses ständige Löchern ist nicht auszuhalten.«

Insgeheim war Filippa jedoch froh, dass sie sich von ihrer Mutter keine skeptischen oder ungläubigen Kommentare anhören musste. Eine Verabredung hatte sie ewig nicht gehabt, und mit Hotelgästen auszugehen, war sonst nicht ihre Art.

Er hat mich überrumpelt, dachte sie. Dabei war doch zunächst alles wie immer gewesen.

Nicht anders als die Tage zuvor hatte sie sich auch heute Morgen aus dem Bett gequält.

Seit dem Tod ihres Vaters und dem Geständnis ihrer Mutter war das so.

Unter Zwang hatte sie sich eine Tasse Kaffee verordnet und appetitlos von einer aufgebackenen Brioche abgebissen. Sie schmeckte künstlich, als wäre sie aus Plastik.

Widerstrebend musste sie zugeben, dass die Croissants im Hotel »La Fontana« um einiges besser waren. Das Hotel bezog sein Gebäck von der ausgezeichneten Pasticceria nebenan. Mehr brauchte es nicht, um die Leute am Morgen gut in den Tag zu schicken.

Sie hatte pünktlich ihren Frühdienst angetreten, ihr unverbindliches Lächeln aufgesetzt und den Gästen am Rezeptionstresen eine gute Heimreise sowie denen beim Frühstück einen guten Morgen gewünscht.

Am Büfett löffelte ein kleines Mädchen gierig Schokoladencreme aus einem Glas in sich hinein und steckte dann den Finger in den Marmeladentopf. Das geht nun doch zu weit, dachte Filippa, die gerade frisches Teewasser in die große Kanne füllte, als auch schon der Vater des Kindes herbeieilte und es grob am Arm packte, um es von der Anrichte wegzuziehen.

»Au!«, schrie die Kleine wütend und versuchte, sich loszumachen. Es kam zum Gerangel, und ein Teller von der Anrichte ging dabei zu Bruch. Das Kind weinte still vor sich hin, und die Mutter machte dem Vater halblaut Vorwürfe.

Filippa sammelte die Scherben auf und verdrehte unmerklich die Augen.

»Ich kann das kleine Mädchen sehr gut verstehen. Da kann man sich endlich mal ungehemmt mit Süßigkeiten den Bauch vollschlagen, und dann bricht die elterliche Gewalt über einen herein. So ein Herr Papa hätte mich auch genervt«, sagte eine freundliche Stimme und riss Filippa aus ihren Überlegungen.

Sie blickte erstaunt auf. Der ordentlich geflochtene Zopf rutschte über ihre Schulter nach vorn.

Vor ihr stand ein Gast und lächelte sie freundlich an. »Luigi Olivotto«, sagte er sanft. »Zimmer 203. Ich bin gestern angereist, ursprünglich zusammen mit meinem Vorgesetzten, Chefinspektor Rosner. Beruflich, wegen eines toten Urlaubers. Rosner hat mich mitgenommen, weil ich zweisprachig bin.«

»Ach, das erklärt einiges.« Filippa musterte den hoch aufgeschossenen Polizisten, der sie an einen der selten auftauchenden Kraniche in der Lagune erinnerte, und beschloss spontan, ihn zu mögen.

»Was erklärt das?«, fragte er nach.

Filippa errötete bis unter ihren Haaransatz. »Na, Ihre Sprache. Ihr Italienisch ist nicht wie das der Touristen hier, die meinen, so wie wir zu sprechen.«

»Sind Sie da nicht etwas zu streng? Diese Leute üben sich doch einfach nur darin, Italienisch zu sprechen.« Er lächelte. »Aber es ehrt mich, dass Sie meine Aussprache halbwegs erträglich finden. Ich bin schon lange weg aus dem Land meiner Eltern. Wenn man das überhaupt so sagen kann. Ich wurde zwar in Italien geboren, aber als sogenanntes Urlaubsbaby, denn da lebten meine Eltern schon längst in Österreich. Meine Geschwister und ich wuchsen zweisprachig auf, und als Jugendlicher besuchte ich dann jeden Sommer meine Großeltern in Rimini. Letztlich hat mir die Sprachkenntnis auch zu meiner jetzigen Tätigkeit bei der Kriminalpolizei verholfen.«

»Dann hat Ihre Mutter recht daran getan«, antwortete Filippa und verschwand in der Küche.

Dort atmete sie erst einmal tief durch.

»Hat dich einer beleidigt?«, fragte Rosa, die Hilfsköchin, interessiert. »Dein Gesicht ist rot wie das Innere einer reifen Melone. Gleich platzt du.«

Das hatte ihr gerade noch gefehlt. »Und mein Kopf ist auch so dick und rund, was?«

Ihre Kollegin kicherte. »So weit würde ich nicht gehen. Bei deinem Temperament hätte ich Angst, du erschlägst mich mit der Schöpfkelle.«

Insgeheim ärgerte Filippa sich über den Vergleich, tat aber so, als amüsierte sie das Geplänkel.

Beladen mit einem Tablett voller noch dampfender Tassen aus der Geschirrspülmaschine, kehrte sie zurück und überprüfte aus den Augenwinkeln, an welchem Tisch der Polizist Platz genommen hatte. Sie entdeckte ihn neben einem der Fenster, auf dem Tisch standen Unmengen an Obst, Käse und Brioches vor ihm aufgetürmt. Vergnügt betrachtete er den Ziegencamembert und den Gorgonzola.

Dem scheint es ja mächtig zu schmecken, befand Filippa zufrieden. Warum sie sein Essverhalten überhaupt interessierte, war ihr allerdings ein Rätsel.

Anscheinend hatte sie den Polizisten angestarrt und der wiederum ihren Blick gespürt, denn er drehte sich ruckartig um, wodurch eine dicke Kugel Mozzarella, umgeben von Tomaten, auf seinem Teller ins Wanken geriet.

»Hungrig?«, rief er ihr laut, sehr laut, durch den großen Frühstückssaal zu, und alle wandten neugierig die Köpfe in ihre Richtung.

Ohne ihn weiter zu beachten, fragte Filippa die Gäste höflich: »Hat noch jemand von Ihnen einen Wunsch an die Küche?«

Kurz darauf wusch sie sich im Personalbadezimmer die Hände und tupfte mit einem Stück Toilettenpapier den Schweiß von ihrer Stirn. Der Puder war zu schwach, um die Röte auf ihren Wangen vollständig zu verbergen.

Zurück in der Rezeption, stellte Filippa zu ihrer Erleichterung fest, dass sich der Frühstückssaal inzwischen vollständig geleert hatte. Der Österreicher saß nicht mehr an seinem Tisch.

Glück gehabt!

Sie begann damit, das schmutzige Geschirr einzusammeln, und summte leise vor sich hin. Rosa gesellte sich zu ihr. Sorgfältig trocknete sie ihre Hände an einem Tuch ab und zwinkerte Filippa verschwörerisch zu.

»Wolke sieben?«

Was war das jetzt wieder?

»Was redest du? Mein Vater ist eben erst gestorben, morgen wird er begraben, da habe ich wirklich anderes im Kopf als deine unpassenden Späße.«

»Na, hab dich nicht so. Das mit deinem alten Herrn tut mir ehrlich leid. Ich will nichts gesagt haben.« Rosa murmelte noch etwas Unverständliches und verzog sich in die Küche.

Aufgebracht betrat Filippa das Foyer und schnappte nach Luft.

An der Rezeptionstheke wartete der Polizist auf sie.

Unruhig zupfte sie an ihrer Arbeitsuniform. Was wollte er von ihr? Fand er Michele verdächtig? Oder womöglich sie?

War er deshalb in diesem Hotel abgestiegen?

Sie umrundete ihn wortlos und stellte sich hinter den Tresen. Fahrig blätterte sie im Zimmerplan, den sie vorhin ausgedruckt hatte.

»Sind Sie zu allen Gästen des Hotels so ablehnend? Kein Gruß? Keine Frage, ob ich etwas brauche? Gilt das für jeden, oder negieren Sie nur mich in dieser verletzenden Weise?«

Olivottos Stimme war melodisch. Er würde gut in den Chor der Fischer in der Basilica Santa Eufemia passen, dachte Filippa, und schon hatte sie die ersten Töne des berühmten Liedes »Madonnina del mare« im Ohr. Tränen traten in ihre Augen, die nichts, aber auch gar nichts mit dem aufdringlichen Polizisten zu tun hatten.

Früher, als ihr Vater noch mobil gewesen war, hatten sie die Sonntagsmesse mit den Sängern nie versäumt. Filippa war nicht gläubig, ihr regelmäßiger Besuch in der Kirche hatte vielmehr mit Sentimentalität zu tun gehabt. Ihrem Vater war es wichtig, also begleitete sie ihn, während Mama das Mittagessen zubereitete.

Sehr traditionell, sehr vertraut, aber auch sehr langweilig. Bis zu dem Moment, an dem sich ihr Leben in einer Rückwärtsspirale zu drehen begonnen hatte. Seither sehnte Filippa sich geradezu nach jeglicher Form von Langeweile.

Und morgen wurde Papa begraben.

Sie ballte die Hand zur Faust.

»Entschuldigen Sie bitte mein Verhalten. Natürlich bemühe ich mich, den Wünschen unserer Gäste zu entsprechen. Das ist ja schließlich mein Job. Aber ich bin prinzipiell kein sehr umgänglicher Mensch. Glauben Sie mir«, gestand sie aus tiefstem Herzen. »Mit Ihnen persönlich, Commissario, hat mein Verhalten überhaupt nichts zu tun.«

»Das beruhigt mich natürlich ungemein.« Olivotto schmunzelte. »Ich bin übrigens kein Kommissar, bei uns in Österreich sagen wir Inspektor.«

»Dann hätten wir ja zumindest das geklärt.« Filippa betastete kleinlaut das Flechtwerk ihres Zopfes und kam sich vor wie damals mit sechzehn in der Schule.

Er stand immer noch da. Und brachte sie damit in Bedrängnis.

Flirtete er mit ihr?

Wollte er ein Date?

Warum hatte sie sich am Morgen bloß nicht die Haare gewaschen, ihre Sommersprossen mit einer besseren Grundierung kaschiert und etwas Lippenstift aufgetragen?

Sie, die sich immer unterlegen fühlte, hatte heute den Eindruck, tiefer denn je zuvor unter ihr eigenes Niveau gefallen zu sein.

Und alles wegen eines Polizisten aus Österreich.

»Wollen Sie die Rechnung?« Ihr rüder Ton gewann wieder die Oberhand.

»Nein.« Er zögerte. »Ich nahm an, Sie wüssten, dass ich für zwei Nächte reserviert habe.«

»Ach, so ist das«, entgegnete Filippa und warf schwungvoll ihren Zopf zurück. »Glauben Sie denn, ich kümmere mich um die Aufenthaltsdauer eines jeden Gastes?«

»Davon bin ich nicht ausgegangen. Aber ich dachte, vielleicht um meine.« Wieder grinste er sie frech aus dunkel umflorten Augen an. »Können Sie mir etwas über die Insel erzählen? Zum Beispiel, was ich mir unbedingt anschauen und nicht verpassen sollte?«

»Wollen Sie die Grado-App auf Ihr Handy laden? Damit sind alle Sehenswürdigkeiten einfach abzurufen.« Filippa lächelte unverbindlich.

Er sah sie ein wenig ratlos an. »Ich dachte eher an einen Begleiter. Oder eigentlich an eine Begleiterin. Mit Reiseliteratur und Apps kann ich nicht viel anfangen. Hätten Sie denn ein wenig Zeit übrig für einen italienischen Österreicher?«

Die bläulichen Bartschatten in seinem Gesicht gefielen ihr und auch sein forsches Auftreten. Aber war es so kurz nach dem Tod ihres Vaters überhaupt in Ordnung, mit jemandem auszugehen?

Ja. Es war okay.

Denn der Österreicher hatte ja nicht ausdrücklich nach einem Date verlangt. Er wollte bloß jemand Ortskundigen, der ihm die Stadt zeigen konnte.

Dagegen war doch nichts einzuwenden?

»Nun«, hob sie an, und er unterbrach sie sofort.

»Dann hätten wir das geklärt. Wann kommen Sie heute hier raus?«

Filippa konnte ihr Schmunzeln nicht verstecken. »Na ja«, begann sie gedehnt. »Ich höre am frühen Nachmittag auf. Selbstverständlich zeige ich Ihnen danach gern mein Grado.«

Was redete sie da? *Mein Grado?* Das klang nach etwas Besonderem, das sie berührte.

»Da schlag ich sofort ein.« Olivotto lachte gelöst. »Und zwar mit Vergnügen.«

Filippa wusste nicht, wie ihr geschah.

Einerseits wollte sie dem Fremden ihre Insel zeigen, doch unvermittelt kamen ihr Bedenken.

Was wollte er wirklich?

War sie bloß ein leichtgläubiges Opfer seiner Ermittlungen? Eine Plaudertasche, die so einiges von sich preisgeben konnte?

Oder zeigte der smarte Mann aus Österreich wirklich Interesse an ihr?

Filippa hatte niemanden, den sie um Rat fragen könnte.

»Warten Sie bitte kurz.« Verunsichert bemühte sie sich, Zeit zu gewinnen. »Ich muss noch einiges erledigen, aber danach können wir etwas ausmachen.«

Olivotto nickte erfreut. »Ich warte gern.«

Und er wartete.

Als Filippa nach einer Weile an ihrem Computer vorbeilinste, stand er immer noch da.

»Ich habe die Zeit genützt, während Sie gearbeitet haben, und etwas Interessantes gefunden. Es ist eine Fricheria in Strassoldo, also nicht weit entfernt von hier. Und ich liebe Frico. Darauf würde ich Sie gern einladen, nachdem Sie mir Grado gezeigt haben. Was halten Sie davon?«

Filippa war hin- und hergerissen, einerseits wollte sie zusagen, da ihr der Mann gefiel, andererseits war er Polizist. Was sie daran störte, wusste sie selbst nicht so genau. Vermutlich befürchtete sie, er wolle sie verhören.

Oder lag es nur wieder an ihrem schlechten Selbstbewusstsein, dass sie alles in Frage stellte?

Das sähe ihr ähnlich! Kaum wurde sie eingeladen, witterte sie eine böse Absicht.

»Ja. Das klingt gut«, hörte sie sich zu ihrem Erstaunen antworten.

»Diese Entscheidung hat aber lange gedauert. Ich konnte förmlich sehen, wie die Gedanken in Ihrem hübschen Kopf umhergeschwirrt sind. Haben Sie Bedenken wegen meines Berufes?«

War sie so leicht zu durchschauen?

Anscheinend schon.

»Sollte ich?«, fragte sie keck und lobte sich innerlich für die vorgetäuschte Unbeschwertheit.

»Sicher, immer. Ich gehöre mit zu den besten Ermittlern. Fragen Sie meinen Chef.« Olivotto grinste frech. »Bedenken Sie, dass ich es vom einfachen Streifenpolizisten bis ins Morddezernat geschafft habe.« Sein Lächeln verflog, und ein Schatten legte sich auf sein Gesicht. »Das war eine harte Zeit damals.«

»Das kann ich mir gut vorstellen.«

»Das bezweifle ich.« Er räusperte sich und kehrte ansatzlos zu seiner guten Laune zurück. »Also, wann haben Sie heute Dienstschluss?«

Filippa musste sich umziehen, ehe sie sich mit ihm treffen konnte. Die ausgeleierten Jeans und das schlabbrige Shirt, die in der Umkleide auf sie warteten, passten nicht zur Begleitung eines so gut gekleideten Mannes wie Luigi Olivotto.

Rasch rechnete sie durch, wie lange sie brauchen würde, um sich zu Hause zurechtzumachen, und wann sie wieder hier sein konnte, und nannte ihm eine Uhrzeit.

Olivotto strahlte sie an.

»Strassoldo ist allerdings gut zwanzig Kilometer von Grado entfernt«, fiel ihr ein. »Wie kommen wir dahin?«

»Wir nehmen natürlich den Dienstwagen.«

»Lässt Ihr Chef Sie denn so einfach vom Haken? Wo ist er überhaupt?«

»Ich dachte, ich hätte erwähnt, dass er gestern direkt wieder abgereist ist.«

»Haben Sie nicht. Aber er wird ja nicht zu Fuß zurück nach Österreich gewandert sein?«

Olivotto lachte. »Ich bin der Chauffeur, das heißt, der Wagen ist bei mir geblieben. Ich habe ihn zum Zug nach Udine gebracht, und seine Frau hat ihn vom Bahnhof in Klagenfurt abgeholt. Alice. Eine erstaunliche Person.«

»Wieso? Weil sie einen Führerschein hat?« Filippas Ton war bissig, aber Olivotto schien es nicht zu bemerken, denn er sagte bloß: »Lange Geschichte. Vielleicht erzähle ich sie Ihnen einmal.«

Um den smarten Polizisten ranken sich so einige Geheimnisse, dachte Filippa und fühlte sich dadurch noch mehr von ihm angezogen.

Dabei wirkte er auf den ersten Blick harmlos. Sympathisch, durch seine gewinnende Art, und durchaus gut aussehend, aber harmlos.

»Kind, was stehst du so herum und träumst vor dich hin? Ich dachte, jemand wartet auf dich.« Die Stimme ihrer Mutter beförderte sie unsanft zurück in die Gegenwart. Außerdem war sie jetzt wirklich spät dran.

Wütend auf sich selbst zog Filippa die Wohnungstür hinter sich ins Schloss. Das Klacken hallte dumpf im Treppenhaus nach.

Durch ihre Tagträumerei und das unnötige Gefecht mit ihrer Mutter zuvor war es nun so spät geworden, dass sie das Rad nehmen musste. Während der Fahrt lösten sich einzelne Strähnen aus ihrer Hochfrisur, und sie kam schwitzend vor dem Hotel an.

Olivotto stand an die Mauer gelehnt. Seine Augen leuchteten auf, als sie vom Rad sprang.

»Schnell wie der Blitz«, sagte er zur Begrüßung, und eine gewisse Bewunderung schwang in seinen Worten mit. »Wäre ich bei der italienischen Verkehrspolizei, müsste ich Sie glatt abstrafen. Sie haben sich nicht umgesehen, als Sie die Straße überquerten. Brechen Sie häufig das Gesetz? Denn wenn ja, werden Sie irgendwann erwischt.«

Dunkle Röte kroch ihr ins Gesicht. Peinlicher ging es wohl kaum.

»Pah. Ich doch nicht. Wenn Sie wüssten.«

»Schicke Aufmachung«, sagte er eigenartig betont.

Als sie ihn daraufhin ratlos ansah, lächelte er und erklärte: »Das ist ein Zitat aus einem Film, ›Das Schweigen der Lämmer‹, ein wahrer Kult unter Cineasten. Sie wissen schon.«

Filippa wusste nicht. Sie hatte sich diesen alten Film nie angesehen.

Mit einem unergründlichen Lächeln überspielte sie ihre Bildungslücke und tat, als kenne sie sich aus, war aber verunsichert. Meinte der Österreicher jetzt, sie hätte sich schick angezogen, oder bezog sich seine Aussage bloß auf diesen blöden Film?

Unbehaglich zog sie den Saum ihres Kleides über die Knie.

»Nein, lassen Sie das«, sagte er. »Ihre Beine, die sind perfekt. Ich wollte Sie nur beeindrucken. Das war allerdings eine ziemlich ungeschickte Anmache.«

Sofort fühlte Filippa sich besser. Ihr Herz schmolz.

»Ganz hier in der Nähe gibt es ein Kino ...« Sie stockte.

Olivotto sah sie unter dunklen Wimpern beschwörend an. »Morgen vielleicht? Es ist mir ein Bedürfnis, Zeit mit Ihnen zu verbringen.«

Das hatte schon lange keiner mehr gesagt. Abgesehen von Michele, ihrem Chef. Aber der belästigte sie auf unangenehme Weise.

»Morgen kann ich leider nicht«, brachte sie heraus und wandte sich kurz ab, damit sie die Träne unauffällig wegwischen konnte.

»Schade. Nun denn. Das Auto steht bereit. Die Stadt habe ich bereits allein besichtigt.« Er tippte auf seine Armbanduhr und tat, als wäre es bereits später Abend. »Wir fahren direkt zur Fricheria. Die Adresse habe ich schon in das Navi eingegeben.«

»Haben die am Nachmittag denn überhaupt schon geöffnet?«, fragte Filippa ein wenig pikiert nach.

»Der Tisch ist reserviert. Sie nehmen mir die kleine Änderung hoffentlich nicht übel, ich bin bloß hungrig wie ein Wolf.«

»Ach so, dann nichts wie los.«

Auf der Fahrt zum Lokal entspannte Filippa sich.

Irgendwann bemerkte sie, dass es zu regnen begonnen hatte. Die Tropfen klatschten gegen die Scheiben. Der erste Gedanke galt ihrer Frisur. Hätte sie ihr Haar nicht mit Spangen und Klammern gebändigt, würde ihre Frisur nach wenigen Schritten im Regen einem Königspudel gleichen.

Er sah sie kurz von der Seite an. »Auf der Rückbank liegt ein Schirm. Ich bin für alle Notlagen ausgerüstet.«

Abermals fragte sie sich, ob er Gedanken lesen konnte.

»Tragen Sie Ihre Waffe?«

Jetzt lachte er. »Sollte ich? Natürlich nicht. Ich bin ja nicht im Dienst.«

Die Scheibenwischer fegten das Wasser zu beiden Seiten weg und gaben bei jeder Bewegung ein dumpfes Knarren von sich.

Der malerische Weg nach Strassoldo war Filippa vertraut, und seine trotz des Regens begeisterten Ausrufe erstaunten sie nicht.

»Was für eine wunderbare Landschaft!«

Er konnte sich kaum bremsen, und als sie ankamen, schlug Filippa mit einem versichernden Blick auf den Schirm vor dem Lokalbesuch einen Spaziergang zum Schloss vor. Sie wollte ihn beeindrucken, gestand sie sich verschämt ein.

Olivotto stellte den Wagen auf dem Parkplatz vor der Fricheria ab. »Ist es weit bis dorthin?«

»Keineswegs. Ein Katzensprung, der sich auszahlt. Kommen Sie.«

Luigi machte große Augen. »Ein Dorf, mitten aus der Vergangenheit hierhergezaubert, wie haben Sie das geschafft?«

Filippa lachte und hakte sich bei ihm unter. »Nennen Sie mich Filippa.« Sie blieb stehen. »Ich finde, wir könnten uns duzen.«

»Da bin ich der gleichen Meinung.«

Schweigend marschierten sie zurück zum Lokal, unter dem Schirm eng nebeneinandergehend. Dass es inzwischen zu regnen aufgehört hatte, fiel ihnen nicht auf.

Der Wirt, ein umgänglicher Mann, begrüßte sie mit einer

humorvollen Bemerkung bezogen auf den Schirm, den Luigi Olivotto immer noch aufgespannt über ihre Köpfe hielt.

Filippa war schon einige Male mit ihren Eltern hier gewesen. Daher genügte ihr ein kurzer Blick auf die Speisekarte. Sie entschied sich für die pikante Variante mit Salami. Luigi brauchte etwas länger, um sich alles genau durchzulesen.

»Beachtlich. Trotzdem. Ich bestelle das ganz herkömmliche Frico. Als Fan dieser Speise ziehe ich direkte Vergleiche und vergebe Punkte.«

Meinte er das ernst? Es schien so, denn er zog ein kleines Heft aus seiner Tasche und schlug es auf.

Filippa beugte sich vor und erkannte darin eine Liste mit Namen unterschiedlicher Restaurants. Neben jedem stand eine Zahl.

»Auf der Herfahrt habe ich Rosner gezwungen, mit mir in der ›Casa Bianca‹ einen Zwischenstopp zum Frühstück einzulegen, weil ich gehört hatte, das Frico dort sei sensationell.«

»Stimmt. Aber Frico am Morgen?«

»Es konnte sogar meinen Chef überzeugen. Wir teilten uns eine Portion.«

Sie lachte, doch dann fiel ihr schlagartig ein, dass ihr Vater morgen unter die Erde kam, und das Lachen blieb Filippa im Hals stecken. Bewusst zwang sie sich, an etwas anderes zu denken und den morgigen Tag auszublenden.

»Dann bin ich mal gespannt, wie es mir hier schmeckt«, bemerkte Luigi gut gelaunt.

Langsam fragte sie sich, ob er außer dem Essen auch noch andere Themen hatte.

Nach einem Glas Hauswein wurde sie mutig. »Erzählst du mir von deinem Chef und dieser Alice?«

Die Geschichte, die sie zu hören bekam, war aufregend romantisch und verstörte sie zugleich. Ein Mensch mit einer psychischen Erkrankung war also fähig, eine glückliche Beziehung zu leben.

Luigi schnitt ein Stück von seinem gelb glänzenden Frico ab und spießte es auf die Gabel. Er verdrehte genießerisch die Augen und murmelte: »Besser geht's nicht.«

»Welche Note?«

»Eine glatte Zehn.«

Mit der Serviette tupfte er über seinen Mund und sah Filippa an. Sein Blick war auf einmal stechend.

Sie zuckte zusammen. Die Stimmung zwischen ihnen hatte sich verändert, innerhalb von Sekunden war sie auf den Nullpunkt gefallen.

»Weißt du mehr über die Brandserie in Grado? Oder über den Toten? Du hast dich wohl etwas eigenartig verhalten, als euch die Kollegen in der Hotelhalle befragten. Der Assistent der Commissaria, Piero Zoli, erwähnte es gestern beim Abendessen in der Pizzeria.«

Filippa lief ein kalter Schauer über den Rücken.

Was war sie naiv!

Das also war der wirkliche Grund, weswegen Olivotto sie zum Essen eingeladen hatte.

Er wollte sie ausquetschen.

Alles andere war Täuschung.

Wie hatte sie auch nur eine Sekunde lang vergessen können, dass er ein Polizist war?

21

Fabrizio bekam unerwarteten Besuch.

Es war später Nachmittag, und er stand, wie so oft in letzter Zeit, im Konferenzraum, in das Bild des Wracks vertieft, das aus der Lagune emporragte. Es streckte seine dürren Finger fordernd nach ihm aus. Fast spürte er, wie das spitze Holz seine Haut aufritzte, sah seine roten Blutstropfen mit dem Blau des Meeres verschwimmen.

Erschrocken über diese plastische Vorstellung, wandte er sich ab und fragte sich nicht zum ersten Mal, wann er endlich tun würde, was er inzwischen beschlossen hatte.

Was hinderte ihn daran, das notwendige Gespräch zu führen und so sein Herz zu erleichtern?

Vielleicht hätte er mit dem dicklichen Polizisten reden sollen, der zu Beginn der Brandserie in die Schule gekommen war, um sie wegen des Feuers im Abfallcontainer hinter dem Gebäude zu befragen?

Aber dazu war er zu feige gewesen, zu abschreckend hatte die Art des Mannes auf ihn gewirkt.

Wäre Maddalena gekommen, hätte sich die Angelegenheit anders entwickelt.

Alles Ausreden, dachte Fabrizio, nur ein weiterer Versuch, sich zu drücken.

»Hast du einen Schirm?«

Er sah auf. Vor ihm stand mit fragender Miene Olivia. Er hatte sie gar nicht hereinkommen gehört und konnte nicht sagen, wie lange sie schon hier war. Seine trübsinnigen Gedanken hatten ihn von der Außenwelt vollkommen abgeschottet.

»Wieso brauchst du im Gebäude einen Schirm?«, fragte er sie geistesabwesend.

»Fabrizio, jetzt nimm dich mal bitte zusammen. Du bist ja ganz konfus.«

Sie schlug ihm unsanft auf die Schulter, es sollte wohl aufmunternd wirken, und ließ ihre Hand dort liegen. Es fühlte sich an, als drückte ihn ein schwerer Stein nieder. »Es schüttet. Ein Platzregen. Schon aus dem Fenster gesehen? Und ich habe keine Lust, auf dem Heimweg nass zu werden.«

Wirklich, dicke Tropfen hämmerten gegen die Scheiben.

»Leider habe ich keinen Schirm. Aber dort drüben liegt einer, den jemand vergessen hat. Borge ihn dir aus. Ich sage für dich aus, falls dich jemand des Diebstahls bezichtigt.«

Er lächelte, und sie grinste zurück.

»So gefällst du mir schon viel besser.« Endlich nahm sie die Hand von seiner Schulter. Er seufzte.

Olivia holte den Schirm und klemmte sich ihre Arbeitstasche unter den Arm. »Halt. Bevor ich es vergesse, da draußen wartet jemand auf dich. Gekrümmt wie ein Schuldiger kauert er auf der Strafbank. Der hat wohl etwas zu beichten.«

»Warum sagst du mir das erst jetzt?«, fuhr er sie an. Ihm wurde auf einmal mulmig.

Olivia konnte sich in Kleinigkeiten so sehr verfangen, dass sie den Blick fürs Wesentliche verlor.

»Na, komm schon. Du bist heute aber mies drauf.« Sie sah ihn verwundert an. »Ich gehe jetzt und schicke deinen Besucher herein.«

»Ist es einer der Schüler?«

»Nein. Und eine alte Dame ist es auch nicht, du hast also kein Kopfgeld zu befürchten.« Als er nichts erwiderte, ergänzte sie: »Das war eine literarische Anspielung. Du weißt doch wohl, wer Dürrenmatt ist? ›Der Besuch der alten Dame‹.« Sie lachte schrill wie eine Möwe.

»Danke, derzeit habe ich keinen Bedarf an Belehrungen.«

»Sei nicht gleich eingeschnappt. Ich schicke ihn jetzt herein.«

Eigentlich war Fabrizio zu durcheinander, um ein anstrengendes Gespräch zu führen. Wahrscheinlich handelte es sich um den Elternteil eines seiner Schüler, dessen Schulerfolg in Frage stand.

Er sehnte sich danach, heim zu Bibiana und Simy zu gehen, und war zudem hungrig und müde.

Die Tür ging auf, und ein großer, breit gebauter Mann betrat den Raum.

Auch wenn sein Besucher sich mit den Jahren verändert hatte, erkannte Fabrizio auf den ersten Blick, wer da vor ihm stand.

Es war einer seiner Schüler von früher.

Derjenige, an den er die ganze Zeit schon denken musste, doch mit dem zu sprechen er sich nicht getraut hatte.

Diese Entscheidung war ihm nun abgenommen worden.

22

Maddalena hatte, während sie ihrer Arbeit nachging, lange über das Gespräch mit dem österreichischen Inspektor nachgedacht. Simon Rosner schien nicht wirklich am Fall interessiert gewesen zu sein. Er hatte geistig abwesend gewirkt und sich als wortkarg erwiesen. Vermutlich verstärkte sein alles überlagerndes Grau diesen Eindruck noch. Seine Antworten auf ihre Fragen hatten überheblich geklungen. Der arrogante Unterton, so als hätte sie ihn bei etwas Wichtigem gestört, ärgerte sie. Am Deutsch konnte es nicht liegen. Maddalena mochte diese etwas hart und abgehackt klingende Sprache.

Viel war bei dem Besuch zudem nicht herausgekommen, außer dass der Fall nun gänzlich auf ihrem Schreibtisch lag. Rosners Verdacht in Bezug auf einen eventuell jenseits der italienischen Grenze lebenden Täter hatte sich in Luft aufgelöst.

Beim inoffiziellen Gespräch am Abend hatte sie dann Genaueres über Rosner erfahren. Dessen Assistent, Luigi Olivotto, hatte Maddalena und ihr Team in die Pizzeria begleitet und ihr beim Essen einiges über das Vorleben des Chefinspektors erzählt.

Mit der Trunkenheit hatte sie damals, bei ihrer ersten Zusammenarbeit, absolut richtiggelegen.

Olivotto erinnerte sie zwar äußerlich stark an Piero Zoli, im Gegensatz zu diesem war er jedoch alles andere als scheu, gestikulierte lebhaft und übersetzte blitzschnell vom Italienischen ins Deutsche und umgekehrt.

Er litt jedoch augenscheinlich unter seinem Vorgesetzten.

Oder, überlegte Maddalena, projiziere ich da etwas von mir auf ihn?

Als hätte sie ihn durch ihre Gedanken herbeigerufen, betrat Comandante Scaramuzza ihr Büro. Wieder einmal, ohne sich die Mühe gemacht zu haben, vorher anzuklopfen. Er könnte sich dabei ja die Fingerknöchel brechen und dadurch bei seiner nächsten Großwildjagd in Afrika das Gewehr nicht mehr halten können.

Ja, sie besaß eine ordentliche Portion Boshaftigkeit und durch ihre momentan eher triste Grundstimmung vielleicht noch etwas mehr als sonst.

»So spät noch am Werk?« Das Dröhnen seiner Stimme passte nicht zu der gezierten Ausdrucksweise.

Versuchte er, die Sprechweise ihrer Mutter zu imitieren?

Wenn ja, vertat er sich gründlich.

Als sie nicht gleich antwortete, ließ er sich auf den Besucherstuhl vor ihrem Schreibtisch fallen. Das Holz dehnte sich knirschend.

»Was für ein misslungenes Ding. Da passt ja nicht einmal ein Kleinkind rein.«

Ein Kleinkind schon, ein Elefant hingegen nicht, hätte Maddalena am liebsten gesagt, enthielt sich aber eines Kommentars.

»Comandante.« Sie bemühte sich um eine Mischung aus Höflichkeit und professioneller Distanz. »Sie sind sicher nicht ohne Grund zu mir gekommen.«

»Hier sind wir unter uns. Du bist meine Stieftochter, es reicht vollkommen, wenn du mich in der Öffentlichkeit Comandante Scaramuzza nennst. Im privaten Rahmen bin ich Achille. Und wir sind selbstverständlich per Du.«

Wie oft hatten sie das leidige Thema schon durchgekaut? Und wie oft hatte sie sich standhaft geweigert, auf dieses Arrangement einzugehen? Es machte sie wütend, aber zugleich schwächte sie dieser stets neu aufwallende Zorn. Die heftigen Emotionen, die sie in Scaramuzzas Nähe immer wieder überkamen, machten sie unfähig, klar zu denken.

Sie sollte sich wohl langsam geschlagen geben.

»Achille.« Maddalena setzte ihr unverbindlichstes Lächeln auf. »Ich habe länger ernsthaft darüber nachgedacht. Für mich wäre ein förmliches Sie auch im privaten Umgang kein Problem. Wenn es dir allerdings so wichtig ist, versuchen wir eben, es so zu halten, wie von dir gewünscht. Hiermit gehe ich auf deinen Vorschlag ein. Ich muss jedoch darauf bestehen, dass du mir in der Öffentlichkeit und speziell vor meinen Mitarbeitern den notwendigen Respekt entgegenbringst. Nur unter uns bin ich Maddalena, sonst bleiben wir bei Commissaria Degrassi.«

»Das ist doch selbstverständlich, mein Adlerauge.« Er rieb sich vergnügt die Hände.

»Und bitte keine Kosenamen.«

»Zu Befehl!« Er salutierte.

Maddalena schüttelte sich innerlich, und Scaramuzza feixte. Sein Doppelkinn bebte.

Dieser Gockel nahm jetzt Papas Platz ein. Mit wem, wenn nicht mit Franjo sollte sie darüber reden? Er hatte besser als jeder andere um ihren Kummer gewusst. Er hätte die Ironie verstanden, wenn sie ihm diese absurde Situation schilderte, und auch, warum sie sich innerlich so sträubte.

»Diesen Kommissar oder besser ›Inspektor‹«, er betonte Rosners Berufsbezeichnung und lachte laut auf, »diesen Ermittler aus Österreich jedenfalls fand ich wahrlich unsympathisch und von sich eingenommenen. Wie ich erfahren musste, ist er ohne Verabschiedung abgefahren? Unerhört, dieses Benehmen.«

»Er hat seinen Kollegen Luigi Olivotto in Grado gelassen. Offiziell hat er zwei Tage Urlaub, wird uns aber zur Verfügung stehen, sollte sich doch noch eine Spur ergeben, die die Österreicher angeht. Wir haben uns beim Abendessen im ›Delfino Blu‹ alle sehr gut mit ihm unterhalten.«

»Unsinn«, polterte Scaramuzza, »was sollte es einen österreichischen Kriminalbeamten groß interessieren, was bei uns passiert? In die Karten schauen wollen sie uns, so was habe ich gern. Eine Frechheit. Eine Einmischung der gröbsten Sorte nenne ich das. Der Mann soll sich schleunigst auf den Weg zurück ins Alpenland machen. Unsere Arbeit hier geht ihn überhaupt nichts an.«

»Ich finde es gut, dass er noch eine Zeit lang für uns erreichbar ist. Immerhin ist der Tote ein österreichischer Staatsbürger. Was, wenn sich herausstellt, dass ein anderer Österreicher ihn umgebracht hat?«

»Soweit ich mich erinnere, wurde das bei unserer Sitzung bereits verworfen«, empörte sich Scaramuzza.

»Was Rosners Verdacht anging, so wurde diese Vermutung ausgeräumt, ja. Und ich bin auch der Ansicht, dass der Tote höchstwahrscheinlich versehentlich ein Opfer der Brandserie wurde. Dennoch dürfen wir nichts ausschließen.«

»Das wiederum führt mich zur nächsten Frage: Wie weit bist du mit den Ermittlungen?« Sein Tonfall war bei diesen Worten um ein paar Grad kälter geworden.

Mit den schnellen Stimmungsschwankungen des Comandante war Maddalena jedoch vertraut, und sie konnte damit wesentlich besser umgehen als mit seinem pseudofamiliären Getue.

»Lippi und Fanetti ziehen weiterhin Erkundigungen in der Marina und entlang der Riva Brioni ein. Beltrame und Zoli sprechen derweil mit den Eigentümern jener Boote, die außerdem im Hafen vor Anker lagen. Leider haben sich bisher noch keine Zeugen gemeldet, aber wir suchen weiter.«

»Und ich«, unterbrach Scaramuzza sie selbstgefällig, »werde mich noch einmal mit meinem alten Freund Comandante Marocco von der Berufsfeuerwehr unterhalten. Ich hatte die großartige Idee, dass wir ein paar unserer Frischlinge zusammen mit einem kleinen Team der Vigili del fuoco Handzettel verteilen lassen, um die Bürger zu informieren. Präsenz zeigen, Zusammenhalt und so weiter. Ich möchte nicht, dass wegen der Brände die Angst in Grado um sich greift. Für seine Leute kann er übrigens die Hand ins Feuer legen. Passende Floskel, oder?« Ein breites Grinsen verwandelte seine Augen in schmale Schlitze. »Die Jungs sind über jeden Zweifel erhaben.«

Maddalena nickte kommentarlos.

»Es ist spät, du solltest längst schon in deiner neuen Wohnung sein. Es wäre allerdings nicht nötig gewesen, dorthin überzusiedeln. Aber du musstest ja vehement auf einer eigenen Unterkunft bestehen. Deine Mutter und ich hätten uns gefreut, dich bei uns zu beherbergen.«

Was für eine beglückende Vorstellung. Sie presste ihre Lippen aufeinander, um nicht loszulachen.

»Für mich passt das so. Danke.«

»Möchtest du, dass wir dich zum Essen ausführen? So ganz allein im Apartment zu versauern, das ist doch nichts für eine junge, hübsche Frau wie dich. Da wird man doch depressiv.«

Seine Taktlosigkeit goss Öl ins Feuer.

»Das ist sehr freundlich, aber ich bin schon mit meiner Freundin Bibiana Taddi verabredet.«

»Die Nichte vom Bäcker, die kleine Immobilienmaklerin, stimmt's? Auf dieser Insel entgeht mir nichts. Hier macht mir keiner so leicht etwas vor.«

Schön für dich, wenn das so ist, dachte sie. »Ab sofort weise ich mein Team an, dich als Spürhund einzusetzen. Dann haben wir anderen weniger mühselige Kleinarbeit zu erledigen.«

Jetzt war sie entschieden zu weit gegangen.

Scaramuzzas Miene verdüsterte sich, sein Hals schien den zu engen Hemdkragen jeden Moment zu sprengen, er öffnete den Mund, hob zum Schimpfen an, doch dann hielt er inne. Mit seiner großen Hand langte er über den Schreibtisch und griff nach ihrer schmalen.

»Ist schon gut, Mädchen, manchmal verstehe ich deinen Humor eben nicht. Ich werde mich jedoch mit der Zeit daran gewöhnen. Schon meiner Sibilla, der besten Ehefrau von allen, zuliebe.«

Maddalena zog ruckartig ihre Hand weg und stand auf.

»Soll ich dich mit dem Wagen fahren?«, erkundigte er sich jovial.

»Danke, aber nein. Es hat inzwischen zu regnen aufgehört.«

Sie verabschiedeten sich förmlich, und Scaramuzza hielt Maddalena galant die Tür zu ihrem Büro auf.

Draußen roch es nach feuchter Erde und würzigen Piniennadeln. Ein frischer Wind wehte Meeresluft zu ihr herüber und trieb Sand vom nahen Strand auf die Straße.

Maddalena beeilte sich. Zu Fuß hätte sie bis zum Restaurant eine gute halbe Stunde gebraucht, aber mit Bibianas Fahrrad war sie in zehn Minuten dort. Sie stürmte ins Lokal, erwartete ob ihrer Verspätung Bibianas vorwurfsvollen Blick, aber ihre Freundin war nirgends zu sehen.

Irritiert ließ sie sich vom Kellner zu dem von Bibiana reservierten Tisch führen. Zu spät zu kommen, sah ihr gar nicht ähnlich. Sie war meistens die Erste bei einer Verabredung. Maddalena griff eben zu ihrem Handy, um sie anzurufen, als eine Nachricht hereinkam: »Verspäte mich um ein paar Minuten. Bestelle uns schon mal den Prosecco!«

Ihr Glas war schon halb leer, als Bibiana das Restaurant betrat und vom Kellner zum Tisch auf der überdachten Terrasse begleitet wurde. Es war zwar Ende Oktober, aber mit ihrem Langarmshirt, dem Pulli und der Lederjacke über den Jeans fand Maddalena es hier draußen auch am Abend noch durchaus angenehm. Falls es doch zu frisch werden würde, konnte das Personal die Wärmelampen entzünden.

»Entschuldige bitte die Verspätung«, brachte Bibiana atemlos hervor.

Maddalena stand auf und umarmte die Freundin. »Es ist doch nichts mit der kleinen Simone?«

»Nein, zum Glück nicht, sie ist gesund. Ich brauche jetzt erst einmal einen ordentlichen Schluck«, sie setzte sich und zog Maddalena neben sich auf die Sitzbank, »erst danach habe ich hoffentlich wieder die Kraft, um dir zu erzählen, was vorhin passiert ist.«

Das klang besorgniserregend.

Bibiana strich ihre dunklen, glänzenden Haare hinter die Ohren. »Zuerst werfen wir aber einen Blick in die Speisekarte. Oder hast du bereits bestellt?«

Maddalena lachte schallend. »Ich würde mich keinesfalls trauen, dir ein Gericht auszusuchen. Ich nehme an, dass du selbst Fabrizio kräftig auf die Finger klopfen würdest, täte er das.«

»Stimmt.«

Langsam wurde Maddalena hungrig.

Das »Campiello della Vela« war neben seiner tollen Lage mit dem wunderschönen Blick über die Lagune in erster Linie für seine herrlichen Fischgerichte bekannt. Vorletzten Frühling war sie ein-, zweimal mit ihrer Mutter hier gewesen. Damals, als ihre Welt noch heil war.

Der Regenschauer am Nachmittag hatte die Luft sauber und klar gemacht. Maddalena atmete tief durch, bevor sie eine Speise aussuchte. Die Vorspeise ließ sie aus. Trotz des Hungergefühls wusste sie, dass sie mehr als eine Portion auch beim besten Willen nicht hinunterbringen würde.

Es war seltsam, ohne Franjo etwas zu bestellen, zu essen und sich danach nicht mit ihm über die Zutaten und den Geschmack der einzelnen Gerichte unterhalten zu können. Das hatten sie immer getan. Es sei eine wichtige Übung, sogar und ganz besonders für einen preisgekrönten Koch, meinte Franjo stets im Brustton der Überzeugung. Die Konkurrenz sollte man nie aus den Augen lassen. Für sie hingegen war es ein lieb gewordenes Ritual, das sie schmerzlich vermisste.

»Ach, komm.« Bibiana legte den Arm um sie. »Schau, was ich gefunden habe.«

Maddalena überließ sich ihrer Führung.

Sie teilten sich schwesterlich die Pentolaccia di pesce vecchia, eine Fischpfanne nach alter Gradeser Art, und die Linguine ai sardoni, wobei ihr die frischen Sardellen besonders gut schmeckten.

Als sie fertig gegessen hatten, musste sie sich eingestehen, dass Bibianas Wahl exzellent gewesen war.

»Die Küche hier bietet eine interessante Mischung aus der einheimischen und der sizilianischen Küche.« Bibiana, die häufig in diesem Restaurant aß, kannte sich aus. »Der Besitzer ist Sizilianer, das erklärt diese faszinierende Zusammensetzung. Er und seine erwachsenen Kinder betreiben auch eine Bar in der Innenstadt, die Brötchen dort sind unglaublich. Manchmal nehme ich sie mit nach Hause, wenn ich zum Kochen zu faul oder zu ausgelaugt bin.«

Ein Schauer zog über Maddalenas Rücken. »Ich muss mich kurz bewegen, bin gleich wieder bei dir. Und dann erzählst du mir, was passiert ist, okay?«

Bibiana sah sie liebevoll an und nickte.

Es waren von ihrem Platz aus nur ein paar wenige Schritte bis hin zur Mole. Jetzt waren die Tische verwaist, aber im Sommer wurde hier gedeckt, und man konnte nahe am Wasser speisen. Es waren begehrte Plätze, die ohne Reservierung kaum zu ergattern waren.

Über ihr spannte sich ein samtig dunkler Himmel, der mit Sternen übersät war. Maddalena kannte sich in Astronomie nicht aus. Stets war es Franjo gewesen, der ihr die Konstellation der Himmelskörper erklärt hatte.

Vielleicht sollte ich doch ein paar Stunden Psychotherapie in Anspruch nehmen, um zu lernen, etwas besser mit meinem Kummer umzugehen, dachte Maddalena. Falls das überhaupt möglich ist.

»Bevor du mir vor Trübsinn in der Lagune versinkst, hole ich dich zurück.« Bibiana fasste sie am Oberarm, und gemeinsam gingen sie zu ihrem Tisch. Maddalena bekam einen Schwall ihres Parfums ab. Es roch nach Zimt, Nüssen und gebratenen Äpfeln. Mit den Händen wehte sie den würzigen Duft zu sich heran.

»Was war das denn?«

»Du bereitest dich schon auf den Spätherbst vor.« Eine unerwartete Heiterkeit nahm von Maddalena Besitz. »Kastanien, geröstet über offenem Feuer, und so fort.«

»Drehst du gerade völlig durch?« Bibiana orderte stirnrunzelnd eine weitere Karaffe Hauswein.

Maddalena bat sie verlegen um einen Spritzer ihres köstlichen Parfums. »Ich mag, wie du riechst.«

»Ich auch. Es ist neu auf dem Markt. Ich muss mich täglich ermahnen, es nicht literweise über mich zu schütten. Simone und Fabrizio rümpfen die Nase, kaum dass ich einen Raum betrete. Schön, dass wenigstens du es zu schätzen weißt. Es war nämlich schweineteuer.«

Üblicherweise kümmerte Maddalena sich um derlei Dinge nicht, verwendete achtlos die teuren Geschenke ihrer Mutter, doch heute Abend beschloss sie, sich fortan mehr mit diesen sogenannten Nebensächlichkeiten auseinanderzusetzen, die nur sie allein betrafen.

Sie würde sich ihren eigenen Kosmos erschaffen, einen, in dem Franjo nicht mehr ihr Ansprechpartner war.

Es fühlte sich traurig an, aber auch richtig.

»Nun erzähl. Ich bin nämlich nicht nur berufsbedingt neugierig. Es ist anscheinend Teil meines Charakters, rätselhaft erscheinenden Angelegenheiten auf den Grund gehen zu wollen. Also zögere deine Geschichte nicht mehr allzu lange hinaus, sonst muss ich dich von Guido Lippi zu einem Verhör aufs Polizeidezernat holen lassen.«

»Vom dicken Lippi?« Bibiana verzog ihr Gesicht zu einer Grimasse.

»So dick ist er gar nicht mehr. Seine Ex-Frau, Stella, ist wieder bei ihm und hält ihn gehörig auf Trab. Was Besseres konnte ihm nicht passieren.«

»Trotzdem hört es sich für mich nach einer üblen Drohung an, wenn du Lippi einsetzen willst, um mich zum Reden zu bringen. Noch dazu, wo ich ohnehin freiwillig mein Herz bei dir erleichtern möchte.«

Beide lachten, und Maddalena kam sich ein wenig gemein vor, den Kollegen so vorzuführen.

Eine nette Chefin tat so etwas nicht.

»Guido Lippi hat sich in Wahrheit sehr verändert, aber es reizt mich immer noch, das Schreckgespenst vergangener Tage herbeizuzitieren. Ich bin eben ein böser Mensch.«

»Bist du, deswegen leitest du auch eine schwierige Abteilung bei der Polizei. Eine so gütige Frau, wie ich eine bin, brächte das niemals zustande.«

Maddalena boxte ihre freche Freundin kameradschaftlich in die Seite.

Bibiana rief den Ober herbei und bestellte für sie beide ein Dessert. »So«, sagte sie zufrieden. »Als Strafe für diesen schmerzhaften körperlichen Übergriff zahlst du die Nachspeise und den Limoncello.«

Während sie die sizilianischen Cannoli alla ricotta verschlangen und Maddalena darüber staunte, wie viel sie trotz ihrer anfänglichen Skepsis heute Abend hinuntergebracht hatte, begann Bibiana ihren Monolog.

Jedes Mal, wenn Maddalena eine Zwischenfrage stellen wollte, winkte sie ab. »Das bringt mich aus dem Konzept. Erst wenn ich fertig bin, darfst du.«

Maddalena fasste ihre Locken im Nacken zusammen und wickelte sie einige Male um den Zeigefinger. Dann steckte sie ihr Haar mit einem der kleinen Kämme, die sie immer bei sich trug, hoch. Entspannt lehnte sie sich zurück, nippte am süßen Zitronenlikör und lauschte aufmerksam.

»Fabrizio ist schon die längst Zeit komisch. Ich habe dir gestern bei der Wohnungsübergabe erzählt, wie merkwürdig er sich verhält. Die Brände bereiten ihm große Sorgen. Mehr noch, er wirkt gebeutelt von Angst. Warum ihn das so unverhältnismäßig quält, wollte er nicht sagen. Er konnte sich mir einfach nicht anvertrauen.«

»Ich erinnere mich«, murmelte Maddalena.

Bibiana warf ihr einen tadelnden Blick zu, der sie verstummen ließ.

»Heute kam er pitschnass nach Hause. Das Sakko hing an ihm herunter. Sein Haar stand in alle Richtungen ab. Er sah aus wie einer dieser Hunde, die nie getrimmt werden.«

Maddalena unterdrückte ein Lachen und täuschte einen Hustenanfall vor.

»Ich erkundigte mich, ob er in den Regen gekommen sei, und er verneinte. Es war eine Fangfrage, denn natürlich sah ich deutlich, dass er nass geschwitzt war, und außerdem hatte es inzwischen zu regnen aufgehört. Simone schlief bereits, also waren wir allein und ich bereit für die Wahrheit. Als ich ihm das sagte, zuckte er zusammen, schwieg aber. Irgendwie machte mich seine Art wütend, und ich quälte ihn so lange, bis er endlich damit herausrückte, was ihn die ganze Zeit über bedrückt hatte.«

Maddalena konnte sich den gequälten Sonderling Fabrizio nur zu gut vorstellen. Bibiana war eine Meisterin darin, Leute in die Mangel zu nehmen. Bei der Polizei hätte sie sich als Verhörspezialistin sicher gut gemacht.

»Am Beginn seiner Karriere als Lehrer hatte Fabrizio ein paar Schüler, die ihm schlimm zusetzten. Nicht dass die Jungs das nicht auch heute noch täten. Sie verspotten ihn. Wegen seiner rücksichtsvollen Art ist er ein leichtes Opfer. Mit ihm können sie allerlei Schabernack treiben.«

Maddalena musste mächtig aufpassen, den Faden nicht zu verlieren. Die Stimme ihrer Freundin klang wie die einer Radiosprecherin, die ihren Zuhörern eine langweilige Geschichte vorlas. Wohlklingend und sanft. Maddalena wurde immer schläfriger.

Dann war sie auf einmal wieder hellwach. »Was hast du gesagt? Wiederhole das bitte.«

Bibiana funkelte sie gekränkt an. »Du willst doch nicht ernsthaft behaupten, ich hätte dir ein Schlaflied vorgesungen?«

»Nicht doch, ich bin bloß eine Sekunde lang eingenickt, aber dann hast du vom Feuer gesprochen«, beschwichtigte Maddalena sie.

»Also, damals gab es eine Clique von ein paar Jungs, die nichts als Ärger machten. Eines Nachts stiegen diese Halbstarken durch ein kaputtes Fenster in das Schulgebäude ein und wüteten in den Klassenräumen. Es wurden Gegenstände beschädigt, Wände bekritzelt und besprüht. Aber jetzt kommt es: Sie stapelten Zeichnungen aus dem Kunstunterricht, Aufgabenzettel und Klassenbücher auf einen Haufen und fackelten dann alles einfach ab. Wegen des Rauchs gingen die Brandmelder los, die Feuerwehr rückte an, doch die Täter konnten nie ermittelt werden. Der entstandene Sachschaden war wirklich groß. Und mein Fabrizio vermutete damals, dass diese Gruppe aus seiner Klasse dafür verantwortlich war. Doch gütig, wie mein Mann nun mal ist, hielt der Narr seinen Mund. Interessanterweise hörten danach die Hänseleien ihm gegenüber auf, was ihn in seinem Verdacht nur noch bestätigte.«

»Und um wen handelte es sich bei diesen Jugendlichen?« Maddalena wartete gespannt auf die Antwort.

»Das will er mir nicht sagen. Aber er glaubte anscheinend seit Tagen felsenfest an einen Zusammenhang zwischen den damaligen Vorkommnissen und der Feuerserie von heute. Im Jahr, als das alles passierte, war der Einbruch in die Schule nicht die einzige Brandstiftung. Es wurde unter anderem auch eine Strandhütte niedergebrannt.«

»Vermutet Fabrizio das nur, oder gibt es einen triftigen Grund für seinen Verdacht?« Maddalena spürte, wie sich ihre Muskeln anspannten. Die Kommissarin in ihr befand sich in Alarmbereitschaft.

»Zuerst gab es den nicht.« Bibiana atmete laut durch die Nase aus. »Aber. Ich wollte von ihm wissen, warum er heute so fertig und verschwitzt heimgekommen war. Es musste etwas geschehen sein. Sein aufgewühlter Zustand konnte nicht nur in dieser alten Geschichte begründet liegen. Doch ich musste ihm regelrecht drohen, damit er endlich den Mund aufmachte und den Rest preisgab.«

Bibiana sah Maddalena beifallheischend an. Die tätschelte anerkennend ihren Arm. »Mach es nicht so spannend«, bat sie, da sie ihre Ungeduld kaum noch unter Kontrolle halten konnte.

»Er verhielt sich, als würde ich ihn foltern. Aber schließlich verstand er meine Sorge und erzählte, was passiert war. Ein ehemaliger Schüler, einer aus der Clique, die Fabrizio damals verdächtigte, ist heute zu ihm in die Schule gekommen. Sie sprachen über die Brände. Ich habe es so verstanden, als wollte der Mann sein Gewissen erleichtern.«

»Wie?«, fragte Maddalena aufgebracht. »Ging es um die alten Brandlegungen oder die aktuellen?«

»Ich weiß es nicht. Mehr bekam ich bei aller Anstrengung nicht aus ihm heraus.«

»Wie heißt der Mann?«

»Auch das hat Fabrizio mir nicht anvertraut. Ich habe ihm allerdings gesagt, dass ich es dir erzählen werde. Er hat daraufhin nur bekümmert seinen Kopf geschüttelt und sich ein großes Glas Wein eingeschenkt.«

»Das hast du gut gemacht, Bibiana. Du verstehst sicher, dass wir deinen Mann dazu befragen müssen?« Maddalena sah auf ihr Handy und stutzte. »Es ist ja ziemlich spät geworden. Wir sollten los.« Sie gähnte, bis ihre Kiefer knackten.

»Willst du ihn allen Ernstes jetzt befragen?« Bibiana kicherte. »Keine gute Idee. Er ist sicher ebenso beschwipst wie ich. Dann redet er noch weniger als sonst.«

Maddalena winkte ab. Sie rief nach dem Kellner und tippte eine Erinnerung in ihr Handy. Morgen war Dienstag. Sie würde Fabrizio zusammen mit Zoli in der Schule aufsuchen.

Eine Müdigkeit, wie sie schon lange keine mehr empfunden hatte, überrollte sie wie eine Welle.

»Du machst mir jetzt aber nicht schon schlapp?« Bibiana hakte sich bei Maddalena unter. »Der Abend ist noch nicht zu Ende. Und du kennst mich, Widerspruch dulde ich nicht.«

Maddalena gähnte herzhaft und ergab sich in ihr Schicksal.

23

Nach dem ersten Schock waren Filippa Tränen der Empörung in die Augen gestiegen.

»Du Lügner«, hatte sie ihn beschimpft und die Tränen krampfhaft zurückzuhalten versucht, »du wolltest mich nur ausnutzen. Mich hierher in diese Fricheria zu schleppen, unter Vorspiegelung falscher Tatsachen. So etwas Unverschämtes ist mir in meinem ganzen Leben noch nicht passiert.«

Olivotto war aufgesprungen und um den Tisch herum zu ihr geeilt. »Nein, so war das doch nicht. Es würde mir nicht im Traum einfallen, dich so mies zu behandeln. Beruhige dich bitte und lasse es mich dir erklären. Ich habe manchmal eine unmögliche Art, mich auszudrücken. Vielleicht kommt mein Italienisch ungehobelt rüber? Aber ich will meine sprachlichen Defizite nicht als Ausrede nehmen. Du musst mir natürlich gar nichts erzählen, ich bin nicht beruflich hier. Es tut mir sehr leid, dich so aufgeregt zu haben.«

»Ich weiß auch gar nichts«, murmelte sie störrisch und spürte, wie sich ihr heftig schlagendes Herz beruhigte. »Und mit deinen Sprachkenntnissen hat das nichts zu tun. Du drückst dich sehr gut aus. Aber das muss ich dir nicht extra sagen, du weißt es sicher selbst.« Sie straffte die Schultern, und Luigi sah sie aufmerksam an. Er wartete geduldig, bis sie weiterredete. »Als deine Kollegen von der Gradeser Polizei im Hotel auftauchten, hatte ich Angst. Keine Ahnung, woran das liegt, aber kaum spricht mich ein Uniformierter an, bekomme ich weiche Knie und fühle mich wie eine Verbrecherin. Das war schon in meiner Kindheit so.«

Er lachte und beugte sich ein wenig zu ihr hinunter. Sachte strich er ihr ein paar Strähnen ihres Haares hinter das Ohr und drückte ihr einen Kuss auf die erhitzte Wange.

Und dann flossen ihre Tränen doch.

Luigi bestellte ihr eine heiße Schokolade. Filippa trocknete mit einer Serviette ihre tränennassen Wangen und wischte die verlaufene Wimperntusche unter ihren Augen weg.

Erst als sie bemerkte, wie hoch das Trinkgeld war, das er dem Wirt gab, konnte sie wieder lachen.

»Das nennt man, glaube ich, eine Übersprunghandlung. Nicht bei ihm, bei mir solltest du dich nochmals entschuldigen. Aber nicht mit Geld.«

Sie hatte ihn bedeutsam angelächelt.

Danach waren sie erneut durch das mittelalterliche Strassoldo mit den beiden Wasserschlössern spaziert und hatten ausführlich miteinander gesprochen.

Luigi hatte sie davon überzeugen können, dass es ihm um ein privates Treffen mit ihr gegangen war und nicht um eine versteckte Ermittlung. Er war so zerknirscht und reumütig gewesen, dass Filippa nicht anders konnte, als ihm zu vergeben. Trotzdem blieb ein feiner Stachel zurück.

Jetzt stand sie nah neben Luigi am Tresen in Auroras Bar. Er hatte zwei Averna Sour bestellt, den typischen Digestif nach einem so üppigen Essen wie dem Frico. Und ein gutes Entspannungsmittel nach der Aufregung vorhin.

Aurora hielt Filippa die beschlagenen Gläser hin und schmunzelte. Sie wollte gerade etwas zu ihr sagen, als jemand sich über die Theke beugte.

Filippa hatte den Mann schon öfter hier gesehen. Er sah recht gut aus, war aber für ihren Geschmack zu alt. Aurora schien das anders zu sehen, denn sie flirtete mit ihm, was das Zeug hielt. Ihr Bob schwang mit jeder ihrer Bewegungen mit.

»Raffaele«, schnurrte sie, »ich habe schon gedacht, du magst mich nicht mehr.«

»Wie kommst du auf so eine Idee, meine Schöne?«

»Heute bist du an mir vorbeigerauscht, hast mich ignoriert, obwohl ich dir über die Straße hinweg laut etwas zugerufen habe«, hörte Filippa Aurora beleidigt erwidern.

Komisch, so kannte sie ihre gegenüber Männern sonst eher widerborstige Schulfreundin gar nicht.

Der Lärmpegel in der Bar schwoll von Minute zu Minute

an, und es kam ihr so vor, als wäre heute kein ganz normaler Arbeitstag, sondern bereits Wochenende oder ein Feiertag. Aber vielleicht empfand sie das auch nur so, weil sie selten ausging.

Die Bar war überfüllt und die Luft dementsprechend stickig. Laute Stimmen, Gesang und Gegröle machten es fast unmöglich, sich zu unterhalten, stand man auch nur etwas zu weit entfernt von seinem Gesprächspartner.

Luigi legte den Arm um sie.

Im gedimmten Licht wirkten seine Augen noch dunkler und glänzten verführerisch. Filippa spürte ein Kribbeln in der Magengegend.

Hunger kann das kaum sein, dachte sie belustigt. Suchten sie etwa gerade die viel gepriesenen Schmetterlinge heim?

Ihr Leben war seit dem Tod ihres Vaters ohnehin auf den Kopf gestellt, da machte es auch keinen großen Unterschied mehr, wenn sie sich zur unpassenden Zeit in einen Fremden aus dem Norden verknallte.

Sie fand es nicht zum ersten Mal verwunderlich, wie flexibel ihr persönlicher Moralkodex war.

Irgendein Betrunkener rempelte sie an, und Filippa fiel geradewegs gegen Luigi, der sie prompt noch fester an sich zog. Er hielt sie mit beiden Armen umschlungen und sagte ihr ins Ohr: »Dem Rüpel sollte ich danken.«

Kurz blieb Filippa die Luft weg. Im ersten Moment wollte sie sich gegen seine Brust stemmen, ließ es dann aber. In seiner Umarmung fühlte sie sich geborgen und sicher. Abgeschirmt von dem Chaos, das um sie herum tobte, und gleichermaßen geschützt vor ihren inneren Dämonen.

Ein kalter Luftzug wehte herein, als die Tür aufschwang. Zwei Frauen betraten die Bar.

Zuerst beachtete Filippa die Neuankömmlinge nicht weiter. Dann machte Luigi sich abrupt los.

Filippa hätte fast den Halt verloren. Der Mann, mit dem Aurora so ungehemmt flirtete, hinderte sie am Fallen, indem er ihren Arm packte.

Sie bedankte sich bei ihm und wandte sich wieder Luigi zu, um ihn zu fragen, was das denn gerade war. Aber sie konnte ihren Begleiter nirgends entdecken.

Mit den Ellenbogen bahnte sie sich einen Weg durch das Gewühl, um ihn zu finden.

Und dann sah sie ihn.

Vertieft in ein Gespräch mit Commissaria Maddalena Degrassi.

Wieder blieb Filippa kurz die Luft weg.

Luigi entdeckte sie, ihre Blicke trafen sich, dann wandte er sich ab.

Die Degrassi und er lachten, als hätte er oder sie einen besonders lustigen Witz gemacht oder einen Kommentar über Filippa abgegeben.

Eine Frau mit dunklem langem Haar, wohl eine Freundin der Commissaria, schob sich mit einer hoch über ihren Kopf erhobenen Flasche Prosecco in der einen und drei Gläsern in der anderen Hand durch die Menge.

Gekonnt wie ein Kellner öffnete Luigi die Flasche und goss die Gläser voll. Dann prosteten die drei einander in bester Feierlaune zu, und die Freundin der Commissaria hob zu einem Trinkspruch an.

Luigi beachtete Filippa nicht mehr.

Er verhielt sich, als wäre sie gar nicht da, so als hätte sie nicht eben noch in seinen Armen gelegen.

Was sollte das denn?

Da Filippa nur eine weitere Enttäuschung erwartete, wenn sie darauf hoffte, der Boden möge sich unter ihr auftun und sie verschwinden lassen, musste sie selbst handeln.

Sie machte einen großen Schritt nach vorne und stieß gegen Luigis Arm. Die Flasche entglitt seinen Händen und zerbarst in viele kleine grüne Scherben.

Filippa nützte das aufkommende Durcheinander und verließ hastig die Bar.

Nicht nur die Flasche war zerbrochen, eine Scherbe von ihrem Herzen schnitt tief in ihr Inneres.

Sie konnte das Blut riechen und sehen.

Es war rot wie hell loderndes Feuer.

Weinend lief sie durch die Nacht. Orientierungslos, bis sie sich am alten Strand wiederfand.

24

Die nachtschwarze Gestalt wanderte durch die Altstadt.

Selten begegnete sie einem anderen Spaziergänger. Aus den übervollen Bars tönte laute Musik, die Straßen und Gassen hingegen waren menschenleer.

Es war so dunkel.

Vom Boden stieg der Geruch nasser Erde auf.

Bis zur Strandpromenade war es nur ein Katzensprung.

Bedächtig stieg die Gestalt die Stufen zur Diga hinauf. Dort angekommen, holte sie tief Luft und blieb stehen.

Das Meer schimmerte silbern.

Der Wind trieb weiße Schaumkronen auf unruhigen Wellen ans Ufer.

Weit draußen meinte sie, ein flirrendes Licht zu sehen. Ein Frachtschiff, das am Horizont entlangfuhr. Eben noch mit glitzernden Sternen gespickt, war der Himmel jetzt von einer tiefen Schwärze.

Weiter vorne in Richtung der Spiaggia azzurra stieg ein Rauchfaden in die Luft und verflüchtigte sich zu einem Nichts, kaum dass sie ihn wahrgenommen hatte.

Roch es nach Feuer?

Schwebte Asche über der Stadt?

Und wenn der Feuerteufel erneut zugeschlagen hatte?

Egal. Sollte er sich ruhig ein letztes Mal austoben.

Die Gestalt stöpselte Kopfhörer in ihre Ohren und sperrte so abgesehen von der Musik alle anderen Geräusche aus.

Was brachte ihr das Gekreische der Möwen, das Rauschen des Meeres, das Knirschen des nassen Sandes unter ihren Füßen, wenn sie doch nur eines wollte?

Und was sie wollte, war nah.

Die Gestalt legte an Tempo zu und verließ kurzatmig die gepflasterte Promenade über eine Schräge, die für Rollstuhlfahrer gebaut worden war. Dann blieb sie ruckartig stehen.

Vor ihr breitete sich der knochenfarbene Strand aus.

Kein Liegestuhl, kein Sonnenschirm, nichts, was an den Sommer erinnerte, verbaute die Sicht auf die Unendlichkeit.

Fast schon war sie am Ziel.

Heute Nacht war es endlich so weit.

Das Warten würde sich gelohnt haben.

Ein Gefühl, heiß wie loderndes Feuer, breitete sich in ihr aus.

25

Für Raffaele stand die Zeit still.

Es war einer der bisher besten Momente in seinem Leben.

Alle Qual, jegliche Trübsal der letzten Stunden und Tage war vergessen.

Sein Herz klopfte bis zum Hals, das Blut rauschte wie ein Gebirgsbach durch seine Adern.

Aurora hatte sich ihm zugewandt.

Nicht wie vorhin, als sie sich schäkernd über die Theke gebeugt hatte.

Nein, diesmal war es anders.

Durch die Geräuschkulisse hindurch vernahm er ihre kratzige Stimme, die ihn rief.

Er drehte sich zu ihr und sah in meergrüne Augen.

»Komm näher.« Er hörte die Worte wegen des nun anschwellenden Lärms nicht mehr, konnte sie aber deutlich von ihren Lippen ablesen.

»Noch näher?« Fragend hob Raffaele seine Hände.

Als Antwort machte sie mit den Fingern eine kreisende Bewegung, die ihm signalisierte, dass er hinter den Tresen kommen solle.

Sein Bier stellte er auf der Fensterbank ab und schob sich ungeschickt durch die vielen Gäste, die ihm den Platz verstellten, zu Aurora durch.

Deren Cousin kam mit einer großen Schale voller Erdnüsse aus der Küche und sah ihn kampfeslustig an.

»Was hast du hier zu schaffen? Mach Platz. Siehst du nicht, dass wir arbeiten?«, fuhr er Raffaele an.

Unwillkürlich wich er einen Schritt zurück. »Ich wollte niemanden stören.«

»Dann verzieh dich besser.«

So ungehobelt hatte er den Kerl nicht in Erinnerung. Vermutlich stand er unter Stress.

»Lass Raffaele in Ruhe«, fuhr Aurora dazwischen.

Ihr Cousin entgegnete etwas Unverständliches, bevor er wieder in der Küche verschwand.

Und dann stand sie vor ihm, in einer hellen Bluse mit hochgekrempelten Ärmeln. So nah, dass er ihren Schweiß riechen konnte: eine einzigartige Mischung aus Lavendel, Suppenwürze, Vanille und Anis.

Er atmete ihn tief ein.

»Ich nehme dein Angebot an. Falls es noch steht. Wir gehen zusammen fein essen, mit allem, was dazugehört. Du erinnerst dich?«

Aber klar, hätte er am liebsten gerufen und sie hochgehoben.

Ihre Miene wurde weich, als sie die Freude auf seinem Gesicht bemerkte. Alles Harte, Abweisende an ihr war wie weggeblasen.

Ihr zartes Antlitz reckte sich ihm entgegen wie eine Blume der Sonne.

Erwartete sie einen Kuss?

Würde er damit zu weit gehen?

Die Folgen waren ihm gleichgültig. Bevor er sich noch anders entscheiden konnte, presste er seine Lippen auf ihre schweißnasse Stirn.

»Hey, du bist ja völlig überhitzt und total erschöpft, Aurora.«

»Heute ist aber auch die Hölle los. Obwohl die Woche gerade erst begonnen hat. Es liegt so eine Spannung in der Luft und zwischen den Menschen. Spürst du das auch? Es ist heute ganz anders als sonst.«

Raffaele strich zärtlich über ihre heiße Wange. »Du musst hier raus. Dich erholen. Ausschlafen. Kannst du nicht weg? Komm mit mir, wir machen einen Spaziergang ans Meer. Das wird dir guttun. Ich begleite dich auch nach Hause, wenn dir das lieber ist.«

Er zog sie an sich.

Sie wich nicht zurück, sondern stemmte sich nur sanft gegen seine Brust.

»Raffi, nein«, sagte sie. »Heute Abend nicht. Bitte lass uns nichts überstürzen. Ich habe lange über uns nachgedacht und finde auch, dass es eine sehr gute Idee wäre, zusammen etwas zu unternehmen. Aber nicht jetzt sofort, ich muss bis zum Schluss bleiben. Du siehst ja, was hier los ist.« Sie wusch sich an der Spüle die Hände und wischte sie an der Schürze trocken. »Du hast ja recht mit dem, was du sagst. Der Job laugt mich aus. Ich renne herum, schleppe Bierkisten, breche mir die Nägel ab, führe einen ständigen Kampf mit der defekten Kaffeemaschine, putze die Bar, stehe viel zu früh auf und gehe viel zu spät ins Bett. Die ganze Arbeit bleibt an mir und meinem Cousin hängen. Nicht dass er weniger täte als ich. Das ist kein Thema, er schuftet genauso viel. Ich will mich auch nicht beklagen, ich bin froh, mit der Bar ein Einkommen zu haben und schuldenfrei zu sein. Aber manchmal frage ich mich, ob das alles ist. Ich hatte so große Träume. Die Kunsthochschule, du erinnerst dich?«

»So lange hast du noch nie am Stück mit mir gesprochen.« Raffaele war überwältigt.

»Normalerweise reiße ich mich zusammen, doch heute geht das Temperament mit mir durch, oder der permanente Schlafmangel schlägt mir ein Schnippchen. Sonst gelingt es mir sehr gut, alles für mich zu behalten und mir nichts anmerken zu lassen.«

»Auf die Dauer ist das nichts. Könnt ihr euch denn keine Aushilfe nehmen?«

»Vermutlich sollten wir das. Sonst machen wir wirklich eines Tages schlapp. Du siehst doch.« Sie wies resigniert auf den überfüllten Innenraum der Bar.

»Das meinte ich. Du brichst irgendwann zusammen, wenn du so weitermachst. Es ist nur eine Frage der Zeit.«

»Vielleicht sollte ich meine Schulfreundin Filippa fragen. Du kennst sie flüchtig, die mit den roten Locken. Sie arbeitet im ›La Fontana‹, bringt also Erfahrung mit. Unlängst hat sie mich darauf angesprochen, ob ich etwas für sie wüsste.«

»Ja, mach das. Das ist eine gute Idee. Ich habe sie heute schon hier gesehen.«

»Steht sie nicht da vorne an der Theke? Sie war ausnahmsweise nicht allein unterwegs.« Aurora hob den Kopf und versuchte zu erkennen, wer alles am Tresen lehnte. »Ich kann sie nirgends sehen.«

»Soll ich sie für dich suchen?«, fragte Raffaele, der die ungeduldigen Blicke von Filippas Cousin, der jetzt am Zapfhahn stand und Gäste bediente, durchaus mitbekam.

»Das wäre toll. Wenn ich sie nicht gleich darauf anspreche, dann mache ich es nie. Morgen ist ein neuer Tag, und vielleicht finde ich meine Reaktion beim Aufwachen schon wieder überflüssig und überzogen.«

»Hoffentlich bleibt es bei dem, was du gesagt hast.« Er warf ihrem Cousin einen entschuldigenden Blick zu und hielt ihr auffordernd seine Hand hin.

»Raffaele. Unser Date ist fix, versprochen.« Mit einem Lächeln schlug sie ein. »So viel steht fest.«

Aurora sah so abgekämpft aus, dass es ihm wehtat.

»Bin gleich zurück.«

Es war nicht leicht, in dieser Menschenmenge jemanden zu finden.

In einer Nische sah er eine kleine Gruppe um einen Tisch versammelt stehen und sich mit Prosecco zuprosten. Raffaele konnte die Commissaria erkennen und …

Erschrocken blieb er stehen.

Neben ihr stand unverkennbar die Frau seines ehemaligen Lehrers. Eine Immobilienmaklerin. Dem Paar war er im Laufe der Jahre einige Male begegnet. Hektisch blickte er sich um, doch sein Lehrer war nirgends auszumachen.

Der Blick der Degrassi streifte ihn. Kurz verweilte er auf seinem Gesicht, dann drehte sie sich unbeeindruckt wieder zu ihren Gesprächspartnern um.

Raffaele beruhigte sich und suchte weiter nach Filippa mit den roten Locken. Aber er konnte sie nirgends entdecken.

So kämpfte er sich durch die Menge zurück zur Theke und versuchte, niemanden direkt anzuschauen. Das vermittelte ihm das Gefühl, selbst nicht gesehen zu werden. Es fehlte ihm gerade noch, dass sein ehemaliger Lehrer ihn hier antraf.

Aurora hatte inzwischen ihre Bluse ausgezogen und arbeitete im Kurzarmshirt. Unter ihren Achseln hatten sich halbmondförmige Schweißflecke gebildet.

»Und?«

»Sie ist nicht mehr da. Habe überall nachgesehen, sogar im Flur.«

»Vielleicht ist sie nur mal schnell zur Toilette gegangen. Gezahlt hat sie bei mir jedenfalls noch nicht.«

Ehe Raffaele etwas erwidern konnte, schob sich ein Mann an ihm vorbei.

»Haben Sie meine Begleitung gesehen? Ein hübscher roter Lockenkopf. Mittelgroß. Grünes Kleid und Jeansjacke. Sie ist vorhin von einem Moment auf den anderen verschwunden«, brüllte er Aurora durch den Lärm zu.

Der Mann war eindeutig nicht von hier, sprach aber ihre Sprache ziemlich gut.

Hatte er nicht eben noch neben der Commissaria gestanden?

Raffaele begann, sich noch ein Stück unwohler zu fühlen.

»Ich ... nein. Mein Freund«, schrie Aurora zurück, »hat auch gerade nach ihr gesucht. Ich wollte Filippa etwas fragen. Also, wenn sie wieder auftaucht, schicken Sie sie bitte zu mir.«

»Wird gemacht. Und falls sie nicht wieder auftaucht, gebe ich eine Suchmeldung raus. Ich bin Polizist, müssen Sie wissen«, erklärte er selbstgefällig.

Na klar, er war ein Kollege der Degrassi. Und sicher nicht mehr nüchtern.

Aurora und Raffaele wechselten einen Blick und grinsten in stummem Einverständnis.

Das Bild fügte sich langsam zusammen.

Aber was hatte die Frau des Lehrers mit den beiden zu tun?

War auch sie jetzt bei der Polizei beschäftigt?

Blödsinn, berichtigte er sich. Sie ist eine Freundin, und die beiden machen mit dem Polizisten einen drauf.

»Ich gehe jetzt nach Hause und freue mich auf meinen Schlaf. Denn ich werde wunderbar träumen.«

Aurora hatte ihn dem Polizisten gegenüber als ihren Freund

bezeichnet. Die biochemischen Prozesse in seinem Gehirn spielten seither verrückt.

Davon musste er sich erst mal erholen.

Sie zwinkerte ihm zu, und er spürte, wie ihr Blick ihm folgte, als er zur Tür ging.

Draußen empfing ihn ein Schwall kühler Luft.

Die Nervosität von vorhin hatte sich vollständig verflüchtigt.

Er durfte nicht so paranoid sein und alles auf sich beziehen.

Manche Dinge passierten einfach, ohne Grund, ohne Anlass.

Das Gewicht lastete nun um einiges leichter als noch am Vormittag auf Raffaeles Schultern.

Er würde schon zurechtkommen.

Sein Leben hatte einen neuen Sinn erhalten. Zeit mit Aurora zu verbringen, stand jetzt eindeutig im Vordergrund.

Beschwingt ging er durch die Gassen der Altstadt und summte vor sich hin. Immer wieder rief er sich in Erinnerung, wie sie ihn zu sich geholt und das Unvorstellbare wahr gemacht hatte. Sie würde einen Abend mit ihm verbringen, er durfte sie zum Abendessen einladen. Er musste nur darauf achten, nichts zu überstürzen.

Raffaele hatte so lange gewartet, dass er das auch noch fertigbrachte.

Er war verliebt.

Vergnügt schloss er die Haustür auf. Das Flurlicht schaltete sich ein, und Raffaele sah zum Briefkasten.

Schlagartig veränderte sich seine Stimmung.

Die Spitze eines Kuverts ragte aus dem Schlitz heraus.

Und seine unbeschwerte Seligkeit wurde unmittelbar von nagendem Unbehagen abgelöst.

26

Sirenen schrillten.

Feueralarm.

Im Klassenraum brannte es lichterloh. Glut stob durch die Luft. Es roch nach Asche.

Fabrizio schreckte hoch. Orientierungslos tastete er um sich. Sein Herz raste, und er bekam schwer Luft. Der Pyjama klebte wie Plastikfolie an seinem Körper. Ein heftiger Schmerz raste von seinem Rücken in den Kopf.

Es war dunkel.

Wo war er?

In seinem alten Kinderzimmer bei Mama in der Wohnung?

Das Laken unter seinen Fingern fühlte sich anders an, feiner und weicher.

Er setzte sich auf und lehnte sich an das Kopfende des Bettes. Langsam fiel die Benommenheit von ihm ab. Seine Gedanken wurden klarer.

Natürlich war er zu Hause und befand sich in seinem Bett.

Wo sonst?

Er war verheiratet. Neben ihm schlief seine Frau, und im Kinderzimmer träumte ihre kleine Simone vor sich hin.

Seine außer Kontrolle geratenen Körperfunktionen beruhigten sich.

Langsam kam er wieder zur Ruhe.

Was aber hatte ihn geweckt?

Beklommen knipste er die Nachttischlampe an. Gedimmtes Licht erfüllte den Raum.

Automatisch streckte er seinen Arm nach Bibiana aus. Aber das Kissen neben ihm war kalt und leer.

»Bibiana?«

Sie war nicht da.

Erschrocken sah er auf den Wecker. Bereits nach Mitternacht. Bibiana musste bei Simone sein. Vielleicht war die Kleine krank geworden und ihr Weinen hatte ihn aus dem Schlaf gerissen? Natürlich, Bibiana war wach geworden und zu ihrer Tochter gelaufen. Sie war die beste Mutter von allen.

Rasch stieg er aus dem Bett und tappte auf nackten Sohlen ins angrenzende Kinderzimmer.

Simone schlief ruhig, ihr Atem hob und senkte die Decke gleichmäßig. Das Nachtlicht warf einen matten Schein auf ihr zartes Gesicht.

Der Teddybär lag auf dem Kissen neben ihrem Lockenkopf.

Von Bibiana keine Spur.

Fabrizio schlich auf Zehenspitzen hinaus. Unter keinen Umständen wollte er Simone wecken.

In der Küche füllte er ein Glas mit Wasser und ließ sich auf die Bank hinter dem Tisch fallen.

Verdammt, wo war seine Frau?

Es war überhaupt nicht ihre Art, die Nacht durchzumachen.

Die Angst, dass ihr etwas zugestoßen sein könnte, wurde unerträglich. Er malte sich alle möglichen Schreckensszenarien aus.

Sein Handy hing am Aufladekabel.

Dass er daran nicht gleich gedacht hatte!

Zurück im Schlafzimmer, schnappte er sich das Telefon und starrte auf das beleuchtete Display.

Kein einziger Anruf in Abwesenheit und eine WhatsApp hatte er auch nicht bekommen.

Fahrig suchte er den Namen seiner Frau in der Favoritenliste und drückte auf das Anrufsymbol, doch nichts geschah!

Sie war nicht erreichbar, hatte ihr Handy entweder ausgeschaltet, oder die Batterie war leer.

Wie oft schon hatte er sie ermahnt, ihr Telefon rechtzeitig aufzuladen? Und wie oft war es dadurch zu einer heftigen Diskussion gekommen?

Leider war das Resultat stets das gleiche: Bibiana hatte ihren eigenen Kopf, sie war stur und beherzigte seine gut gemeinten Ratschläge nicht.

Das hatte sie jetzt davon.

Fabrizio meinte, durch den Spalt des geöffneten Fensters Rauch zu riechen.

Es brannte doch hoffentlich nicht schon wieder?

Und seine Bibiana war da draußen in der Nacht.

Was, wenn ihr etwas zugestoßen war und sie ihn nicht um Hilfe rufen konnte?

Unruhig lief er in der Wohnung auf und ab.

Er hoffte inständig, dass seine Frau noch mit Maddalena unterwegs war.

Die Commissaria würde wissen, was in einem Unglücksfall zu tun war. Darauf war sie geschult.

27

Raffaele wusste weder ein noch aus.

Er verstand gar nichts mehr.

Heute hatte er doch schon am Vormittag nach der Post gesehen und mit Entsetzen das Schreiben mit der geforderten Summe in der Hand gehalten. Warum schickte der Erpresser ihm innerhalb so kurzer Zeit einen weiteren Brief?

Seine Beine fühlten sich schwach an, als er die Treppe hinaufstieg, und sein Herz trommelte in der Brust, als wolle es seine Rippen sprengen. Bis er vor seiner Wohnung stand, war er völlig außer Atem und fühlte sich einem Kreislaufkollaps nahe.

Die Wände des Treppenhauses rückten bedrohlich auf ihn zu, und der Boden schien unter seinen Füßen zu schwanken.

Sicher, er war nicht mehr nüchtern, und das Treffen mit Aurora hatte ihn aufgewühlt. Aber diesen miserablen Zustand verdankte er einzig seinem Erpresser. Der schreckliche Kerl war schuld, dass er seinen Körper nicht mehr unter Kontrolle hatte. Seine Bronchien schienen verklebt zu sein, und Magensäure spritzte ätzend seine Speiseröhre hoch.

Was, wenn er an Ort und Stelle einen Herzinfarkt erlitt?

Er besaß zwar eine gute Kondition und trainierte regelmäßig. Seine Ernährung war als mittelmäßig gesund zu bewerten. Von den Risikofaktoren her betrachtet, war ein Herzanfall also eher unwahrscheinlich. Die Fakten sprachen dagegen, aber was änderte das schon? Eine Panikattacke konnte zum Verwechseln ähnliche Symptome hervorrufen, das hatte man ihnen im jährlich stattfindenden Erste-Hilfe-Kurs eindringlich beigebracht.

Seine Finger zitterten so sehr, dass der Schlüssel kaum das Schloss fand.

Als Raffaele endlich in seiner Wohnung war, sank er auf den Fußboden im Vorzimmer und übergab sich schwallartig.

Minutenlang war er nicht imstande, sein Erbrochenes wegzuwischen.

Ekel und Angst zwangen ihn nieder.

Er konnte sich nicht erinnern, wann er sich das letzte Mal übergeben hatte.

Im Badezimmer pinkelte er im Sitzen, wusch sich gründlich und putzte seine Zähne zweimal. Mit einem nassen Kamm glättete er die Haare. Dann schäumte er sein Gesicht ein und rasierte sich sorgsam. Aftershave konnte er keines verwenden, er ertrug keine intensiven Gerüche außer der Pfefferminznote in seiner Zahncreme.

Als Letztes schob er sich zwei Streifen Kaugummi in den Mund und setzte sich mit dem Erpresserschreiben an den Tisch.

Leise zählte er bis dreißig, erst dann gelang es ihm, den Brief zu öffnen.

Es eilt. Zwei Stunden nach Mitternacht. Und mit keinem Cent weniger als gefordert. Beim alten Leuchtturm hinter der Spiaggia azzurra.

Was dachte sich der dreiste Kerl?

Dass Raffaele so viel Bargeld im Portemonnaie mit sich herumtrug?

Was, wenn er schon geschlafen hätte?

Es war schließlich ein gewöhnlicher Wochentag. An einem Montagabend war nicht davon auszugehen, dass man mitten in der Nacht sein Postfach leerte.

Oder hatte der Erpresser ihn in der Bar beobachtet und daher gewusst, dass Raffaele erst spät den Heimweg antreten würde?

Aber selbst dann wäre es mehr als nur gewagt gewesen, davon auszugehen, dass er den Brief rechtzeitig fand.

Es war eine nahezu unlösbare Aufgabe, die er da vor sich hatte.

Sein Sparstrumpf war nicht prall gefüllt, auch wenn sich einiges Kleingeld darin fand.

Was, zum Teufel, blieb ihm anderes übrig, als sich dem Erpresser zu stellen und ihn für immer zum Schweigen zu bringen?

Beim Aufstehen war ihm, als würde er seine Gelenke knacken

hören. Behäbig wie ein alter Mann holte er eine Schachtel aus der Lade seines Schreibtisches und legte sie mit Zeitungspapier aus.

Rache ist ein Gericht, das man am besten kalt serviert genießt, dachte Raffaele in Erinnerung an ein altes Sprichwort und beschloss grimmig lächelnd, diesen Rat zu befolgen.

Als er sich bückte, um das Paket zu füllen und zu verschnüren, war er auf einmal von aller Schwermut befreit.

Begeisterung war es nicht, aber ein ihr sehr nahes Gefühl überwältigte ihn, als er sich auf den Weg zu seinem Erpresser machte.

»Hast du schon mal etwas von der Täter-Opfer-Umkehr gehört, Alter?«, wisperte er in die Nacht.

28

Maddalena musste Bibiana stützen.

Beide hatten sie zu viel getrunken, gemeinsam wankten sie durch die Nacht.

Sie hatten die Zeit völlig übersehen, und als Bibiana dann speziell für Luigi Olivotto auch noch ein Getränk nach dem anderen bestellt hatte, waren sie nicht mehr in der Stimmung gewesen, auf die Uhr zu schauen. Eigentlich hatte er ja die Rechnung bezahlen wollen, nachdem ihm wegen einer Rempelei in der vollen Bar eine Flasche zu Bruch gegangen war, doch der arme Kerl hatte getröstet werden müssen. Er war mit seiner Flamme hier erschienen und wollte nach einem Begrüßungsschluck mit Maddalena gleich wieder zu ihr zurück. Aber sie hatte anscheinend einen kleinen Streit zwischen ihnen, den er längst beigelegt glaubte, zum Anlass genommen, ihn einfach sitzen zu lassen. Nun, er würde es verkraften.

Mit Ausnahme von ein paar herumstreichenden Katzen waren sie allein auf der Straße. Kurz erinnerte sich Maddalena an ihren kleinen räudigen Gesprächspartner oben im Karst und empfand ein wenig Sehnsucht nach dem zerzausten Tier. Ob das Kätzchen sie wohl vermisste?

Bibiana blieb abrupt stehen. Maddalena stiefelte direkt in sie hinein.

»Autsch. Was ist los? Dir ist doch wohl nicht schlecht?«

»Nein. Ich wollte mich nur bei dir für den schönen Abend bedanken.« Bibiana lallte. Maddalena musste sich anstrengen, sie zu verstehen.

»Ja. Es hat Spaß gemacht. Das lag aber nicht an mir. Es war die Stimmung, die uns beide mitgerissen hat. Der konnten wir uns nicht entziehen. Es hat gutgetan, einmal nicht zu Hause zu sitzen und über Unveränderliches zu grübeln. Dafür sollte ich dir danken. Wir gehen demnächst wieder zusammen essen. Abgemacht?«

Maddalena sagte es nicht nur, sie meinte es auch so. Sie fühlte sich gelöst und beschwingt. Zwar hatte sie nicht annähernd einen so heftigen Schwips wie ihre Freundin, aber auch sie spürte den Alkohol.

Es war nicht nur der Prosecco, der sie belebte.

Sie spürte, wie sie stufenweise aus der Dunkelheit ans Licht zurückkehrte.

Bibiana lachte glucksend. »Essen nennst du das? Na, mir soll's recht sein.«

»Ich bringe dich jedenfalls sicher nach Hause. Wenn du Glück hast, schläft dein Fabrizio und ist nicht sauer.« Sie hakte sich bei Bibiana unter und zog sie weiter.

»Fabrizio?« Wieder blieb Bibiana stehen. »Huch, an den habe ich nicht eine Sekunde gedacht. Warte kurz.« Umständlich kramte sie ihr Telefon aus der Umhängtasche und starrte entgeistert auf das Display. »Aus«, murmelte sie und sah auf. »Gibst du mir mal deins? Er macht sich sonst nur wieder Sorgen. Er ist es ja nicht gewohnt von mir, dass ich so lange wegbleibe.«

»Es ist knapp zwei Uhr am Morgen. Lass den armen Kerl doch in Ruhe. Wir sind ohnehin gleich bei dir.«

Ein kalter Wind war aufgekommen, und beide zogen ihre Jacken enger um sich.

»Ungemütlich, was? Da war es in der Bar um einiges heimeliger!« Bibiana machte Anstalten umzukehren.

»Nichts da. Wir gehen nach Hause. Ich werde morgen beziehungsweise heute vermutlich ein gutes Wort bei deinem Mann für dich einlegen müssen, wenn ich ihn befrage. Du bist betrunkener, als ich dachte.«

Eine Gestalt tauchte wie aus dem Nichts vor ihnen auf und wäre in sie hineingelaufen, hätte Maddalena die Freundin nicht blitzschnell weggezogen.

»Huch«, brachte Bibiana hervor. »Wie gut, eine Polizistin an seiner Seite zu haben. Du hättest uns doch verteidigt, wenn der Typ uns angegriffen hätte?« Sie presste ihre Handtasche an ihren Körper und schüttelte sich.

Sie blieben unter dem Licht einer Laterne stehen, und Maddalena stellte fest, dass Bibiana käseweiß geworden war. Sie war nicht viel älter als Maddalena. Jetzt aber zeichnete sich ihr Alter deutlich auf ihrem Gesicht ab.

»Der wollte nichts von uns. Er hatte es bloß eilig. Wahrscheinlich wartet auch auf ihn eine aufgebrachte Freundin«, beruhigte Maddalena sie. »Ist dir schlecht?«

»Nein, alles ist gut. Ich habe mich nur erschrocken. Mehr nicht.«

»Komm weiter.«

Das kurze Stück bis zu Bibianas Wohnung kam Maddalena durch die vielen Unterbrechungen fast wie eine Nachtwanderung vor.

»Der Mann war vorhin übrigens auch in der Bar. Und auf den wartet keine, so wie er mit der Wirtin geflirtet hat. Er kam mir bekannt vor, ich weiß aber nicht, woher.«

»Bitte bleib nicht schon wieder stehen. Sonst können wir gleich in der nächsten Bar frühstücken. Ich brauche aber noch eine Runde Schlaf, sonst bin ich morgen völlig groggy und unfähig zu ermitteln.«

»Hm«, machte Bibiana. »Woher kenne ich den Typen bloß?«

»Jetzt mach dir keinen Kopf. Das ist doch unwichtig. Bei deinem Job erübrigt sich so eine Frage. Du wirst ihm wohl eine Wohnung verkauft oder vermietet haben.«

»Das wird es sein.« Bibiana atmete hörbar aus.

»So, da wären wir.« Erleichtert sperrte Maddalena die Haustür für Bibiana auf und verfrachtete sie in den Aufzug.

Sie umarmten sich.

Auf dem Heimweg fühlte Maddalena sich ein großes Stück weniger allein als zu Beginn des Tages.

29

Die sonderbare Spannung, die ihn vorhin in der Bar umgeben hatte, war wieder spürbar. Die Atmosphäre um ihn herum hatte sich verdichtet.

Es war, als würde er von oben auf sich herabschauen. Sein Körper schien losgelöst von seinem Geist zu sein.

Anders als in diesem Ausnahmezustand wäre Raffaele wahrscheinlich nicht in der Lage gewesen zu tun, was er sich vorgenommen hatte.

Das Päckchen hielt er eng an seinen Körper gepresst.

Jetzt galt es zu beenden, was der Erpresser angefangen hatte. Er musste dem bösen Treiben des Wahnsinnigen einen Riegel vorschieben und ihm sein Lügenmaul stopfen.

Lügenmaul?

Um Unwahrheiten ging es der Person nicht, wohl aber um die Verdrehung von Fakten.

Die Nacht war viel dunkler als sonst.

Ein kalter Wind fegte durch die Gassen der Altstadt. Nur noch wenige Bars hatten geöffnet.

Die Erinnerung an Auroras Berührung und ihre auffordernden Gesten ließ ihn an sich zweifeln.

Würde er ihre Erwartungen erfüllen können?

Was würde er dafür alles geben.

Zum Glück hatte sie nicht von ihm nach Hause begleitet werden wollen. Was, wenn er noch auf ein Getränk bei ihr geblieben wäre?

Was, wenn er den Brief versäumt hätte?

Nicht auszudenken, welches Unheil über ihn hereingebrochen wäre.

Raffaele schauderte und verkroch sich in seinen dicken Pullover, den er vorhin noch rasch übergezogen hatte. Halb blind lief er durch die Gassen und schreckte beim Gong der Turmuhr auf.

Viertel vor zwei.

Es wurde langsam knapp.

Er durfte nicht zu spät kommen, musste sich beeilen, ging immer schneller und schneller, bis er beinahe rannte. Sein Atem ging hechelnd. Er achtete nun besser darauf, niemandem zu begegnen. Denn als er vor wenigen Minuten um eine Ecke gebogen war, wäre er fast mit zwei Frauen zusammengestoßen.

Ihre zornigen Rufe hallten immer noch in seinen Ohren nach.

Jetzt war er auf der Diga und hastete die Strandpromenade entlang.

Endlich.

Er atmete rasselnd, als er die Rampe zur Spiaggia azzurra hinunterlief.

Der Wind hatte aufgefrischt. Der Geruch des Meeres hing schwer in der Luft, und die Oleandersträucher am Rande der Promenade rauschten. Weiter oben klapperte eine leere Flasche oder Dose über die Steinfliesen.

Alles hier wirkte verlassen.

Ganz anders als im Sommer.

Kein Tourist kauerte in seinem Liegestuhl, gegrillt von der Sonne und viel zu eng am Nachbarn. Niemand warf sich kreischend vor Freude ins Meer, keiner schimpfte oder fluchte vor sich hin, weil sein Kind vor Übermut johlte. Niemand blies bunte Schwimmreifen oder eine Luftmatratze auf.

Keine einzige Sandburg versperrte Raffaele den Weg.

Nicht einmal ein vergessenes Radio plärrte mit dem Gekeife der Möwen um die Wette.

Jetzt schon vermisste er den Sommer und den Geruch nach Sonnenmilch, sandigen Plastikeimern, Kokosnussspalten, Melonenscheiben, Pizzastücken und Zitroneneis.

Die Überreste des kleinen Leuchtturms hoben sich hell gegen den Nachthimmel ab. Die grellen Lichter der stolzen Skyline von Lignano bestrahlten seine Konturen von Westen her.

Dorthin musste er.

Dort wurde er erwartet.

Unterwegs sortierte er seine Erinnerung. Unterschiedliche

Bilderfolgen aus seiner Vergangenheit schoben sich kreuz und quer durcheinander. Eine davon kämpfte sich beharrlich in den Vordergrund.

Eine, die Raffaele wohl über die Jahre in sein Unterbewusstes versenkt hatte.

Zuerst war es nur ein leises Knistern. Kaum lauter als das Rascheln der Blätter in den Bäumen.

Dann kam der Geruch und bahnte sich seinen Weg. Der herbholzige Duft war erregend.

Raffaele schlich leise näher.

Das Meer erstreckte sich spiegelglatt bis zum Horizont. Der Mond, eine Sichel am dunklen Himmel mit wenigen Sternen, warf sein glimmerndes Licht auf das Wasser. Der Sand war feucht und knirschte unter jedem Schritt. An manchen Stellen ragten die scharfen Kanten gesplitterter Muscheln heraus. Ritzten sie die empfindliche Haut seiner Sohle auf, tat es verdammt weh.

Es war keine gute Idee gewesen, barfuß hierherzukommen. Die Abdrücke der Profile von Schuhen hatten allerdings schon so manchen Hinweis auf einen Täter erbracht. Wozu also dieses Risiko eingehen?

Der Geruch wurde stärker, und man konnte Funken an den Holzbrettern tanzen sehen. Das rotgelbe Glosen drang durch die Spalten. Das Feuer gelang mühelos ins Innere und bäumte sich dort zu einer riesigen Flamme auf.

Raffaele fühlte sich verzaubert.

So etwas Großartiges, von ihm Geschaffenes, hatte er noch nie zuvor erlebt.

Wahrscheinlich befand er sich in Trance, jedenfalls wähnte er seinen Geist weit außerhalb seines Körpers.

Die Geräusche nahmen zu. Vögel kreischten in den Pinien, Möwen schrien, Wellen klatschten aufgewühlt an den Strand.

Der Mond, eben noch schlicht, schien nun auf seine volle Größe angewachsen zu sein.

In der Ferne ertönte der an- und abschwellende Ruf einer Feuersirene.

Jemand hatte sein Feuer gemeldet.

Der Augenblick war gekommen.

Der Höhepunkt erreicht.

Der Druck hatte sich entladen.

Ein Zittern erfasste Raffaele. Er konnte den Blick vom Spektakel, das er entfacht hatte, nicht abwenden.

Das schrille Kreischen eines Martinshorns kam näher.

Es war Zeit zu gehen.

»Shit«, flüsterte Raffaele, »was habe ich damals getan? Zum Glück ist niemandem etwas passiert.«

Er versuchte, diese nagende Erinnerung aus seinem Bewusstsein zu verbannen.

Er musste in der Gegenwart handeln. Sein weiteres Leben hing davon ab.

Wo lauerte der Feind ihm auf?

Da schlich sich eine weitere Erinnerung an, und das Blut gefror in seinen Adern.

Was hatte er *ihm* damals angetan?

Der schreckliche Unfall stand ihm auf einmal wieder lebhaft vor Augen.

Warum hatte er sich nie bei ihm gemeldet?

Niemals nachgefragt?

Schwer atmend blieb Raffaele stehen und suchte in der Dunkelheit nach seinem Erpresser. Beinahe hätte er den Schatten übersehen, der hinter einer der Strandhütten unten am Strand hervortrat.

Wer stand da vor ihm?

Wohl kein anderer als der, den er insgeheim vermutete.

Die Silhouette, die sich vage von der Dunkelheit abhob, gehörte zu Matteo Santarossa, seinem ehemaligen Schulkollegen. Einer derer, mit denen zusammen er allerlei Unruhe gestiftet hatte. Beide waren sie Teil einer Clique gewesen, die außer Unfug nichts im Kopf hatte.

»Matteo!«, stieß er gequält hervor.

»Raffaele, was für eine Wohltat, dir endlich gegenüberzustehen. Wie lange habe ich auf diesen Moment gewartet!«, rief sein ehemaliger Freund und hinkte über die Steine, die den Strand begrenzten, auf ihn zu.

Verdammt, dachte Raffaele, das ist alles meine Schuld. Was bin ich nur für ein Heuchler? Geschieht mir ganz recht.

In der Dunkelheit funkelten Matteos Augen gefährlich. »Hast du dabei, worum ich dich gebeten habe?«

»Gebeten? Gefordert hast du es. In wohlportionierten anonymen Schreiben. Warum haben wir nie miteinander gesprochen über das, was damals passiert ist?«

»Das lag ja wohl an dir, es war jedenfalls nicht mein Versäumnis.«

»Und darum hast du allen Ernstes einen kriminellen Weg vorgezogen? Einen, mit dem du mir einen gehörigen Schrecken eingejagt hast?« Raffaele versuchte, Verständnis in seine Worte zu legen, aber seine Wut übernahm das Kommando. »Du!«, brüllte er seinen Kontrahenten an. »Du wagst es, mich anzuklagen? Obwohl du selbst schuldig bist. Tu jetzt nur nicht so, als wärest du die heilige Mutter Teresa gewesen.«

»Im Unterschied zu dir, Raffaele, war es bei mir nie das unbezähmbare Verlangen, das mich dazu antrieb, Dinge in Brand zu stecken und abzufackeln. Du jedoch warst süchtig nach dem Glimmen des Feuers. Du, mein alter Freund, konntest nicht anders, als ständig ein Streichholz zu entzünden, dem verhängnisvollen Zischen zu lauschen und das knisternde Spiel der Flammen zu betrachten. Ich weiß es, denn allzu oft bin ich deinem Blick gefolgt, der der Spur des Rauches in der Luft nachging. Und dann kam die andere Sache dazu. Kein einziges Mal hast du mich besucht. Schneller als der Wind musstest du dich aus dem Staub machen.«

Matteo näherte sich ihm mit einem Blick aus Argusaugen. »Wo ist die Kohle? Oder willst du, dass ich dich anzeige? Und glaube mir, ich habe einen Beweis. Es ist ein Polaroidfoto, das dich zeigt, wie du eines deiner vielen Feuerchen entfachst. Genau genommen jenes, das fast das ganze Gebäude niedergebrannt hätte. Du erinnerst dich an den Papierstoß in unserer Schule?

Um ein Haar wären wir alle deinetwegen aufgeflogen. Die Lehrer hatten uns bereits in Verdacht. Aber du und ich wissen, was du mir angetan hast. Das verzeihe ich dir nie.«

»Es tut mir leid, dir körperlichen Schaden zugefügt zu haben. Falls eine Operation notwendig ist, komme ich dafür auf. Ich habe mich um hundertachtzig Grad gewandelt. Was glaubst du, warum ich diesen Beruf ergriffen habe? Ich bin Feuerwehrmann. Inzwischen bekämpfe ich Brände, statt sie zu legen.«

»Wer sagt mir, dass du die Leidenschaft für das Feuer besiegt hast? Dieses alberne Märchen kannst du anderen weismachen, jedem außer mir. Ich weiß Bescheid. Und deine scheinheiligen Versprechungen, mir bei meiner Gesundung beizustehen, kommen um Jahre zu spät.«

»Du irrst dich. Ich helfe dir, gesund zu werden, koste es, was es wolle. Aber bitte vernichte den Beweis.«

»Glaubst du, ich bin blöd? Das Foto ist sicher verwahrt.« Matteo klopfte auf die Brusttasche seines Parkas.

»Gib es her.«

»Sachte, mein Freund, sachte. Zuerst überreichst du mir diesen Karton.«

Raffaele sah den Hunger nach dem Geld im Gesicht seines Jugendfreundes auflodern.

»Nichts lieber als das.« Seine Stimme war ruhig, und seine Hand zitterte nicht, als er Matteo das Päckchen übergab. »Nimm und werde damit glücklich.«

Mit bebenden Fingern löste Matteo die Schnur, nestelte am Papier und hob schließlich den Deckel von der Schachtel. Angewidert prallte er zurück.

Statt der erwarteten Geldscheine flog der gefrorene Fisch, den Raffaele vor dem Treffen aus seiner Tiefkühltruhe genommen und in den Karton gepackt hatte, in hohem Bogen auf den feuchten Sand.

Das Klatschen war nicht zu überhören.

»Da hast du deinen Lohn, du Verräter. Es hätte alles anders kommen können.« Er spuckte die Worte aus und wich zurück.

»Das wirst du mir büßen.«

»Du widerlicher Schleimer. Jetzt, nach all der langen Zeit, kommst du auf die Idee, dich an mir rächen zu wollen? Was kannst du mir schon anhaben? Du trägst genauso viel Schuld an allem, was wir verbrochen haben, wie ich.«

Raffaele fühlte sich befreit, beflügelt noch durch die eigenartige Stimmung dieser mondlosen Nacht.

Er verspürte einen Mut, eine Art Kampfgeist, den er sonst nicht von sich kannte.

»Ach?«, fragte er höhnisch nach, als Matteo nicht reagierte. »Was sagst du jetzt? Ist dein Maul endlich gestopft?«

»Morgen früh bin ich der Allererste, der unserer Commissaria oder ihrem Chef höchstpersönlich den Beweis für deine pyromanische Veranlagung übergibt. Was glaubst du Dummkopf, wird dann passieren? Die Bullen werden bei deiner Feuerwache anrücken und dich vor deinem verehrten Chef und deinen geschätzten Kollegen in Gewahrsam nehmen. Schöne Pleite, was?«

»Das wagst du nicht. Wir alle waren damals an dem Feuer in der Schule beteiligt. Wir haben einen Eid abgelegt, für immer darüber zu schweigen, und keiner von uns würde diesen Eid jemals brechen. Außer dir. Was bist du bloß für eine niederträchtige Person.«

Matteo trat auf ihn zu. Schon spürte Raffaele feste Hände um seinen Hals. Hasserfüllte Augen sahen ihn an.

»Und die Fahrt mit dem Motorrad, bei der ich fast draufgegangen wäre, während du kaum einen Schaden erlitten hast, die hast du wohl großherzig, wie du eben bist, aus deiner Erinnerung gestrichen. Aber glaub mir, du aufgeplusterter Angeber, auch das wird nun endlich ans Tageslicht kommen.«

War Matteo jetzt völlig durchgeknallt?

Mit einer Brutalität, die er nicht an sich kannte, löste Raffaele Matteos Finger von seiner Kehle und stieß den Widersacher mit aller Kraft von sich weg. Dann stürzte er sich auf ihn und schlug ihm die Faust so fest ins Gesicht, dass das Blut spritzte.

Dem Geräusch nach zu urteilen, hatte er ihm die Nase gebrochen.

Matteo taumelte, starrte ihn verständnislos an und gab ein

Röcheln von sich, bevor er auf dem schmalen Kai, auf dem sich die Reste des Leuchtturmes befanden, zurückwich und rücklings über die Felsen hinab ins Meer stürzte.

Raffaele schrie: »Santarossa! Gib mir deine Hand, ich kann dich nicht sehen.«

Verzweifelt lief er an den Felsen entlang und suchte das dunkle Wasser nach Matteo ab.

Tränen strömten über seine Wangen. Was hatte er getan? Wozu war er fähig?

Er konnte Matteo nirgends entdecken, auch hörte er seine Stimme nicht. Nach einem letzten flehenden Blick über die Lagune lief er, so schnell er konnte, fort und blieb auf dem Weg nach Hause nur einmal keuchend stehen.

Ein alter Mann, gefesselt an die Leine eines großen Hundes, kreuzte seinen Weg.

Weder Hund noch Mann nahmen Notiz von ihm.

Und Raffaele lief weiter.

Fort, nichts wie weg von seiner Vergangenheit.

30

Maddalena wachte verkatert auf.

Es half nichts, sie musste zur Arbeit.

Statt zu frühstücken, rauchte sie eine Zigarette auf der Terrasse ihrer neuen Wohnung und stürzte eine Tasse schwarzen Kaffee hinunter.

Sie nahm die Moto Guzzi.

Bibiana und sie hatten das Fahrrad gestern völlig vergessen. Heute oder morgen würde sie es ihrer Freundin zurückgeben. Es stand noch immer vor dem Restaurant, von dem aus sie zu ihrem Absacker aufgebrochen waren.

Gegen ihre Kopfschmerzen warteten in ihrem Schreibtisch eine oder mehrere Tabletten auf sie.

Mit brummendem Schädel betrat sie ihr Büro.

Einen Moment lang spiegelte sich ihr Äußeres in der Fensterscheibe wider. Sie sah grauenvoll aus. Rasch band sie ihre widerspenstigen Locken zurück und presste die Lippen aufeinander, damit sie etwas Farbe bekamen. Die Schmerztabletten befanden sich zum Glück noch in der Lade ihres Schreibtisches, und Maddalena nahm zwei davon.

»Zoli«, rief sie ins Telefon, »wir müssen sofort los.«

»Ja, Chefin. Ich erwarte Sie auf dem Parkplatz«, antwortete ihr Assistent erfreut. Er zeigte ihr deutlich, dass er sie vermisst hatte, und das wärmte ihr Herz.

Es war windig und kühl.

Das Meer wogte unruhig, über den Wellen flog helle Gischt.

Der Himmel war eisgrau, jegliches Sommergefühl verflogen.

Nur die Möwen keppelten miteinander, als wäre alles beim Alten. Stets ging es um einen weiteren Fisch, den der eine Räuber dem anderen abjagte.

So war ihr Grado.

Nur in der Intimsphäre ihrer Gedanken gestand Maddalena sich ein, das Städtchen zu mögen, mehr, als sie je zugegeben hätte.

»Zoli«, begrüßte sie ihren Assistenten, »wir machen einfach so weiter. In Ordnung? Dienst nach Vorschrift.«

Piero Zoli warf ihr einen verunsicherten Blick zu. »Ich verstehe nicht ganz, Chefin. Tun wir das nicht immer?«

Der liebenswerte Kerl konnte so etwas von begriffsstutzig sein!

»Ich meine damit, dass wir bitte nicht über die Vergangenheit sprechen. Wir verhalten uns so, als wäre nie etwas Schreckliches geschehen.«

»Nichts anderes hatte ich vor.«

»Das klingt schon mal gut. Lassen Sie uns loslegen.«

Im Dienstwagen klärte sie ihn über ihre Pläne für den Vormittag auf, und Zoli gab die erste Adresse in die Navigation ein.

»Schule? Geben die uns etwa Nachhilfeunterricht?«

Maddalena lachte. Zoli verfügte ja doch über eine anständige Portion Humor. Den hätte sie ihm gar nicht zugetraut. Augenscheinlich tat ihm Maria, seine Verlobte, gut.

»Und dieser Lehrer ist kein anderer als Fabrizio, der Mann meiner Freundin Bibiana, die mir gestern Abend so einiges anvertraut hat.«

Zoli blickte sie interessiert an.

»Genau aus diesem Grund werde ich die Fragen stellen. Und Sie werden sich darauf konzentrieren, seine Reaktionen zu beobachten.«

Maddalena fasste kurz zusammen, worum es ging, und hoffte, dass der Kollege ihren Kater nicht bemerkte.

Zoli nickte. »Dieser Lehrer scheint uns den Feuerteufel ausliefern zu können, wenn alles gut läuft.«

»So weit würde ich mit meinen Vermutungen nicht gehen. Aber ich hoffe, dass er uns eventuell den einen oder anderen Hinweis liefern kann.«

Die Schule empfing sie mit dem für Schulen typischen Geruch: Schweißfüße und Pausenbrote. Kreide und billiges Parfum. Und über allem hing der vertraute Mief längst vergangener Tage.

Nachsitzen und Strafen für verbummelte Hausarbeiten.

Was hatte Maddalena damals als Schulmädchen für Ängste ausgestanden! Wenn sie jetzt daran dachte, verstand sie vieles davon nicht mehr.

Kinderkram.

Bin ich inzwischen überheblich geworden, fragte sie sich.

Nein, eher gezeichnet von den Ereignissen, die ihr Leben mit voller Wucht touchiert hatten. Manchmal fühlte sie sich wie ein Planet, in den ein Komet hineingekracht war, oder wie ein Pkw, der frontal von einem Lkw erfasst wurde.

»Dann mal los, Zoli.« Wie selbstverständlich kaschierte sie ihre Gemütslage.

Hier ging es um ihren Job, und sie war professionell, was ihre Arbeit betraf.

Die Direktorin der Schule, eine stämmige Frau mit einer kleinen Brille auf der Nase, musterte sie streng. »Was bleibt mir anderes übrig, als den Kollegen aus der Klasse zu holen? Sie sind schließlich die Polizei.«

Zoli und Maddalena wechselten einen Blick. Das war eine Ansage, die sie in dieser Schroffheit nicht erwartet hatten. Aber es sollte ihnen recht sein.

»Nehmen Sie bitte im Sekretariat Platz. Der Kollege wird verständigt.«

Mit einer eindeutigen Handbewegung komplimentierte die Direktorin sie hinaus. Die Sekretärin wies ihnen wortlos, aber mit verschrecktem Blick einen Platz in der Besucherecke zu.

Wie viele Eltern hier wohl schon bange auf eine Aussprache gewartet hatten?

Zoli rutschte unruhig auf seinem Stuhl herum. »Das erinnert mich an die Zeit, als ich ein Schüler war und mal wieder etwas verbockt hatte. Kein so prickelnder Moment.«

»Zoli.« Maddalena musste sich beherrschen, nicht laut loszulachen. »Nicht in meinen wildesten Phantasien wage ich mir auszumalen, was Sie damit meinen.«

Verlegen rieb ihr Kollege mit dem Zeigefinger über seine Nasenwurzel. »Sie haben mich damals zum Glück nicht gekannt. Ich war ein richtiger kleiner Teufel. Vor mir mussten sich die anderen in Acht nehmen. Erst spät habe ich erkannt, dass ein Kinnhaken nicht die Lösung aller Probleme ist.«

Maddalena schüttelte überrascht den Kopf. Es war kaum zu glauben, dass ihr schüchterner Assistent mit der zu langen, gebrochen aussehenden Nase früher ein solcher Draufgänger gewesen sein sollte.

Vielleicht hatte es mit seiner Raubvogelähnlichkeit ja doch etwas auf sich?

Fabrizios Ankunft im Sekretariat hielt sie von weiteren skurrilen Überlegungen ab.

»Commissaria Degrassi«, begrüßte er sie förmlich.

»Fabrizio, bitte entspanne dich. Wir sind nicht hier, um dich zu verhaften. Und wir können uns natürlich auch bei einer offiziellen Befragung duzen.« Maddalena lächelte ihm aufmunternd zu.

»Dann ist ja alles gut«, erwiderte er ironisch und verzog seinen Mund. »Darf ich dich und deinen Kollegen bitten, mich in mein Büro zu begleiten?«

»Wie darf ich das verstehen? Eigenes Büro?«

»Vielleicht nicht mehr lange. Ich bin der Vertrauenslehrer der Schule. Da die Zahl der Schüler, die mir ihren Kummer anvertrauen, aber schwindend ist, wird meine Position ab dem nächsten Jahr möglicherweise jemand anderem zur Verfügung gestellt«, erklärte er mit unterdrückter Stimme.

Maddalena spürte die neugierigen Blicke der Sekretärin in ihrem Rücken. Es kam schließlich nicht alle Tage vor, dass die Polizei hier auftauchte.

Zoli und sie zwängten sich hinter Fabrizio in einen Raum, den wohl kaum jemand als das Büro eines Vertrauenslehrers erkannt hätte. Die Wände waren mit unzähligen Regalen bestückt, aus denen die Bücher geradezu herausquollen. Dicke Wälzer stapelten sich nicht nur auf dem Schreibtisch, auch der Fußboden war überhäuft damit. Kataloge, Zeitschriften und Bildbände bildeten ein buntes Allerlei. An den wenigen freien Stellen an der Wand hingen Fotos von griechischen Statuen.

Maddalena, die schon lange nicht mehr bei Bibiana zu Hause

gewesen war, fragte sich, ob es dort wohl genauso aussah, und wenn ja, wie ihre Freundin diesen Sammlerwahn ertrug.

Kein einziges Mal hatte sie sich über ein solches Konvolut an Papier bei ihr daheim beschwert.

Aber vielleicht hortete ihr Fabrizio ja all seine Schätze in dieser Kammer? Die armen Schüler, dachte sie, müssen die bei einer Unterhaltung mit ihm stehen?

»Einen Stuhl hast du wohl nicht?«

»Sorry«, murmelte Fabrizio und zog zwei Klappstühle hinter dem Regal hervor, »wir können aber gern ins Konferenzzimmer wechseln.«

»Nicht dein Ernst«, entgegnete Maddalena verschnupft. »Aber wenn es dir lieber ist, dass deine Kollegen bei unserem Gespräch anwesend sind, für Zoli und mich wäre das kein Problem. Nicht wahr?«

Zoli nickte ergeben.

»Für mich eigentlich schon. Also, Maddalena, wobei kann ich euch behilflich sein?«

Natürlich wusste er, warum sie hier waren. Auf seiner Stirn bildete sich ein feuchter Film, und er griff hektisch nach seiner Wasserflasche.

»Wollt ihr?«

»Nein«, antworteten Maddalena und Zoli gleichzeitig.

»Dir ist doch klar, dass sich Bibiana Sorgen macht? Gestern hat sie sich mir anvertraut. Allerdings wirst du verstehen, dass mir die Erzählungen aus ihrem Mund zu lückenhaft sind.«

Fabrizio trank die Flasche leer und wischte das Wasser von seiner Oberlippe.

Nicht zum ersten Mal fragte Maddalena sich, was ihre Freundin an diesem verschrobenen Menschen fand, der noch dazu um einiges älter war als sie.

»Ja. Ist mir klar. Ich wäre so oder so spätestens morgen bei euch aufgetaucht. Auch mir liegt die Sache im Magen. Das könnt ihr mir glauben. Dieser Pyromane verursacht Angst und Schrecken.«

»Das hast du auf den Punkt gebracht.« Es war Maddalenas

Technik, harmlos zu beginnen und dann an Tempo zuzulegen. »Wer war gestern bei dir?«

»Ach so, darum geht es. Bibiana konnte das nicht richtig einordnen. Es war einer meiner ehemaligen Schüler, der mich besucht hatte.«

»Klartext. Wer war es, und warum kam er?«

»Verfüge ich als Vertrauenslehrer denn nicht über so etwas wie eine Schweigepflicht?«

»Dieser Besucher war aber nicht als dein Schüler hier, und du bist weder ein Pfarrer noch ein Psychotherapeut. Selbst die müssen reden, wenn es um Leib und Leben anderer geht. Also hör auf, dich darum herumzudrücken.«

»Wir reden hier von Fremdgefährdung«, schob Zoli nach.

»Er hat sich doch nur bei mir entschuldigt für etwas, das vor Jahren geschehen ist. Genau genommen in meinem ersten Jahr als Geschichtslehrer. Kann man das als Fremdgefährdung bezeichnen?«

Zolis Ader auf der Stirn schwoll verhängnisvoll an. »Wollen Sie uns etwa belehren, was Fremdgefährdung bedeutet? Was, wenn Ihr löblicher Schüler weiterhin Brände stiftet, geschützt von Ihnen, der dies verhindern könnte?«

Fabrizio gab einen Laut von sich, der wie ein Schluchzer klang.

»Wir hören.« Maddalena spürte, wie ihr Kater und der Schlafentzug der letzten Nacht an ihrer ohnehin kaum vorhandenen Geduld zerrten. »Ich bin nicht deine Frau, Fabrizio, und muss daher auch nicht Daumen drehen und freundlich warten, bis du dich bequemst, etwas Wichtiges preiszugeben. Kapiert?« Maddalena musste sich zusammenreißen, um ihn nicht so lange zu schütteln, bis er die gewünschten Antworten ausspuckte. »Ein Unschuldiger ist hilflos auf seinem Boot verbrannt. Das könnte wieder passieren. Löst das nichts bei dir aus?«

»Schon. Doch. Was glaubst du? Dass ich ein gefühlsbefreites Monster bin? Ich gehe fast drauf vor Angst. Kann an nichts anderes mehr denken.«

»Und trotzdem weigern Sie sich beharrlich, uns den Namen

Ihres Besuchers zu verraten. Das gefällt mir überhaupt nicht und steht im Widerspruch zu Ihrer angeblichen Angst, was die Brände betrifft.«

So kannte Maddalena ihren Zoli nicht. Er hatte während ihrer Abwesenheit anscheinend dazugelernt. Guido Lippis strenge Hand durfte nicht unterschätzt werden.

»Mein Schüler kam gestern am späten Nachmittag zu mir in den Konferenzraum und gestand, während seiner Schulzeit in einem der Klassenräume zusammen mit anderen ein Feuer gelegt zu haben. Ich hatte ihn sowieso schon verdächtigt und mich, als die aktuelle Brandserie begann, wieder daran erinnert. Ich wollte sogar meinerseits demnächst ein Gespräch mit ihm führen. Er kam mir zuvor.«

»Wie heißt der Mann, und wo können wir ihn verdammt noch mal finden?«

Die Schärfe in Zolis Worten überraschte Maddalena erneut. Fabrizio runzelte die Stirn und schwieg.

»Es geht hier nicht um ein Kreuzworträtsel oder ein Sudoku, das du lösen musst, Fabrizio. Also, schau nicht so verkniffen drein. Wer war der Mann? Wir sind mit unserer Geduld bald am Ende. Entweder nennst du uns also den Namen deines Schülers, oder wir laden dich amtlich vor. Du entscheidest. Hast du verstanden?«

Fabrizio schnäuzte sich umständlich. Und in Maddalena kochte die Wut hoch.

»Gut«, stellte sie fest. »Du willst nicht? Dann versuchen wir es doch vielleicht einfach auf dem Kommissariat noch einmal aufs Neue. Mein Kollege geht mit dir schon mal zum Dienstwagen, während ich das deiner Direktorin erkläre.«

»Nein. Maddalena, bitte. Stopp. Hör mir zu.« Er sah sie flehentlich an. Zoli wollte etwas einwenden, aber Maddalena winkte ab.

»Deine Motivation, die Identität eines möglichen Täters zu verschleiern, interessiert mich. Aber mach es kurz.«

»Anfangs, als die Brandserie begann, hatte ich nur so ein unbestimmtes Gefühl, das ich für Angst hielt. Ich konnte es nicht richtig zuordnen, dachte, es hinge mit der Sorge um meine

Familie zusammen, bis mir die Geschehnisse von damals wieder einfielen. Und mein Verdacht, einen auffälligen Schüler und seine Freunde betreffend. Ich dachte, dass es einen Zusammenhang geben könnte. Bevor ich ihn aber aufsuchen konnte, kam er von selbst zu mir und gestand reumütig alle Missetaten von früher. Natürlich sprach ich ihn auf die aktuelle Brandserie an. Er beteuerte seine Unschuld. Und ich glaubte ihm. Ja, ich wollte den Burschen beschützen. Was, wie ich jetzt einsehe, ein grober Fehler war. Denn wenn er die Wahrheit sagt, werdet ihr seine Alibis überprüfen und so seine Unschuld beweisen. Ich werde euch also sagen, um wen es sich handelt. Aber ihr solltet berücksichtigen, er ist kein Niemand. Mein Schüler ist in Grado inzwischen sehr angesehen. Er leistet Großartiges.«

»Doch nicht etwa der Bürgermeister?« Maddalena konnte sich dieses Zynismus nicht enthalten.

Zoli und Fabrizio schauten sie an, als hätte sie eine Gotteslästerung begangen.

»Also?«, bohrte sie nach. »Zier dich nicht so, spuck es endlich aus, sonst inhaftieren wir dich noch wegen Nichtbeachtung und Behinderung polizeilicher …«

»Raffaele Polo«, fuhr Fabrizio dazwischen. »Bitte, Maddalena, du bist unsere Freundin. Verstehe doch, das ist eine heikle Angelegenheit. Polo ist ein angesehener und sehr erfolgreicher Berufsfeuerwehrmann. Ihr könntet ihm mit einer falschen Anschuldigung beträchtlich schaden.«

»Schütze niemanden, von dem du nicht weißt, wozu er fähig ist.« Maddalena war ob Fabrizios Naivität verärgert. Kein Wunder, dass er als Vertrauenslehrer abgelöst wurde, wenn er sich so leicht um den Finger wickeln ließ.

Zudem ließ die Wirkung der Tablette langsam nach, und der Schmerz breitete sich wie ein Fächer über ihren Kopf aus.

»Nicht selten sind gerade Menschen in diesem Beruf selbst gefährliche Feuerteufel«, sagte Zoli. »Der Drang, die Gier nach Feuer treibt sie an.« Auf seinen Wangen hatten sich rote Flecken gebildet.

Das, fand Maddalena, ging jetzt entschieden zu weit. »Wir

wollen keine abgegriffenen Phrasen dreschen, sondern diesen Mann ohne Vorbehalte befragen.«

»Danke«, murmelte Fabrizio und schaute bekümmert zu seinen Büchern, als wollte er sich von ihnen Rat holen. »Polos Geständnis hat mich sehr bewegt. Deshalb habe ich auf Bibiana gestern Abend so konfus gewirkt. Es ist nicht leicht, aus alldem schlau zu werden.«

Piero Zoli hatte in der Zwischenzeit den Wohnort des Mannes erfragt.

»Danke, dass du ehrlich mit uns warst. Wir wissen das zu schätzen.« Maddalena nickte Fabrizio zu und übersah geflissentlich seine ausgestreckte Hand.

Sie würde demnächst mit Bibiana über diesen Kauz reden. Aber ungeachtet ihrer Vorbehalte kannte sie die Argumente ihrer Freundin. Sie liebte den Kerl eben, genauso wie sie Franjo geliebt hatte. Weitere Sentimentalität verbat sie sich.

»Hätten Sie gern einen Espresso, Zoli, bevor wir den Kerl in die Mangel nehmen?«

Ihr Assistent schüttelte den Kopf. »Ich möchte das Gespräch gern gleich hinter mich bringen.«

»Gut, aber ich ersuche Sie, nicht den moralinsauren Pfaffen zu spielen. Diese Rolle steht Ihnen nicht gut zu Gesicht.«

Piero Zoli lief rot an.

Bin ich denn so schrecklich geworden? Oder war ich immer so, fragte sich Maddalena.

Gut, Fabrizio war zwar der Mann ihrer Freundin, dennoch hatte er sich unkooperativ verhalten. Falls sie ihn zu hart angepackt hatte, war es einzig dem Verlauf der Unterhaltung zuzurechnen. Deswegen bekam sie keine Schuldgefühle. Und Zoli konnte sein Mimosengesicht gern wieder einpacken.

»Nun denn, nichts wie los.«

Die Tablette, die sie im Hinausgehen im Sekretariat der Schule schnorrte, wirkte nicht gegen ihren üblen Kater. Wahrscheinlich hatte ihr die verstörte Sekretärin ein Placebo angedreht.

Sie würde später eine Packung Schmerzmittel aus der Apotheke holen.

Das Haus, in dem der Feuerwehrmann wohnte, befand sich in der Altstadt. Ob er heute im Dienst war oder freihatte, entzog sich ihrer Kenntnis. Aber einen Versuch war ihr Besuch allemal wert.

Sie drückte auf die Klingel.

Die Tür blieb verschlossen.

Sie wollten gerade enttäuscht abziehen, als eine verschlafene Stimme aus der Gegensprechanlage drang.

»Polizei. Öffnen Sie.«

Maddalena fragte sich, ob sie den richtigen Ton angeschlagen hatte, aber ein Gefühl sagte ihr, dass es so war.

Das Tor schwang auf, und sie betraten das Gebäude.

»Hier oben, auf der zweiten Etage«, rief Raffaele Polo besorgt durch das Treppenhaus.

Ein sehr blasser, wirklich großer Mann mit sehr tiefen Ringen unter den Augen stand vor ihnen. Er trug Boxershorts mit bunten Häschen.

Wer bitte zog so etwas an?

»Bitte treten Sie näher.«

Und das taten sie.

Die Wohnung wirkte aufgeräumt, hatte aber etwas ausgesprochen Unpersönliches.

»Nehmen Sie mich jetzt fest?«, eröffnete Raffaele Polo das Gespräch.

»Haben wir einen triftigen Grund dazu?« Zolis Stimme klang schneidend.

Wieder wunderte Maddalena sich.

»Sind Sie denn nicht wegen des bedauerlichen Zwischenfalls heute Nacht am Strand …?« Er stockte und wandte sich beschämt ab.

Maddalena warf Zoli einen auffordernden Blick zu. Er reagierte unmittelbar und zog sein Diensthandy aus der Hosentasche. Nach einem kurzen Gespräch, das er hinter vorgehaltener Hand und daher für sie kaum verständlich mit der Zentrale geführt hatte, funkelten seine Augen gefährlich.

»Commissaria«, sagte er, »wir haben es hier mit versuchtem

Totschlag, wenn nicht gar mit einem Mordversuch zu tun. Signor Polo, hiermit verhaften wir Sie.«

Und dann betete er folgsam herunter, was das Gesetz ihnen in so einem Fall vorschrieb.

»Zoli?«

Maddalena sah ihren Assistenten erwartungsvoll, aber auch verstimmt an. Üblicherweise wurde ihr mitgeteilt, worum es sich bei einem Verhaftungsgrund handelte, und sie war es, die über das weitere Vorgehen entschied.

»Letzte Nacht kam es zu einer Auseinandersetzung am alten Strand. Eine Person ist dabei zu Schaden gekommen und befindet sich im Krankenhaus. Sie wurde im letzten Moment aus dem Meer gezogen. Sie, Signor Polo, wurden von einem Spaziergänger erkannt.«

Erstaunlicherweise wirkte Raffaele Polo erleichtert. »Ja, keine Frage. Das war ich. Da ist der Zorn mit mir durchgegangen. Gott sei Dank hat der Tölpel überlebt. Ich habe ja selbst versucht, ihn herauszufischen, aber ich konnte ihn nirgends entdecken. In welches Spital hat man Matteo gebracht? Ich dachte mir schon, dass Sie deswegen zu mir kommen würden. Darauf war ich vorbereitet. Falls nicht, wäre ich zu Ihnen gekommen, um mich zu stellen.«

Schon wieder so einer, der sie angeblich aufgesucht hätte, wenn sie nicht vorher bei ihm aufgekreuzt wären. Diese Sorte mochte Maddalena besonders gern.

»Nun, Sie haben sich gründlich geirrt. Wir sind wegen einer völlig anderen, aber nicht weniger wichtigen Sache hier. Es geht nicht um diese bedauerliche Angelegenheit. Weit gefehlt. Signor Fabrizio Vascotto, Ihr ehemaliger Lehrer, hat uns erzählt, dass Sie zu ihm kamen und Ihre Verwicklung in die Brandlegung an Ihrer Schule vor vielen Jahren gestanden.«

Raffaele Polo wurde blass. »Ja, das stimmt. Aber was glauben Sie denn? Mit den Bränden der letzten Wochen habe ich doch nichts zu tun. Ich arbeite hauptberuflich bei der Feuerwehr.«

»Ist uns hinlänglich bekannt. Das eine widerspricht jedoch

nicht dem anderen.« Maddalena kam sich vor wie eine Lehrerin, die einen ungehorsamen Schüler rügte. Irgendwie tat ihr dieser große, unbeholfen wirkende Kerl leid. Sie kannte ihn irgendwoher, konnte sein Gesicht jedoch nicht zuordnen.

»Sind wir einander nicht schon mal begegnet?«

»Ja. Waren Sie gestern nicht ebenfalls in Auroras Bar? Ich sah Sie dort mit einem Kollegen und Ihrer Freundin, der Frau von Signor Vascotto.«

Klar, ging es Maddalena auf, daher kannte sie den Unglücksraben.

»Und nach Ihrem Besuch in der Bar haben Sie jemanden ins Meer geworfen, der daraufhin beinahe ertrunken wäre, hätte ein Spaziergänger nicht Erste Hilfe geleistet?«

»Ganz so hatte es sich nicht zugetragen. Ich versuchte, Matteo zu finden, rief immer wieder nach ihm, aber er antwortete nicht. Ich glaubte ihn schließlich verloren. Ihrem Vorwurf kann ich also nicht widersprechen. Ich bin davongerannt und habe ihn seinem Schicksal überlassen. Ich wollte aber bestimmt nicht, dass er stirbt.« Raffaele Polo hielt inne, nahm ein Kleenex aus der Box auf seinem Schreibtisch, bevor er weitersprach. »Matteo erpresste mich. Er wollte Geld von mir. So viel, wie ich innerhalb der Frist, die er mir genannt hatte, nicht aufbringen konnte. Also habe ich, ich gebe es unumwunden zu, ihm statt der erwarteten Scheine einen toten Fisch aus meinem Gefrierschrank in das Paket gelegt. Daraufhin ist er völlig verrückt geworden und hat sich auf mich gestürzt, er wollte mich erwürgen. Ich wehrte mich, und alles Weitere ergab sich dann von selbst.«

»Weswegen erpresste er Sie?«

»Matteo besitzt anscheinend seit vielen Jahren ein Polaroidfoto von mir, auf dem zu sehen ist, wie ich eine große Dummheit begehe.«

»Signor Polo. Wovon reden Sie? Um welche sogenannte Dummheit ging es?«

»Um die, über die ich gestern mit Signor Vascotto sprach. Ich hatte früher eine krankhafte Affinität zum Feuer. Mein Vater war bei einem Brand ums Leben gekommen. Auch er diente bei der

Feuerwehr. Meine Mutter zog meinen Bruder und mich allein groß.«

»Feuer übt also eine besondere Anziehungskraft auf Sie aus«, stellte Piero Zoli überflüssigerweise fest.

Maddalena bemerkte bestürzt, dass Zoli und sie vor Polo standen, als wären sie bereits seine Richter.

»Übte«, verbesserte Polo ihn. »Als ich dieses Bedürfnis in mir erkannte, steuerte ich bewusst dagegen an. Ich machte eine Therapie und bewarb mich erst danach bei der Feuerwehr. Ich wollte in die Fußstapfen meines Vaters treten, was mir auch gelang. Meine Mutter ist stolz auf mich. Seither habe ich mir nichts mehr zuschulden kommen lassen.«

Zoli sah Maddalena mit einem Blick an, der sie gemahnte, sofort zu handeln. Auch wenn ihr Bauchgefühl ihr eine andere Botschaft übermittelte.

»Das sagen Sie.« Maddalena seufzte. »Hiermit nehmen wir Sie wegen des dringenden Tatverdachtes der Brandstiftung fest. Nicht uns, den Staatsanwalt müssen Sie überzeugen.«

Zoli betete erneut die dafür vorgesehene Litanei herunter.

Maddalena war sich selten so verdammt mies vorgekommen. Aber was blieb ihr anderes übrig, als Raffaele Polo mitzunehmen? Ohnehin war da noch die Sache mit dem Mann im Meer, seinem Erpresser.

Dennoch zweifelte sie.

Polos Begründungen klangen logisch.

»Darf ich mich bitte umziehen? In meinen Boxershorts komme ich mir lächerlich vor.«

Maddalena nickte, und Polo zog ein Sweatshirt und Jeans an.

Zoli nahm die Handschellen aus seiner Jackentasche.

Polo wehrte sich nicht. Er sah sie nur an, und Maddalena las in seinen Zügen ein stummes Gebet.

»Gibt es etwas, das Sie uns bisher vorenthalten haben?«, fragte sie. »Etwas, das zu Ihrer Entlastung beitragen könnte?«

»Nein«, erwiderte er demütig, »da gibt es nichts, was für meine Unschuld sprechen würde. Nur ich allein weiß, was ich niemals getan hätte. Ich bin kein Feuerteufel. Sie irren sich.«

Nicht nur sie, auch Piero Zoli wirkte unglücklich, als sie Raffaele Polo in ihren Dienstwagen verfrachteten.

»Commissaria«, wagte Piero sich vor, bevor sie ebenfalls einstiegen. »Nun, ich … Ziehen wir das jetzt wirklich durch?«

»Zoli. Maßen Sie sich doch bitte kein Urteil an. Wir verhören, protokollieren und informieren die Staatsanwaltschaft.«

Erneut brandete der Schmerz in ihrem Kopf auf, und einen Moment lang befürchtete Maddalena, ohnmächtig zu werden.

31

Die Bora trieb Tränen in ihre Augen.

Nicht der Kummer.

Es war so kalt.

Aber Filippa war keine andere Wahl geblieben, als hierherzukommen.

Den ganzen Weg von ihrer Wohnung auf der Isola della Schiusa bis zur Kirche waren Mama und sie schweigend nebeneinander hergegangen.

Ihre Mutter hatte sich untergehakt und hing schwer wie ein nasser Sack Wäsche an ihr.

Entschlossen zog Filippa ihr schwarzes Kleid zurecht und strich sich eine widerspenstige Locke hinter das Ohr. Ihr war, als befänden sie sich in einer Glocke, die sie vor mitleidigen Blicken schützte und jeglichen Lärm dämpfte. Nicht einmal das Hupen der Autos oder das Kreischen der Möwen durchdrangen ihren Kokon.

Ohne nach rechts und links zu blicken, betraten sie die Basilica Santa Eufemia. Es duftete dumpf nach Weihrauch und Blumen.

So und nicht anders roch der Tod.

Auch ihre Mutter schien das zu spüren, denn sie zuckte zusammen.

»So viele Leute erweisen Papa die letzte Ehre.«

Jetzt erst bemerkte Filippa den nicht versiegen wollenden Strom, der in die Kirche drängte.

Heuchler.

Prompt sah sie das tote Gesicht ihres Vaters vor sich. Alles Blut war daraus gewichen, bleich und erstarrt blickte er in die Ewigkeit.

Zum Glück war der Sarg geschlossen.

Ihre Mutter hätte sich sonst auf ihn geworfen und »Giuseppe! Mein Giuseppe!« geschrien.

Sie setzten sich nach vorne in die erste Bank.

Die stand der Witwe und der Tochter zu.

Während der Monsignore sprach und die Chorsänger die ersten Töne anstimmten, verhärtete sich Filippas Herz. Ganz bewusst blendete sie jeden einzelnen Besuch in dieser Kirche mit ihrem Vater an den Sonntagen ihrer Kindheit aus.

Ihre Mutter schluchzte neben ihr. Sie wurde von Kummer gebeutelt, und als der Fischerchor das »Madonnina del mare« anstimmte, war es endgültig um ihre Fassung geschehen.

Filippa legte widerstrebend den Arm um sie, und ihre Mutter presste ihr tränennasses Gesicht an Filippas Hals.

Hinter sich hörte sie Gemurmel.

Endlich war es vorbei, und schwarz gekleidete Männer trugen den Sarg ihres Vaters zum Leichenwagen, der vor der Kathedrale auf dem keinen Platz mit der Statue wartete. Irgendein entfernter Verwandter, ein Onkel ihrer Mutter, nahm sie beide im Wagen mit. Filippa erinnerte sich nicht an seinen Namen.

Eine erstaunlich lange Karawane machte sich auf den Weg zum Friedhof. Stoßstange an Stoßstange klebten die Autos aneinander. Filippa sprach beruhigend auf ihre Mutter ein, die nur stumm ihre Hand drückte.

Filippa selbst spürte nichts außer der Kälte und dem unbarmherzigen Hauch der Bora, als sie das schützende Innere des Wagens verließen.

Sie war noch nicht oft auf diesem Friedhof gewesen.

Steinerne Engel und Grabsteine waren nicht so ihr Ding.

Wie unter einem inneren Zwang drehte sie sich um.

Der Zug der Trauergäste schien ihr unendlich lang zu sein. Hinter dunklen Sonnenbrillen verbargen sich nicht wenige rot geweinte Augen.

Hatte Papa so viele Menschen gekannt, die jetzt um ihn trauerten?

Unauffällig beschleunigte sie ihre Schritte und zog ihre weinende und stolpernde Mutter mit sich.

Gedämpfte Stimmen drangen an ihr Ohr.

Leises Schluchzen.

Verstörtes Klagen.

Begräbnisse an einem Ort der Ruhe haben so gar nichts Stilles, dachte sie.

Filippa senkte den Kopf.

Die Karawane wurde langsamer, die Menschentraube, der sie voranschritten, bog in einen schmalen Weg ein.

Dass es ihr Vater war, der da vor ihnen im Sarg zu seiner letzten Ruhestätte getragen wurde, fand keinen Eingang in Filippas Bewusstsein.

Als sie endlich anhielten, schrie ihre Mutter auf. »Giuseppe!«, rief sie. »Giuseppe, lass mich nicht allein zurück!«

Sekundenlang kehrte Stille ein.

»Du bist nicht allein, Mama«, murmelte Filippa, »du hast ja immer noch mich.«

Die Menge gruppierte sich um die offene Grube, an deren Rand sich die Sargträger aufgestellt hatten.

Filippa starrte auf die schwarz glänzende aufgeschüttete Erde, auf die danebenliegenden Kränze und die Gestecke aus Rosen und Lilien.

Ihr Blick verschwamm.

Nur jetzt nicht schlappmachen, befahl sie sich.

Flach atmend konzentrierte sie sich auf den Wind, der an den Ästen der Bäume und Sträucher rüttelte.

Und an ihren langen Locken zerrte.

Ein plötzlicher Schmerz fuhr in ihren Magen.

Sie musste sofort weg von hier, aber sie konnte nicht. Ihre Mutter hing wie eine Klette an ihrem Arm, und all die Leute beobachteten die trauernde Witwe und deren Tochter.

Es roch nach Kleidung, die nicht oft aus den Schränken geholt wurde, und nach den vor sich hin welkenden Blumen in den Plastikvasen auf den Nachbargräbern. Es stank nach Parfum und dem flüssig gewordenen Wachs der lodernden Kerzen.

Wieder warf Filippa einen zaghaften Blick über ihre Schulter. Es war ihr beim besten Willen unmöglich, die Trauergäste zuzuordnen, sie vermochte nicht zu beurteilen, ob es sich um Familienmitglieder, Freunde, Feinde, Arbeitskollegen oder Schaulustige handelte.

Mama ging es sicher anders. Jeden schien sie zu erkennen, und selbst wenn sie zweifelte, würde sie vorgeben, genau zu wissen, wer ihr das Beileid aussprach.

Immer wieder flüsterte sie: »So viele sind gekommen. All diese Menschen erweisen deinem Vater die letzte Ehre. Alle haben unseren Giuseppe geachtet.«

War der Grad der Beliebtheit eines Menschen an der Anzahl der Friedhofsgäste zu messen, so hätte ihr Vater in diesem Rennen die Nase ganz weit vorne.

Ein alter Mann hustete rasselnd in ihrer Nähe, Papiertaschentücher dämpften gleich darauf seinen Niesanfall.

Und dann übertönte auf einmal eine Stimme alle anderen Geräusche.

Es dauerte eine Weile, bis Filippa verstand, dass es sich um den Pfarrer handelte, der jetzt mit seiner Trauerrede begann.

Was er sagte, vermengte sich mit einem Strudel aus Erinnerungen.

Sie durfte hier nicht weinen.

Entschlossen kniff sie ihre Augen zusammen und drehte sich um. Zwischen schwarzen Trenchcoats, Parkas, Mänteln und Jacken versuchte sie eine Person auszumachen. Doch die Unzahl an Trauergästen verbarg *ihn* vollständig.

Es waren so viele Leute anwesend, die Tränen über fremde Verluste weinten. Trauergeier.

Filippa presste ihre Lippen zu einem schmalen Strich zusammen und schmeckte fruchtigen Lipgloss. Mit klammen Fingern nestelte sie in der Tasche ihres Kleides und schälte einen Streifen Kaugummi aus dem Silberpapier. Erleichtert schob sie ihn in den Mund.

Neben ihr seufzte ihre Mutter auf, und einen Moment lang befürchtete Filippa, dass sie ihr vor all den Leuten umkippen würde.

»Mama«, wisperte sie. »Geht es noch? Stehst du das hier durch?«

»Ja, mein Kind«, erwiderte ihre Mutter mit vom Weinen verschnupfter Stimme, »ich habe ja dich an meiner Seite.«

Hinter ihnen entstand ein Tumult.
Schritte polterten über den Weg.
Jemand lachte gellend auf.
»Ungehörig«, ereiferte sich ihre Mutter. »Solche Personen haben nichts auf dem Friedhof verloren, wo mein Giuseppe begraben wird. Sollen sie gerne woanders kreischen.«
Filippa fand das auch.
Die Neugier zwang sie, sich umzudrehen.
Die Menge teilte sich, und sie sah eine Frau, die hastig auf sie zulief.
»Mama«, flüsterte Filippa. »Da will jemand etwas von uns. Oder von Papa.«
Aber ihre Mutter schüttelte den Kopf und umklammerte fest Filippas Arm. »Es ist nichts«, sagte sie.
»Sie haben mit *meinem* Mann geschlafen, *dieses* Kind hier gezeugt, ihm *untergeschoben* und spielen uns hier die trauernde Witwe vor. Sie abstoßende Lügnerin.«
Eine ältere Frau, vollständig ergraut, stürmte mit wildem Blick auf sie zu und riss den Kopf ihrer Mutter an deren Haaren zurück. »Elende Schlampe. Über all die Jahre diese Heuchelei. Glaubt ihr beide denn, ich wäre blind?«
Filippa wurde so schwindlig, dass sie befürchtete, jeden Augenblick ins offene Grab zu stürzen. Sie taumelte, rang nach Luft, fing sich jedoch im letzten Moment.
Nur langsam nahm die Umgebung wieder Konturen an.
Ein kollektives Ausatmen vereinte die Menschenmenge. Der Pfarrer stockte mitten in seiner Rede.
Kein Zweifel, es war die Frau, die sie hier am allerwenigsten erwartet hätte. Ganz in Schwarz, das Gesicht zu einer grimmigen Maske verzerrt und mit im Wind schwingenden Haaren, stand sie vor ihrer Mutter.
Die beiden Frauen starrten einander an.
Hass zeichnete ihre Gesichter.
Diese Furie hatte allen Grund, sie zu verdammen.
Und dann war der Moment da, vor dem Filippa sich so gefürchtet hatte.

Ein Mann eilte nach vorne, griff nach der Hand der Frau, sprach begütigend auf sie ein.

Ihre Blicke trafen sich.

Filippas leiblicher Vater stand vor ihr.

Der Moment des Verstehens blitzte in ihrer beider Augen auf.

Dann schauten sie weg, und Filippa klammerte sich an den Arm ihrer Mutter.

Alle vier verharrten reglos.

Es war Filippa, die schließlich das Schweigen brach.

»Ich bin Ihre Tochter, Signor Rossini. Meine Mutter hat mir dieses wohlgehütete Geheimnis in der Nacht anvertraut, als Papa starb.«

Der Mann gab einen unterdrückten Laut von sich.

Die fremde Frau blitzte sie an, und dann klatschte ihre Hand auf Filippas Wange. Das hatte bisher niemand gewagt. Filippa konnte spüren, wie ihr blasses Gesicht sich rot verfärbte.

Neben ihr wimmerte ihre Mutter hilflos.

Dann stand auf einmal Michele vor ihr.

Was hatte der Wichtigtuer hier zu suchen?

Ach ja, er gehörte mit zur Sippe.

Fast hätte sie seine Rolle bei alldem ausgeblendet.

»Dumme kleine Schlampe. Du bist nicht anders als deine Mutter. Lass meine Schwiegereltern in Ruhe. Du bist keine von uns. Und deinen Job bist du auch los. Niemand hat bisher so schlecht gearbeitet wie du, du elendiges Kuckucksei.«

Seine Stimme klang farblos und monoton. Sie erreichte Filippa wie der dumpfe Schlag der fernen Kirchenglocken von Santa Eufemia.

Seine Worte flossen ineinander.

»Michele, lass das. Das Mädchen sollte ungestört trauern dürfen.« Der Mann, der ihr leiblicher Vater war, zog seinen Schwiegersohn beiseite. »Wir besprechen diese Misere später, unter Ausschluss der Öffentlichkeit.«

Leise Töne einer Geige klangen in Filippas Ohr. Der Kummer, der in der Melodie schwang, ließ sie erschaudern.

Aber da versuchte wohl jemand, Ordnung in die zerbrochenen Teile zu bringen.

Filippa biss sich fest auf die Zunge. Ihre Zähne ließen erst los, als sie Blut schmeckte. Der rote Fleck in ihrem Papiertaschentuch brachte sie zum Weinen. Und dann rollten die Tränen unaufhörlich.

Mehr ertrug sie nicht.

Filippa drehte sich um und begann zu laufen.

Weg vom Grab, weg von den Trauernden, weg vom Rot, weg von *ihm*.

Weg von ihrer Mutter.

Draußen, am Eingang des Friedhofs, schnappte sie das erste Mal gierig nach Luft.

Sie hatte sich nicht von Giuseppe, ihrem lieben Papa, dem einzigen Vater, den sie je gekannt hatte, verabschieden können.

Anstatt ihn zu umarmen und ihn während seiner Krankheit zu umsorgen, hatte sie sich in hochtrabende Wünsche hineingesteigert. Sie war ihm so böse gewesen, als sich ihr Lebenstraum in Luft aufgelöst hatte. Chefin eines Wellnesscenters hätte sie werden wollen, eigentlich war es der Wunsch ihrer Eltern gewesen. Seit ihrer frühen Kindheit war sie darauf programmiert und hatte mit Leidenschaft auf dieses Ziel zugesteuert.

Was konnte ihr Papa schließlich dafür, dass er diesem miesen Spekulanten auf den Leim gegangen war, der ihn mit einem bösen Trick um seinen gesamten Besitz gebracht hatte?

Michele hatte ihr Hotel im Konkursverfahren billig erworben und es mit großem Gewinn an jemanden weiterverkauft, der es abreißen und an der Stelle eine Hochgarage erbauen ließ.

Grundstücksspekulanten waren sie, nichts anderes.

Ihr leiblicher Vater hatte seinem künftigen Schwiegersohn nicht Einhalt geboten, als dieser ihren Eltern ein Angebot gemacht hatte, das Papa aus finanziellen Nöten nicht ausschlagen konnte.

Obwohl Signor Rossini gewusst haben musste, dass Filippa sein Fleisch und Blut war.

Und jetzt brüskierte die Familie sie und ihre Mutter auch noch am Grab ihres Vaters.

Ihr war so kalt.

Eiskalt.

Sie würde sich rächen.

Dieser Gedanke beflügelte sie.

Was ihrem leiblichen Vater gehörte, würde er fortan mit ihr teilen müssen.

Michele würde büßen – und mit ihm seine gesamte verfluchte Familie. Sie wollte nicht mal ihre Halbschwester Rosa und deren Kind kennenlernen. Für sie verkörperte diese habgierige Familie die Ausgeburt des Bösen.

Filippas innere Deiche, seit Wochen bereits löchrig und porös, brachen endgültig und wurden ein für alle Mal geflutet.

Nach der abscheulichen Szene auf dem Friedhof gab es für sie kein Halten mehr.

32

Fabrizio betrat die Wohnung.

Bibiana und Simone erwarteten ihn.

Er knallte die Tür zu, und beide zuckten zusammen.

»Du machst dem Kind Angst. Was ist denn in dich gefahren?« Bibiana funkelte ihn aus ihren dunklen Augen zornig an.

»Das könnte ich dich auch fragen. Simy, was hältst du davon, dir auf meinem iPad einen Disneyfilm anzuschauen?«

»Papa!«, rief seine Tochter begeistert und lief auf ihn zu.

Schon schwenkte er seine Kleine in den Armen.

»Aber du musst es mir richtig einstellen. Bei dir ist so viel komisches Zeug drauf. Lauter nackte Statuen ohne Nasen.« Simone kicherte. »Und ohne Bimmel.«

»Da siehst du es«, mischte Bibiana sich ein, und ihre Stimme klang etwas sanfter als vorhin. »Lege doch endlich Ordner für das antike Zeug an wie jeder andere vernünftige Mensch.«

»Wenn ich die Zeit dazu finde«, wehrte Fabrizio unfreundlich ab.

Als Simone im Kinderzimmer auf ihrem Bett saß und sich hingerissen zum vermutlich zwanzigsten Mal »Die Eiskönigin – Völlig unverfroren« ansah, ordnete Fabrizio schroff an: »Los, Bibiana. Wir müssen reden.«

Seine Frau stellte einen Krug Wasser zwischen sie auf den Küchentisch. Ihre Hand zitterte, als sie die Gläser füllte.

»Was gibt es, mein Schatz?«

Fabrizio kratzte sich am Hinterkopf. Es war ein einziges Dilemma. Er konnte ihr nicht lange böse sein. Dafür liebte er sie viel zu sehr.

»Das wirst du dir doch wohl denken können.«

Da sie schwieg, fuhr er fort: »Deine Freundin ist ein richtig goldiges Sahneschnittchen. Und ihr Kollege, der mit dem Raubvogelgesicht, hat sich allem Anschein nach zur rechten Hand des Teufels gemausert. Was stellst du dir eigentlich vor, was passiert, wenn du mir die beiden Polizisten einfach so in die Schule schickst? Die Direktorin war wenig begeistert, mich aus der Klasse holen zu lassen. Mitten im Unterricht. Die Schüler waren kaum zu bändigen. Die dachten, ich hätte einen Mord begangen und werde nun in Handschellen abgeführt. Olivia übernahm die Unterrichtsstunde und berichtete mir dann von ihren wilden Spekulationen.«

»Tut mir leid, dass es so blöd für dich gelaufen ist. Du wusstest, dass ich mich Maddalena anvertrauen würde. Ich habe es dir vor meinem Treffen mit ihr angekündigt. Also beschuldige mich jetzt nicht, es hinter deinem Rücken getan zu haben.«

»Darum geht es nicht. Sie hätte ja nicht gleich mit ihrem Assistenten in der Schule aufkreuzen und dabei so einen Wirbel veranstalten müssen. Die beiden haben mich wie einen Schwerverbrecher in die Mangel genommen. Was habt ihr eigentlich gestern Nacht so lange getrieben? Du hast gerochen, als kämst du direkt aus einem Weinfass herausgekrochen.«

Bibiana sah ihn schuldbewusst an. »Das war vermutlich der Absacker in Auroras Bar.«

»Absacker? Doch wohl nicht nur einer. Also bitte, Bibi. Warum habt ihr euch so volllaufen lassen?«

Beschwichtigt durch die Koseform »Bibi«, zuckte sie begütigend mit den Schultern.

»Vielleicht wollte ich Maddalena etwas ablenken. Sie ist erst seit vorgestern wieder zurück auf der Insel. Nun sei bitte wieder gut. Ich bin heute ohnehin schon gestraft genug durch das grauenhafte Kopfweh. Vertragen wir uns, ja?«

»Der Brummschädel geschieht dir recht. Wir streiten uns nicht. Ich versuche dir nur zu erklären, dass ich es illoyal von meiner Ehefrau finde, sich ihrer Freundin, einer Polizistin, in einer Weise anzuvertrauen, die für mich schlimme Folgen haben könnte.«

»Folgen?«

»Jetzt bist du aber sehr naiv. Dieser Aufmarsch der beiden Gesetzeshüter! Was glaubst du, wie sich meine Direktorin in ihrem Büro die Hände reibt? Die wäre mich liebend gern los, das weißt du genau. Für sie bin ich ein durchgeknallter Spinner, den sie laut Gemeindeverordnung ertragen muss.«

»Ja, aber deine Schüler, Olivia und deine anderen Kollegen, die wissen doch alle, was sie an dir haben. Du bist sehr freundlich und verfügst über einen wahren Schatz an Wissen. Das ist jedem in der Schule klar, auch wenn die pubertierenden Quälgeister dich zu ihrem Lieblingsobjekt auserkoren haben, sobald es um Schabernack geht.«

»So siehst du das?« Ein warmes Gefühl strömte durch Fabrizios Adern.

»Glaubst du, ich habe noch nie mit Olivia geredet? Durch sie weiß ich bestens Bescheid. Du bist mir gegenüber ja meistens verschwiegen wie das Grab der Pharaonen.«

»Das sollte ich vielleicht ändern. Denn du und Simy seid mir das Liebste auf der Welt.«

Sie reichte ihm die Hand. »Nicht mal deine antiken oder vorantikischen Göttinnen ziehst du uns vor?«

Er stand auf und nahm sie in seine Arme. »Dummerchen«, murmelte er zärtlich in ihr Haar.

»Übrigens«, sagte Bibiana und löste sich sacht aus seiner Umarmung, »eben ist mir eingefallen, woher ich den Typen von gestern Nacht in der Bar kenne.«

»Aha, Maddalena und du habt also interessante Männer getroffen?«

»Stell dir vor, ja«, gab sie arglos zu. »Ein wirklich sympathischer Polizist aus Österreich gesellte sich zu uns. Er trägt die eigentliche Schuld an unserem Besäufnis.« Sie kicherte. »Wir mussten ihn trösten, der Arme hatte Liebeskummer. So schnell, wie die nächste Flasche Prosecco auf unserem Tisch stand, konnten wir gar nicht schauen. Ganz unschuldig bin ich daran nicht. Du weißt doch noch von den Einladungen bei uns, Maddalena trank damals kaum Alkohol. Das hat sich seit Franjos Tod beträchtlich geändert. Unsere Commissaria säuft uns jetzt alle unter den Tisch.«

»Wundert mich nicht. Irgendwie muss sie mit dem Verlust ja klarkommen. Eine ordentliche Gesprächstherapie wäre allerdings die bessere Lösung. Aber zurück zu dem geheimnisvollen Fremden, woher kanntest du diesen österreichischen Polizisten?«

»Den meinte ich doch nicht. Der Arme war irgendwann ganz aus dem Häuschen, weil ihm seine Freundin abhandengekommen war.« Bibiana gab ihm einen Klaps. »Keine Angst, nicht wegen mir war der Mann aufgebracht. Ich habe den Polizisten noch nie zuvor gesehen. Glaubst du, ich treibe mich heimlich in den Alpen oder am Wörthersee herum?«

Beide lachten.

Langsam wurde Fabrizios Kopf wieder klar.

Mit Bibiana im Reinen zu sein, war dafür eine Grundvoraussetzung.

Grinsend ertappte er sich dabei, wie er sehnsüchtig zu seinem Bücherregal starrte. Wenn das Gespräch vorbei war, würde er in einem der Bände etwas nachschlagen.

»Den anderen meine ich. Da war so ein groß gewachsener Mann, der mir bekannt vorkam.«

»Davon gibt es viele.«

»Nein. Nein. Es ist ein ehemaliger Schüler von dir. Du mochtest den Burschen, hast ihn mir sogar ein- oder zweimal auf der Promenade vorgestellt. Er wirkte sehr sympathisch und schien viel von dir zu halten. Leider kann ich mich an seinen Namen nicht mehr erinnern. Auf jeden Fall hat er etwas mit Aurora am Laufen.«

»Mit der abweisenden Aurora, die wir kennen?«

»Ja, stell dir vor, die beiden haben geflirtet, was das Zeug hält. Als er ging, hat die Wirtin die Musik laut aufgedreht und dabei ziemlich glücklich ausgesehen. Sie tanzte hinter dem Tresen. Ihr Cousin, mit dem sie den Laden schmeißt, fand das wohl nicht so gut. Aber das war ihr egal. Das letzte Getränk von Maddalena, dem Polizisten und mir, ich glaube, es war ein Averna Sour, aber ich kann mich nicht mehr genau erinnern, ging auf ihre Kappe. Aurora ließ es sich nicht nehmen, nein, sie bestand darauf, uns einzuladen. ›Die Polizei möchte ich nicht vergraulen‹, sagte sie betont schelmisch. Sie ist schon eine sehr liebe Person.«

»Bibiana.« Fabrizios Laune, die sich eben gebessert hatte, sank auf den Gefrierpunkt.

»Was hast du jetzt schon wieder? Wir alle waren ordentlich angeheitert. Nicht nur ich.«

»Der Mann, den wir auf der Promenade getroffen haben«, erklärte er mit Grabesmiene, »das war Raffaele Polo.«

»Na und?« Sie sah ihn erwartungsvoll an. »Werde ich jetzt angeklagt, mir seinen wirklich mehr als nur alltäglichen Namen damals nicht gemerkt zu haben?«

»Bibiana, Schatz.« Fabrizio goss Wasser in ihre Gläser nach. »Raffaele Polo ist der ehemalige Schüler, über den wir seit gestern ununterbrochen reden. Er war damals für die Brandlegung in meiner Schule verantwortlich. Und«, er zögerte kurz, »er ist hauptberuflich bei der Feuerwehr beschäftigt.«

»Aha«, entgegnete Bibiana trocken. »Dann hat der Mann wenigstens ein Alibi, falls es während eines seiner Dienste gebrannt hat.«

»Das hoffe ich. Denn ich halte ihn für unschuldig«, erwiderte Fabrizio bekümmert. »Deine Maddalena hat ihn sich inzwischen geschnappt und zum Verhör mitgenommen. So schaut es aus.«

Bibiana sagte etwas Freundliches, aber Fabrizio hatte seine Ohren bereits verschlossen.

33

Raffaele spürte, wie seine innere Anspannung an seinen Muskeln zerrte. Wenn man wie er ständig trainierte, war das auch kein Wunder. Sein Körper verlangte danach, etwas zu tun, aufzuspringen, den Tisch zu zertrümmern oder davonzulaufen.

Natürlich tat er nichts dergleichen. Ganz im Gegenteil, er stellte sich wie ein braver Schüler diesem sinnlosen Verhör im Büro der Commissaria.

Die Degrassi war eine wirklich schöne Frau.

Ihre wunderbaren Locken, das Schimmern der grünen Augen, die vollen rosafarbenen Lippen begeisterten ihn. Wenn er sie einfach nur vorbehaltlos ansah, erinnerte die Degrassi ihn an die Gemälde von Sandro Botticelli in den Uffizien. Diese Bilder hatte er vor langer Zeit in Florenz bewundert.

Aber kaum dass die Kommissarin ihren wundervollen Mund öffnete und ihn mit ihren Fragen in die Enge trieb, verblasste das Gesicht der Venus, und sie kam ihm wie eine rachsüchtige alte Hexe vor.

»Polo, jetzt verraten Sie uns, was Sie zum Zeitpunkt der verschiedenen Brände gemacht haben. Und zwar an jedem einzelnen, seit die Brandserie begonnen hat.«

Raffaele dachte angestrengt nach. Darüber hatte er sich bislang keine ernsthaften Gedanken gemacht. Er wäre von selbst nie auf die Idee gekommen, dass jemand ihn, ausgerechnet ihn, mit den Feuerlegungen in Verbindung bringen würde.

Und nun geschah das Unfassbare.

Wie lange hatte er gegen seinen Trieb angekämpft? Hatte ihn niedergerungen, um nun dennoch mit seinem alten, vielfach überwundenen Laster konfrontiert zu werden?

»Ich bin kein Pyromane. Das kann ich Ihnen guten Gewissens versichern. Früher einmal, ja, da übte schon der Geruch von Feuer einen unwiderstehlichen Reiz auf mich aus. Aber inzwischen finde ich eine Glut zwar faszinierend, sie verführt mich jedoch nicht mehr. Mein einziges Ziel ist, den Brandherd zu beseitigen und zu verhindern, dass jemand zu Schaden kommt.« Zu seinem Ärger klangen seine Worte wie eine billige Rechtfertigung.

Das lag vermutlich auch an dem Rausch, den er sich gestern Abend bei Aurora angesoffen hatte. Immer noch führten seine Neurotransmitter einen wilden Tanz in seinem schwer verkaterten Hirn auf.

»Das beantwortet nicht Commissaria Degrassis Frage, wo Sie sich bei den jeweiligen Bränden aufgehalten haben.« Degrassis Assistent Piero Zoli wirkte unerschütterlich und schien von jeglichem Mitgefühl befreit.

Der Kerl wollte ihn drankriegen. Daran bestand nicht der geringste Zweifel. Einen Erfolg mehr wollte dieser Raubvogel auf seinem Konto verbuchen, um seiner Chefin zu gefallen. Es war offensichtlich, dass er für sie schwärmte.

»Einige der Brände habe ich selbst gelöscht, zusammen mit meinen Kollegen. Doch ich gebe zu, dass das noch nichts darüber aussagt, wo ich zum Zeitpunkt der Feuerlegung war. In der Wache vermutlich. Aufgrund meines Dienstplanes lässt sich sehr gut nachvollziehen, wann und wie lange ich an besagten Tagen arbeiten musste.«

»Das ist ja schon etwas.« Die Commissaria hatte ein Bein über das andere geschlagen und wippte mit ihrem Fuß auf und ab. Sie trug Bikerstiefel. Und war das etwa eine Motorradjacke, die da über der Lehne ihres Stuhles hing?

»Greifen Sie bitte auf die digitale Zeiterfassung in der Feuerwehrzentrale zu! Mein Chef, Comandante Marocco, hat sicher nichts dagegen.«

Die Degrassi nickte ihrem Assistenten zu. Der stand augenblicklich auf und verließ den Raum, wohl um mit Raffaeles Vorgesetztem zu telefonieren.

Verdammt, dachte er und hätte am liebsten laut geflucht.

Das war heikel! Kein Feuerwehrmann, der bei der Feuerwache treulich seinen Dienst versah, wollte auch nur ansatzweise mit einem Feuerteufel in Verbindung gebracht werden. Das galt ebenso für die weiblichen Kolleginnen.

Aber er zählte auf den gesunden Menschenverstand von Comandante Marocco.

»Signor Polo.« Die Commissaria wandte sich an ihn, kaum dass der Kollege ihr Büro verlassen hatte. Wieder kam ihr Botticelli-Antlitz zum Vorschein. Sie war eine Schönheit, die um ihre Reize genau Bescheid wusste und sie gezielt einsetzte. Verübeln konnte er es ihr nicht.

Aurora war das genaue Gegenteil. Sie versteckte sich hinter einer mitunter grauenvollen Maskerade, die man ihr erst behutsam von der zarten Haut spachteln musste.

»Machen Sie es uns doch bitte nicht so schwer.« Ihre Stimme klang rau.

Raffaele musterte sie eingehend. Auch sie schien gezeichnet von letzter Nacht, tiefe Ringe lagen unter ihren klaren Augen. Ein Umstand, der ihrer Schönheit keinen Abbruch tat.

Das aber war es nicht, was er in ihren Zügen zu erkennen glaubte. Etwas anderes umgab sie. Tiefe Traurigkeit, eine Wehmut, die sie umschloss und unnahbar machte.

Der große persönliche Verlust, der ihr widerfahren war, lag zwar schon über ein Jahr zurück, überwunden war er aber augenscheinlich nicht.

»Commissaria«, er holte tief Luft, »ich bin nicht Ihr gesuchter Täter. Wäre ich es, würde ich es Ihnen auf der Stelle gestehen. Sie vergeuden Ihre wertvolle Zeit, indem Sie einem Unschuldigen hinterherjagen. Vertrauen Sie bitte meinen Worten. Ich habe das, was ich als Jugendlicher getan habe, lange hinter mir gelassen. Ich war ein dummer Siebzehnjähriger mit einem eingeschränkten Selbstwertgefühl und gierte geradezu nach Bestätigung. Trotzdem war es falsch, das gebe ich unumwunden zu, und Matteo Santarossa, der Mann, den ich ins Meer gestoßen habe, hat durch mich einen beträchtlichen Schaden erlitten. Er wurde damals bei einem Unfall verletzt, den ich verursacht habe, hielt aber dennoch seinen Kopf für mich hin und verriet niemandem etwas von meiner Beteiligung. Damals konnte ich es nicht, aber heute will ich gern dafür geradestehen.« Er beugte sich weit über den Schreibtisch und verknotete seine Finger. »Suchen Sie aber bitte ohne Vorbehalte den richtigen Brandstifter. Ich bin nicht Ihr Mann.«

Die Commissaria fixierte ihn argwöhnisch, mit einer Kälte, die ihm durch Mark und Bein ging. Vexierbilder hatten es ihm schon als Kind angetan. Der lachende Clown, der sich blitzschnell in den weinenden verwandeln konnte, ebenso wie die Schöne, die durch eine leichte Kippbewegung zum Biest wurde.

Er war also allem Anschein nach ihr Hauptverdächtiger.

Die beschissene Nummer eins im Katalog der gesuchten Verbrecher.

Was sollte er dagegen unternehmen?

Sie hatten sich auf ihn eingeschossen, und wenn die Polizisten von seiner Schuld überzeugt waren, gab es wohl kein Entkommen.

Außer ein Wunder geschah.

Das Handy der Commissaria klingelte.

Sie telefonierte eine Weile leise, beendete dann das Gespräch und rief ihren Assistenten Zoli über den Festnetzanschluss zu sich.

»Piero. Bringen Sie Signor Polo bitte in eines unserer Verhörzimmer. Beltrame soll übernehmen und damit fortfahren, seine Angaben anhand des Dienstplanes zu überprüfen. Wir beide haben einen dringenden Einsatz. Es brennt schon wieder. Lippi und Fanetti werden uns ebenfalls begleiten, und die Kollegen von der Feuerwehr sind bereits vor Ort.«

Raffaele atmete innerlich auf, seine Muskeln entspannten sich. Er löste seine ineinander verschränkten Finger und schüttelte seine Arme aus.

»Diesen Brand kann dann wohl kaum ich gelegt haben, oder?«, murmelte er.

»Kommen Sie.«

Er erhob sich steif, und Zoli führte ihn in ein anderes Zimmer. Im Vorbeigehen wies er auf eine stämmig wirkende Polizeibeamtin.

»Meine Kollegin, Rita Beltrame, nimmt jetzt Ihre Angaben zu Ihren Dienstzeiten und Aufenthaltsorten auf und überprüft alles anhand der Unterlagen, die ich in Ihrer Leitzentrale angefordert habe. Wir werden dann später noch mal ausführlich mit Ihnen darüber sprechen.«

Raffaele hätte dem arroganten Kerl am liebsten eine reingehauen. Aber er beherrschte sich, wie er es andauernd tat. Er war schließlich daran gewöhnt, seine Emotionen zu kontrollieren.

Die Polizistin, die kurz darauf erschien, war von einem völlig anderen Kaliber. Höflich stellte sie sich ihm vor und erweckte den Anschein, sich mit ihm auf ein lockeres Plauderstündchen treffen zu wollen. Die hatten hier alle ihre Spielchen drauf, musste er neidlos anerkennen.

Aber er konnte das auch.

»Sagen Sie, sind Sie nicht die Tochter von Dottor Beltrame, unserem Allgemeinmediziner hier in Grado? Er war schon oft bei einem unserer Einsätze zugegen. Ein sehr erfahrener Mediziner.«

»Ja.« Hektische Röte überzog das Gesicht der pausbäckigen Polizistin. »Aber mein Verwandtschaftsverhältnis tut hier nichts zur Sache.«

Raffaele wollte nichts lieber, als aus diesem Raum hinauszustürmen. Er sah aus dem Fenster und atmete erschrocken aus.

Der Himmel war in flammendes Rot getaucht.

34

Maddalena und Zoli standen vor dem Haus, in dem der Brand ausgebrochen war. Es war einer dieser modernen Komplexe, gebaut, um Langzeitmieter und Touristen zu beherbergen, die den Sommer hier verbringen wollten.

Der Brand war inzwischen gelöscht.

Nach der Überprüfung durch die Kollegen von der Feuerwehr war klar, dass sich in keinem der Apartments Bewohner aufhielten.

Das erste Stockwerk hatte die größten Schäden erlitten.

An den Außenmauern zogen sich Rußspuren entlang, Fensterscheiben waren geborsten.

»Es war eindeutig Brandstiftung«, erklärte der Brandmeister an Maddalena und Piero Zoli gewandt. »Mauro Tolosino«, stellte er sich vor. Dann setzte er nach: »Nicht dass wir Ihnen ins Handwerk pfuschen wollen, aber wir haben gehört, dass Sie Raffaele Polo festgenommen haben. Er gehört zu uns, ist einer unserer besten Männer. Er hat niemals etwas mit den Brandstiftungen zu tun. Er würde sein eigenes Leben geben, um ein Kind aus einem brennenden Haus zu retten. Wissen Sie eigentlich, wie viele Medaillen die Stadt ihm schon verliehen hat?«

»Maddalena Degrassi, das hier ist mein Kollege Piero Zoli«, erwiderte Maddalena trocken, nachdem er seine Lobrede auf Raffaele Polo beendet hatte.

»Oh, ich kenne Sie, Commissaria Degrassi. Sie mich übrigens auch. Obwohl ich es Ihnen nicht verdenken kann, dass Sie sich nicht an mich erinnern.«

»Strassoldo«, flüsterte Zoli ihr zu.

Maddalena keuchte bestürzt und wandte sich kurz ab. Dann hatte sie ihre Stimme wieder unter Kontrolle. »Klar kenne ich Sie. Sie waren damals einer der Ersthelfer.«

Der Feuerwehrmann nickte und sah sie an. »Es tut mir sehr leid.«

»Ich danke Ihnen. Aber bitte konzentrieren wir uns auf das Gegenwärtige.«

Zoli nickte zustimmend. Das tat er immer.

»Nun gut. Kommen wir zu den Details. Es gibt keine Personenschäden. Nur der Hauswart war was weiß ich wie lange im Aufzug gefangen. Die Sanitäter betreuen ihn.« Tolosino wies zu dem offenen Einsatzfahrzeug. »Aber wer immer diesen Brand auch gelegt hat, mit unserem Kollegen kann das nichts zu tun haben. Schließlich befindet er sich gerade auf der Polizeistation und wird verhört.«

Erst jetzt bemerkte Maddalena den Mann, der mit einer Sauerstoffmaske über dem Gesicht auf einer Trage lag.

»Zoli, bitte machen Sie hier weiter, befragen Sie die Zeugen und finden Sie heraus, ob irgendjemand schon vor dem Brand in der Nähe war und etwas gesehen hat. Ich versuche, mit dem Hausmeister zu reden, sofern der Mann dazu im Moment überhaupt imstande ist.«

Zoli nickte, aber an seinem dackelähnlichen Blick erkannte sie, dass er nichts lieber täte, als sie zu begleiten. Eigentlich hatte sie angenommen, diese Schwärmerei für sie hätte sich nach seiner Verlobung endgültig erledigt.

»Wer ist der Besitzer des Gebäudes? Wurde er schon verständigt?« Maddalena sah Mauro Tolosino fragend an.

»Natürlich. Es ist aber kein *Er*, sondern eine *Sie*. Signora Laura Londero hält sich derzeit im Ausland auf und kommt erst nächste Woche zurück nach Grado. Emilio Coppeti, der Hausmeister, erledigt hier alles für sie. Zum Glück ist diesen Monat keines der Apartments vermietet, es müssen wohl einige Reparaturen und Renovierungsmaßnahmen durchgeführt werden. Coppeti war allein hier, als das Feuer ausbrach. Durch ein technisches Versagen wurde er im Lift eingeschlossen und litt Höllenqualen. Der Bedauernswerte dachte, er käme aus dem Fahrstuhl nicht mehr lebend heraus, und hatte daraufhin wohl eine schlimme Panikattacke.«

»Armer Kerl. Ihr habt ihn gerade noch rechtzeitig geborgen. Nicht auszudenken, wenn die ganzen Apartments schon besetzt gewesen wären. All die Menschen, die vollkommen ahnungslos gewesen wären.« Maddalena atmete durch, und der Kopfschmerz, den die Medikamente während der letzten Stunden erfolgreich unterdrückt hatten, meldete sich mit voller Wucht zurück.

Dem Hausmeister geht es jetzt sicher um einiges schlechter als mir, überlegte sie, aber nichtsdestotrotz musste sie kurz mit ihm sprechen.

Sie näherte sich dem Rettungswagen und wies sich der Sanitäterin gegenüber aus.

»Der Patient ist bei Bewusstsein, er steht allerdings unter Schock. Aber versuchen Sie es. Wir bleiben in der Nähe.«

Maddalena beugte sich über den Verletzten auf der Trage. »Signor Coppeti. Können Sie mich hören?«

Mit einiger Mühe versuchte er, die Atemmaske von seinem Gesicht zu ziehen. »Ja, ich verstehe Sie.«

»Ich bin von der Polizei und muss Sie befragen. Ich kann mir vorstellen, dass es Ihnen gerade nicht allzu gut geht. Aber es muss leider sein.« Zum wiederholten Mal stellte sie sich vor: »Commissaria Maddalena Degrassi.«

Bilder, die fest in Maddalenas Unterbewusstsein verwahrt waren, kämpften sich an die Oberfläche. Franjo, ihr Franjo, lag blutüberströmt vor ihr auf dieser Trage, und jede Hilfe kam zu spät.

Stopp, befahl sie sich lautlos und kämpfte resolut gegen die aufsteigenden Tränen an.

»Ich war gerade auf dem Weg in die oberste Etage, um nach den Malern zu schauen. Aber die waren schon weg. Sie fangen zeitig an und machen entsprechend früh Feierabend. Es sah recht unordentlich aus. Ich räumte also einen Eimer beiseite und breitete noch etwas Folie auf dem wertvollen Parkettboden aus. Dann beschloss ich, mir in meiner Einliegerwohnung etwas zu essen zuzubereiten und mir einen Film aus der Videothek zu holen.«

Videothek, ausgeliehene Filme?

Maddalena überlegte, ob das überhaupt noch möglich war. Sie streamte alles.

»Dazu ist es dann aber ja nicht mehr gekommen«, sagte sie.

»Nein, Commissaria Degrassi.« Der Mann hustete rasselnd, und Maddalena wehte ein Schwall Rauch entgegen, der sich in seiner Kleidung und seinen Haaren festgesetzt hatte. Sie wandte sich kurz ab und sah dann erneut zu dem Mann.

»Setzen Sie doch bitte Ihre Maske auf. Ihre Lunge benötigt den Sauerstoff. Unser Gespräch können wir im Krankenhaus fortsetzen, sobald es Ihnen wieder etwas besser geht.«

»Ja. Das machen wir. Ich bekomme ja kaum noch Luft. Aber vorher will ich Ihnen noch etwas erzählen.« Wieder hustete er, und es klang, als würde er röcheln. Maddalena gingen diese scharrenden Laute durch Mark und Bein.

Die Sanitäterin stellte sich zwischen Maddalena und den Hausmeister. »Sehen Sie denn nicht, dass es dem Patienten nicht allzu gut geht? Commissaria, Sie sollten Signor Coppeti jetzt besser in Ruhe lassen.«

Geübt stülpte sie dem Mann die Maske über und ersuchte Maddalena streng, den Rettungswagen zu verlassen. »Unser Patient leidet an einer mittelschweren Rauchgasvergiftung. Gönnen Sie ihm doch bitte etwas Ruhe.«

Maddalena nickte und sah aus den Augenwinkeln, dass Coppeti nach ihr winkte.

Sie tat so, als wollte sie den Wagen verlassen, drehte sich aber, sobald die Sanitäterin draußen war, erneut zu Coppeti um.

Er sah sie mit blutunterlaufenen Augen an. »Commissaria«, seine Stimme klang versagend, »bitte kommen Sie näher.«

Es roch nach Arzneimitteln und irgendwelchen scharfen Tinkturen.

Maddalena zögerte einen Moment. Immerhin lag ein Brandopfer vor ihr, und sie wollte dem Mann nicht schaden.

Die Sanitäterin hätte sie nicht so wichtigtuerisch belehren müssen. Natürlich wusste sie um Coppetis schlechten Gesundheitszustand.

Der schob abermals die Maske zur Seite und bedeutete ihr, näher zu kommen, was sie wider besseres Wissen tat.

»Commissaria, da war eine Person, die ich tagelang um unser Haus streichen gesehen habe.«

»Ich höre?« Maddalena beugte sich über ihn, um ihm das Sprechen zu erleichtern.

»Es war eine Frau. Ich konnte sie nur an ihrem Busen als weibliches Wesen erkennen. Ich meine das nicht despektierlich. Aber …«

»Ist schon gut. Niemand verurteilt Sie wegen einer Beobachtung, die das Geschlecht einer Person betrifft. Bitte beschreiben Sie die Frau genauer.«

»Da gibt es leider nicht viel zu sagen. Sie trug so eine Kapuzenjacke, wie sie momentan alle tragen, und ihr Haar war darunter verborgen. Ich kann nicht sagen, welche Farbe, aber eines weiß ich mit Sicherheit. Es war nicht kurz, denn die Kapuze schien dick gefüllt zu sein.«

»Kam Ihnen die Person irgendwie bekannt vor?«

»Leider, Commissaria, kann ich Ihre Frage nur mit einem klaren Nein beantworten. Es waren lediglich flüchtige Beobachtungen aus dem Fenster meiner Wohnung. Ich war erstaunt, als ich bemerkte, dass diese Frau unser Gebäude zum wiederholten Mal umkreist hatte. Mir kam es so vor, als beobachtete sie jemanden. Vielleicht einen untreuen Liebhaber, den sie hier vermutete.« Er hustete, richtete sich halb auf und spuckte Schleim in eine Pappschale, die neben ihm stand.

Maddalena unterdrückte ein Würgen und fühlte sich schuldig dabei. Doch es gab keinen anderen Weg, sie musste ihn weiter befragen.

Jemand stieß sie in die Seite, und instinktiv hob sie ihre Hand und trat von der Bahre weg.

Zoli stand vor ihr, beide Arme in die Hüften gestützt.

»Einer der Anwohner will vor dem Brand eine junge Frau gesehen haben. Er sagte, sie habe herumgelungert, und ließ sich nicht davon abbringen, dass sie ihm verdächtig vorkam.«

»Wieso verdächtig?«

»Er wohnt im Nachbarhaus und sah, wie sie hier herumlief, auch schon in den vergangenen Tagen, und sich dabei mit einem Schal und einer Kapuze verhüllte.«

Der Hausmeister nickte zustimmend und winkte Maddalena

ein weiteres Mal zu sich. »Das ist sicher dieselbe Person gewesen. Diese Frau hat unser Haus im Visier gehabt. Und ich vermute stark, dass sie es war, die den Brand gelegt hat.«

Die Sanitäterin betrat den Wagen und scheuchte Maddalena unsanft hinaus. »Was haben Sie hier immer noch verloren? Wir bringen den Verletzten jetzt ins Krankenhaus.«

»Nach Monfalcone oder nach Udine?«

Die Tür des Rettungswagens wurde von innen zugeschlagen, ohne dass Maddalena eine Antwort erhalten hatte.

»Die ist keine Freundin der Polizei, nicht wahr?« Zoli blinzelte seiner Chefin verschmitzt zu.

Maddalena war nicht nach Lachen zumute. »Die beschriebene Person könnte irgendwer sein. Wir sind keinen einzigen Schritt weitergekommen. Ja, möglicherweise handelt es sich um eine Frau mit längerem Haar, mittelgroß, sicher ist das aber nicht. Wie mir scheint, ist die vermummte Gestalt uns einen gehörigen Schritt voraus.«

Zoli nickte, als sein Telefon klingelte.

»Chefin!« Er fuchtelte aufgeregt vor ihrer Nase herum. »Es gibt einen weiteren Brand. Wir müssen sofort dorthin.«

In der Ferne erklangen in diesem Moment Sirenen, und ein Martinshorn begann zu heulen. Das Team von Mauro Tolosino war wohl ebenfalls alarmiert worden, denn die Löschfahrzeuge, die hier nicht mehr gebraucht wurden, machten sich auf den Weg zum nächsten Einsatz.

Zoli hielt Maddalena die Tür des Dienstwagens auf. »Der Tag heute ist ganz schön lang, was?«

Sie konnte nur nicken.

Ihre Hand umklammerte den Griff der Tür, einen Moment lang war ihr schwindlig. Aber dann sammelte sie sich und konzentrierte sich auf die Häuser, die an ihnen vorbeizogen.

Eile war geboten.

Vielleicht kamen sie diesmal dem Pyromanen ein entscheidendes Stück näher.

»Wo brennt es? Weiß man schon, ob jemand zu Schaden gekommen ist?«

»Am Kanal. Es scheint sich um ein größeres Bauwerk an der Straße nach Monfalcone zu handeln. Mehr konnte ich nicht in Erfahrung bringen.«

Maddalena öffnete das Fenster und atmete tief die kühle, klare Luft ein.

»Eines, Zoli, können wir mit Sicherheit sagen. Unser bisheriger Hauptverdächtiger sitzt seit Stunden in einem unserer Verhörzimmer. Er kann, wie sein Kollege vorhin beteuerte, mit den Brandlegungen nichts zu tun haben. Zumindest nicht mit der aktuellen. Das ist ausgeschlossen. Aber möglicherweise gibt er uns einen entscheidenden Hinweis. Rufen Sie Beltrame an.«

Vielleicht konnte ja Raffaele Polo etwas mit der vagen Täterbeschreibung des Hausmeisters anfangen.

35

Matteo Santarossa saß aufrecht in seinem Krankenhausbett. Dicke Kissen stützten seinen Rücken. Er trug einen Verband um seinen Kopf, über seiner Nase klebte ein Pflaster, und der rechte Arm, an dem man ihn aus dem Wasser gezogen hatte, war eingegipst. Er hatte sich Elle und Speiche an den Klippen gebrochen.

Wäre der beherzte Spaziergänger mit Hund nicht gewesen, würde er sich jetzt mit den Fischen am Grund der Lagune tummeln und wäre irgendwann als Leiche an den Strand gespült worden.

Allein der Gedanke an den halb aufgetauten Drachenfisch, den er statt des Geldes in der Schachtel vorgefunden hatte, reizte seine Magennerven erneut.

Aber etwas Positives hatte es, dass er aufgeflogen war. Nie mehr musste er als verhüllte Gestalt hinter Raffaele her- oder sich an einen Brand heranschleichen, in der Hoffnung, den Feuerteufel irgendwo zu entdecken und erneut der Tat zu überführen.

Es klopfte, und Matteo wunderte sich, dass die Atemtherapeutin schon so früh zu ihm kam. Die Ärzte hatten ihm erklärt, dass für ihn weiterhin die Gefahr des »sekundären Ertrinkens« bestünde, so nannten sie das, wenn Wasser in die Lunge geraten war und man paradoxerweise, kaum gerettet, dennoch qualvoll ertrank. Und er hatte doch einige Zeit unter Wasser ums Überleben gekämpft.

Statt der erwarteten Therapeutin betrat ein Mann in Uniform das Krankenzimmer.

»Comandante Marocco«, stellte er sich unfreundlich vor. »Ich bin der Chef der Berufsfeuerwehr von Grado.«

Matteo drückte sich tief in sein Kissen.

»Mein Besuch ist kein offizieller. Ich habe erfahren, dass Sie einen meiner besten Mitarbeiter, Raffaele Polo, der Brandstiftung beschuldigen und versucht haben, ihn zu erpressen. Zehntausend Euro sollte er für Ihr Schweigen bezahlen. Was haben Sie sich dabei gedacht, Mann?«

Matteo richtete sich störrisch auf. »Ich finde, niemand sollte mit Brandstiftung davonkommen. Und dann auch noch so scheinheilig bei der Feuerwehr seinen Dienst versehen. Er hat es früher schon getan, und da keimte natürlich der Verdacht in mir, dass Polo auch etwas mit den aktuellen Bränden zu tun haben könnte. Ich wollte nur meinen Beitrag zur Aufdeckung leisten.«

»Indem Sie einen Unbescholtenen erpressten? Haben Sie auch nur irgendeinen Beweis für Polos Schuld? Außer dass er im Jungenalter gemeinsam mit seiner Clique, zu der Sie aufgrund Ihres Wissens ja offensichtlich ebenfalls gehörten, einiges an Unfug getrieben hatte.«

»Ganz so, wie Sie jetzt sagen, war es nicht. Man nannte mich gehässig ›Randexistenz‹. Die anderen scharten sich um Raffaele. Dem war das zuerst nicht mal bewusst. Mich beachteten sie nicht. Ich war ihnen nie gut genug. Also beobachtete ich sie und schlich ihnen nach. So bin ich auch zu dem Beweisstück gekommen, einem Polaroidfoto, das Polo auf frischer Tat abbildet. Damals habe ich es nicht verwendet, weil die anderen mich schließlich in ihre Clique aufnahmen.«

»Sie werden Abstand davon nehmen, einen meiner besten Feuerwehrmänner wegen der Schlägerei mit Ihnen anzuzeigen, und ich werde mich darum kümmern, dass er Sie wegen der Erpressung nicht vor Gericht bringt. Sie übergeben mir das Polaroid und lassen damit die unleidige Sache auf sich beruhen.«

»Und mein Schmerzensgeld?«, fuhr Matteo auf.

»Das würden Sie so oder so nicht erhalten. Höchstens wird Ihnen als Erpresser und nicht Polo der Prozess gemacht. Ich würde es mir an Ihrer Stelle also gut überlegen, Signor Santarossa. Und jetzt übergeben Sie mir Ihr sogenanntes Beweisfoto.«

Matteo tastete mit der Hand suchend über die Platte seines Nachttisches, ohne seinen Blick vom Comandante abzuwenden, und überreichte diesem kleinlaut und leise klagend das Polaroidfoto. Sein geschmackloses Heischen um Mitleid prallte jedoch spurlos an seinem Gegenüber ab. Marocco setzte seine Brille auf, betrachtete das Corpus Delicti und brach dann in schallendes Gelächter aus.

»Das Salz unseres Meeres hat schon zensiert, was wir nicht sehen wollen. Auf Ihrem Beweisbild gibt's nur noch verronnenen Schlamm. Es war wohl in Ihrer Tasche, als Sie ins Wasser stürzten? Nun denn. Der Arm wird heilen, ebenso wie die Nase, aber Sie haben sich da in etwas verrannt. Signor Santarossa, lassen Sie es gut sein.«

»Comandante«, nuschelte Matteo, und Marocco verließ grußlos das Krankenzimmer.

Matteo lehnte sich im Bett zurück und wandte sein Gesicht dem Fenster zu. Da wurde die Tür abermals aufgestoßen. Eine junge Frau stürmte herein.

Ihr kinnlanges Haar umgab ein elfenbeinfarbenes Gesicht. Die dunkel umrandeten Augen funkelten zornig.

Es war Aurora, die Wirtin aus der Bar am Hafen.

Verdammt, was wollte diese Furie von ihm?

Heute war nicht sein bester Tag.

Zuerst der stramme Comandante und jetzt sie.

Nicht dass die junge Frau ihm nicht schon immer gefallen hätte, aber heute schien sie in einer vernichtenden Mission unterwegs zu sein.

»Am liebsten würde ich Ihnen den anderen Arm auch noch brechen und die Beine gleich dazu. Was maßen Sie sich an, einen verdienten Mann wie Raffaele anzuprangern? Er ist Ihnen bei Weitem überlegen. Sind Sie denn noch ganz bei Trost?«

Was ihm beim Comandante vorhin noch nicht aufgefallen war, ging ihm jetzt durch Mark und Bein: Alle in Grado wussten anscheinend, was passiert war. Die »Stille Post« hatte wieder mal anstandslos funktioniert.

»Aurora. Bitte lass mich dir erklären …«

»Sind wir jetzt per Du? Nur weil Sie zu Recht in einem Krankenbett liegen? Ich glaube nicht. Und damit Sie es wissen, ich habe mich als Ihre Cousine ausgegeben.«

Duzen Verwandte einander denn nicht, dachte er verstockt, hielt diesen bissigen Kommentar aber wohlweislich zurück. Aurora war ohnehin schon knapp davor, sich auf ihn zu stürzen.

»Was … wollen Sie von mir? Zwischen uns bestand doch noch

nie Stress. Ich bin häufig Gast in Ihrer Bar, wenn Ihr Cousin Dienst hat. Er und ich sind gute Kumpel.«

»Was ich will? Sind Sie denn völlig belämmert? Oder hat der Sauerstoffmangel Ihnen auch noch Ihren letzten Funken Verstand geraubt? Sie ziehen umgehend Ihre Anzeige gegen Raffaele zurück! Denn wenn Sie es nicht machen, bekommen Sie es nicht nur mit mir zu tun. Glauben Sie mir, ich mag als zartes Persönchen durchgehen, aber wenn die Wut mich erst mal so richtig erfasst hat, werden Sie feststellen, dass eine Harpyie nichts gegen mich ist.«

»Was werfen Sie mir denn vor?«

»Das fragen Sie noch? Sie beschuldigen einen ehrenhaften Bürger. Einen Mann, der für die Sicherheit unserer kleinen Insel verantwortlich ist. Niemand anderem als ihm würde ich mein Leben anvertrauen. Und Sie, was haben Sie bisher geleistet, Sie Loser?«

Aurora stand mit empörtem Blick vor ihm, ihre Hand wies anklagend in seine Richtung.

Die giftig gelb lackierten Nägel signalisierten Angriff.

»Was kann ich dafür, dass sich all meine Pläne zerschlagen haben? Um meine Zukunft war es einst gar nicht mal so schlecht bestellt. Ich war voller Zuversicht und ...«

»Und? Was labern Sie mich da voll? Nichts kann Ihr gemeines Handeln rechtfertigen. Erpressung? Das ist ja wohl das Allerletzte.«

»Lassen Sie mich Ihnen bitte erklären, wie es dazu kam. Vielleicht bringen Sie, wenn Sie wissen, worum es geht, einen kleinen Funken Verständnis für mich auf.«

»Reden Sie, wenn Sie sich unbedingt bei mir auskotzen müssen. Aber Ihre Lage wird sich dadurch nicht verbessern.« Es lag eine Schärfe in ihrer Stimme, die Matteo noch tiefer in sein Kissen sinken ließ.

Warum nur ließ ihn die Physiotherapeutin gerade jetzt im Stich?

Wo war er überhaupt?

In Udine oder in Monfalcone?

»Setzen Sie sich bitte.« Leise wimmernd wies er auf den Besucherstuhl und war verblüfft, als sie tatsächlich Platz nahm. Ihr Rock bedeckte kaum ihre Knie, aber die blickdichten Strümpfe verhinderten einen Blick auf ihre hübschen Beine.

»Ich höre?«

»Wir waren damals in einer Clique, die nur Unsinn im Kopf hatte. Ich zählte zu den Mitläufern, war aber im Unterschied zu den anderen im Besitz eines Motorrades. Mein Bruder hatte es mir überlassen, als er von zu Hause wegging. Raffaele zündelte gern. Es gibt keinen Grund für mich, diese Tatsache vor Ihnen zu verbergen. So war er halt. Und nachdem er die erste Badehütte abgefackelt hatte, war er definitiv der Star der Gruppe. Sobald er Lust auf eine kleine Tour hatte, nahm er sich mein Motorrad, obwohl er keinen Führerschein besaß. Er fuhr gewagt, legte sich nur so in die Kurven, und ich saß immer hinter ihm. Denn es war genau so, wie Sie gesagt haben, er vermittelte uns absolute Sicherheit. Dann kam es zu diesem Zwischenfall, einem verheerenden Unfall. Ich lag im Graben, Raffaele versuchte, mir zu helfen. Er war selbst ziemlich mitgenommen von dem Sturz. Und da ich jung war und die Folgen nicht abschätzen konnte, sagte ich ihm, er solle verschwinden. Ich nahm alle Schuld auf mich und erzählte den Polizisten, ich wäre gefahren. Eine Rippe hatte meine Lunge durchbohrt. Bei der Behandlung kam es zu Komplikationen, das heißt, ich habe seither nur noch ein eingeschränktes Lungenvolumen. Und eines meiner Beine ist seitdem kürzer. Die haben mich bei der Operation verpfuscht. Es war nicht leicht für mich, mit der Behinderung eine Arbeit zu finden, und natürlich beneide ich Raffaele um seine Erfolge. Ich hasste und hasse ihn sogar dafür. Kein einziges Mal hat er sich bei mir entschuldigt. Wir haben einander nie wiedergesehen, er hatte die Schule bereits beendet, als ich aus der Reha entlassen wurde. Ich bin heute ohne Beschäftigung und lebe von einer kleinen Invalidenrente.«

»Was Sie allerdings nicht davon abhält, Ihr Geld bei uns am Spielautomaten zu verzocken. Und dabei literweise Bier zu saufen.« Aurora zeigte sich unbeeindruckt von seinen Worten. »Ich möchte Sie nie wieder in unserer Bar sehen. Falls mein Cousin jemals Ihr Kumpel war, jetzt ist er es nicht mehr, verstanden? Falls Sie es dennoch wagen, werfe ich Sie höchstpersönlich hinaus. Ihre eingeschränkte Lungenfunktion und Ihr kurzes Beinchen können daran auch nichts ändern. Ein Schicksal wie Ihres ist traurig, selbstverständlich. Ich bin kein Unmensch. Doch rechtfertigt es eine Erpressung?« Sie erhob sich. »Überlegen Sie sich also gut, was Sie als Nächstes vorhaben.«

Im hellen Licht, das durch das Fenster hereinströmte, sah sie aus wie eine stolze griechische Göttin. Zuvor war ihm das noch nie aufgefallen. Für Matteo war Aurora eine schroffe Wirtin, die ständig in Bewegung war. Ihr Cousin hingegen ließ ihn monatelang anschreiben, ohne ein Drama daraus zu machen.

Wieder ging die Tür auf, und endlich stand seine Atemtherapeutin im Zimmer.

»Signor Santarossa, wir hatten doch vereinbart, dass zu viel Besuch Ihrer Genesung schaden könnte.«

Aurora und sie maßen einander mit Blicken.

»Seien Sie versichert, ich wollte Ihrem ehrenhaften Patienten hier nichts Geringeres antun, als ihm ernsthaft zu schaden. Zum Beispiel einen weiteren Knochen brechen. Das ist der eigentliche Grund meines Besuches auf der Krankenstation.«

Der Therapeutin blieb die Luft weg. So etwas hatte sie während ihrer Jahre hier vermutlich noch nie gehört.

»Santarossa«, sagte Aurora und beugte sich über Matteo. »Sie wissen, was Sie zu tun haben? Finger weg von meinem Freund, aber pronto.«

Die Therapeutin ignorierend, rauschte sie aus dem Krankenzimmer.

Matteo zog sich am Haltebalken hoch und rief Aurora nach: »Sie können beruhigt sein. Ich habe nichts mehr zu diesem unseligen Zwischenfall von damals zu sagen. Und mein Verdacht, was Ihren Freund betrifft, war überstürzt und vollkommen ungerechtfertigt.«

Aurora drehte sich um. »Das will ich hoffen.« Ihre Stimme klang kratzig wie eh und je.

36

Filippa fühlte sich wie eine lebende Fackel.

Die Haut auf ihren Armen warf Blasen, ihre Locken rochen nach verkohlter Asche. Fasziniert betrachtete sie eine wütend tobende rote Stelle auf ihrem Handrücken. Noch nie war sie so nahe an ein Feuer herangekommen.

»Brenne, brenne, brenne, gehe lichterloh in Flammen auf«, murmelte sie.

Der Brandbeschleuniger hatte das Seine schon erledigt.

Staunend stand sie in der Menge der Schaulustigen, die sich gebildet hatte und von Polizei und Feuerwehr daran gehindert wurde, sich dem Brand noch weiter zu nähern. Das An- und Abschwellen der Sirenen klang wie Musik in ihren Ohren.

Hinter den riesigen Glasflächen der Hochgarage war ein helles rotgelbes Flackern zu sehen. Aus den offenen Etagen des Gebäudes sprangen knisternd und knackend Feuersäulen hervor, von angstvollen Schreien der Umstehenden begleitet.

Das gewaltige Feuer fraß sich von innen nach draußen, schlängelte sich am Mauerwerk entlang und züngelte kokett, als wäre alles nur ein lächerliches Spiel.

Diese Feuersbrunst war bei Weitem die gewaltigste, die Grado seit Beginn der Brandserie erlebt hatte.

Immer neue Einsatzwagen trafen ein, und die Schaulustigen wurden weiter zurückgedrängt, zu ihrem eigenen Schutz und weil sie sonst die Arbeit der Feuerwehr behinderten.

Das Gebäude drohte einzustürzen, die Scheiben barsten, und mehrere Explosionen waren zu hören.

Benzin und ein Streichholz ergaben ein tödliches Gemisch.

Selbst hier, in sicherer Entfernung, herrschte große Hitze. Glut tanzte über ihren Köpfen wie Gischtflocken über einem bewegten Meer. Gebannt starrte Filippa auf das Feuer, dessen langer roter Arm bereits auf das Dach eines nebenstehenden Hauses übergriff. Ein Funkenregen prasselte herab.

Die Menge schrie auf, einige begannen, krampfhaft zu husten, und rieben sich die vom Rauch tränenden Augen.

Durch ein Mikrofon forderte die Polizei alle auf, den Tatort augenblicklich zu verlassen. Eine Straße weiter wartete ein Beamter auf sie und nahm ihre Personalien auf, da sie eventuell als Zeugen verhört werden sollten. Es sei das in so einem Fall übliche Vorgehen, wurde ihnen versichert. Es gäbe keinen Anlass zur Panik, obwohl die Flammen und das Tosen immer näher kamen.

Filippa schlich sich aus der Menge fort und stürmte in eine der Gassen, die nicht von der Polizei abgesperrt worden waren.

Wohin sollte sie?

Für sie gab es kein Zurück mehr, seit sie auf dem Friedhof ihrem Vater gegenübergestanden hatte.

Ihre Mutter, diese demütige, ergebene Person, die ihr das Bild einer devoten Frau vorgelebt und sie in dieser Weise erzogen hatte, war eine gewissenlose Ehebrecherin.

Ihr lieber Papa war gar nicht ihr wirklicher Vater.

Dieser Mann, der sie vom Kindergarten abgeholt, ihre Pausenbrote geschmiert, ihr die Schnürsenkel gebunden hatte und in dessen Armen sie eingeschlafen war.

Der Mann, der sie zum ersten Schultag begleitet und ihr gut zugeredet hatte, als sie von Angst vor den anderen Kindern überwältigt worden war.

Ja, Mama hatte stets für ihr leibliches Wohl gesorgt und ihr ein Märchen nach dem anderen vorgelesen und wohl auch vorgegaukelt. Mit ihrer sanften Stimme, in die Filippa sich verkriechen konnte und von der sie am liebsten getröstet wurde.

Es war alles so verwirrend und kompliziert. Einander entgegengesetzte Gefühle tobten in ihr.

Hass und Liebe, Vergebung und Verachtung.

Ihr geliebter Papa hatte gewusst, dass er nicht ihr leiblicher Vater war.

Das war es gewesen, was er ihr vor seinem Tod noch anvertrauen wollte. Seine Liebe zu ihr war wie die zu einem eigenen Kind. Auch die zu ihrer Mutter war so grenzenlos, dass er ihr Kuckucksei als sein Kind angenommen hatte.

Denn das war sie, ein Balg, dessen Mutter ihn mit einem anderen Mann betrogen und das so gezeugte Kind als Giuseppes Tochter aufgezogen hatte.

Ein Ei in einem fremden Nest.

Mama war nicht sofort imstande gewesen, ihr eine ehrliche Antwort auf die Frage zu geben, ob ihr Papa Bescheid gewusst hatte oder nicht.

Sie hatte geweint und geweint, sich die Haare gerauft und sich in ihrem Kummer vergraben. Und als Filippa ihr vorwarf, sie ihrem Papa untergeschoben zu haben, war ihre Mutter völlig zusammengebrochen.

»Ich habe Giuseppe von Anfang an die Wahrheit gesagt. Es war ein Seitensprung mit Folgen. Abtreibung kam für mich nie in Frage. Er hatte mich in die Arme genommen und gesagt, dass du für immer sein Kind sein wirst und er dich jetzt schon sehr lieb habe, obwohl du noch in meinem Bauch warst.«

Sehr zartfühlend waren ihre Worte nicht gewesen.

Ein Seitensprung mit Folgen.

Nach und nach, als sie den ersten Schock des Verlustes und des Geständnisses ein wenig von sich wegschieben konnte, hatte sich das Puzzle ihrer Herkunft zu einer abscheulichen Wahrheit zusammengesetzt.

Sie war das Kind eines Mannes, der seinen zukünftigen Schwiegersohn nicht davon abgehalten hatte, ihrem Papa Grund und Boden zu stehlen.

Was für ein Unmensch.

Warum zur Hölle hatte er ihren Papa nicht in Ruhe lassen können?

Warum hatte er ihm alles genommen, was für ihn und seine Familie von Bedeutung gewesen war?

Als der Trauerzug den Friedhof verlassen und die Gemüter sich beruhigt hatten, war Filippa kurz stehen geblieben.

»Schatz.« Ihre Mutter verharrte an ihrer Seite, und der Trauerzug prallte auf die Witwe. »Entschuldigen Sie«, brachte ihre Mutter unter Tränen hervor. »Wir gehen gleich weiter.«

Dann sagte sie: »Papa würde nicht wollen, dass du deinen

leiblichen Vater hasst. Allerdings war er zu stolz, auch nur einen Cent von ihm für dich zu nehmen. Mein Liebling, es hätte ihn zerstört. Du warst sein Ein und Alles. Er liebte dich mehr als sonst etwas in seinem Leben. Er liebte dich mehr als mich.«

Danach schloss sich ein dunkler Vorhang um Filippas Bewusstsein.

Vieles von dem, was anschließend geschehen war, entzog sich ihrer Kenntnis. Erinnern konnte sie sich nur an zwei Telefonate.

»Danke«, hatte sie gemurmelt, »danke, dass du mich damals vertreten hast, als mein Papa starb.«

»Das war doch wohl das Mindeste, was ich für dich tun konnte, du arme Haut. Und glaub mir, mein Date war alles andere als berauschend.« Renata lachte, wurde aber gleich wieder ernst. »Filippa. Sag mir, wie geht es dir? Ich bin etwas besorgt, deine Stimme klingt so verhangen.«

»Alles ist in Ordnung. Das Begräbnis meines Vaters hat bloß Spuren bei mir hinterlassen. Und ich wollte mich bei dir bedanken. Gerade dich hatte ich zu Unrecht völlig falsch eingeschätzt. Du bist ein gütiger und lieber Mensch.«

Das verlegene Räuspern ihrer Vorgesetzten hatte Filippa überhört und auf die Aus-Taste gedrückt.

Gleich darauf klingelte ihr Handy.

»Filippa, womit kann ich dir etwas Gutes tun?«, erkundigte sich Giorgia besorgt. »Dante und ich waren in der Kathedrale, wir haben es aber nicht zum Friedhof geschafft. Möchtest du zu uns kommen? Dante hat dir einen Imbiss vorbereitet. Du musst völlig erschöpft und ausgehungert sein. Willst du deine Mutter nicht mit zu uns bringen?«

Filippa hatte ein undeutliches »Danke« gestammelt und ihrer Freundin versichert, bald bei ihr zu sein. Sie wusste, dass es eine Lüge war.

Die Brandblasen auf ihren Armen waren blutig und gefüllt mit einer milchigen Flüssigkeit. Ihr Kopf mit dem nach Rauch stinkenden Haar tat weh. Ihre Stirn fühlte sich heiß an.

Kein Wunder, bei dieser mächtigen Feuersbrunst.

Es war noch nicht zu spät, die Ambulanz aufzusuchen. Die

Ärzte dort waren stets freundlich und würden ihr ein Rezept für eine Salbe, ein Schmerzmittel und, falls erforderlich, ein Antibiotikum ausstellen. Mehr brauchte sie nicht. Essen brachte sie jetzt keines hinunter, auch wenn bei Giorgia sicherlich mehr als nur einer von Dantes Leckerbissen für sie bereitstand.

Der Flur, in dem sonst viele Leute auf ihre Behandlung warteten, war bis auf einen Jungen mit einem aufgeschürften Knie und seine Mutter, die beruhigend auf ihn einsprach, leer.

Als sie eintrat, warf die Frau ihr einen kurzen, taxierenden Blick zu und wandte sich wieder an ihren Sohn. Schützend legte sie ihren Arm um den Jungen.

Filippa konnte das Wippen ihrer Beine nicht unter Kontrolle bringen.

Tick. Tack. Tock. Tick. Tack. Tock.

Ihre Schuhe auf dem Fußboden hörten sich fast schon wie das laute Vorrücken der Bahnhofsuhr von Cervignano an.

Kein Wunder, dass die Mutter und ihr Kind zwei Plätze abrückten.

Warum spielten ihre Nerven bloß so verrückt?

Hatte sie Auroras Bar wirklich so fluchtartig und beleidigt verlassen müssen?

Was hatte Luigi mit seiner Kollegin so Dringendes zu besprechen gehabt?

Er hatte Filippa von einem Moment auf den anderen komplett ausgeblendet und sie keines weiteren Blickes mehr gewürdigt.

Sie, die ihn angeblich faszinierte, war kaum mehr als Luft für ihn gewesen, und das hatte letztendlich den Ausschlag für ihre Flucht gegeben.

Oder war sie unfähig, eine beständige Beziehung zu führen?

Warum ließ sie sich immer gleich ins Bockshorn jagen?

Und dann dieser Impulsdurchbruch mit dem Tablett!

Flasche und Gläser waren nur so geflogen, als sie Luigi angerempelt hatte.

Eine kindische, richtig pubertäre Reaktion. Mehr als nur beschämend. Sie würde sich bei Aurora dafür entschuldigen müssen.

Wahrscheinlicher aber war, dass die Begegnung mit ihrem leiblichen Vater und Micheles harte Worte auf dem Friedhof den Ausschlag für ihren fundamentalen Zornesausbruch gegeben hatten.

Filippa stöhnte auf und kratzte an einer der juckenden Brandblasen. Mutter und Kind waren schon vor einiger Zeit im Ärztezimmer verschwunden und konnten sie nicht weiter beobachten.

Endlich wurde sie aufgerufen und betrat einen schmalen Untersuchungsraum.

Eine junge Ärztin musterte sie aus müden Augen. Dann wurde ihr Blick hell. »Was ist Ihnen denn zugestoßen? Kommen Sie von einer der beiden Brandstellen? Warum haben Sie sich denn nicht beim Erste-Hilfe-Team gemeldet? Die hätten Sie sofort versorgt. Mit solchen Verletzungen sollte man nicht leichtfertig umgehen.«

Vorsichtig nahm sie Filippas Hand und den Arm. Dann beugte sie sich zu ihren Beinen hinab, die wegen der zerrissenen Strumpfhose fast nackt waren, und betrachtete eingehend ihre Wunden. »Das sieht mir schwer nach Verbrennungen zweiten Grades aus. Ich werde Ihnen eine Überweisung für das Krankenhaus in Monfalcone schreiben.«

Sie zögerte und kniff die Augen zusammen. »Sagen Sie, Signora Furlan«, ihre Stimme klang jetzt so behutsam, als spräche sie mit einem Kind, »woher haben Sie diese Verbrennungen?«

Jede Antwort darauf wäre garantiert die falsche.

Also schwieg Filippa.

»Was mache ich nur mit Ihnen? So kann ich Sie nicht gehen lassen.«

Verdammt, dachte Filippa, immer wenn man es am allerwenigsten braucht, muss man an so einen übereifrigen Grünschnabel gelangen.

»Schreiben Sie mir bitte eine Salbe oder so etwas auf. Ich komme schon allein zurecht. Meine Mutter und ich haben heute meinen Vater zu Grabe getragen. Wir befinden uns in Trauer. Ich muss mich um Mama kümmern. Sie verstehen das doch? Wenn Sie es allerdings für notwendig erachten, melde ich mich morgen bei Ihnen zu einer Kontrolle.« Filippa sah die Ärztin beschwörend an.

Die Ärztin nickte, machte eine Notiz im Aufnahmebogen, griff zum Telefon und bat Filippa, kurz im Flur zu warten. Sie wolle in der Apotheke anrufen, damit man ihr die Salbe dort anmischte, erklärte sie freundlich.

Filippa nickte der Ärztin dankbar zu und verließ den Untersuchungsraum.

Keinen Augenblick würde sie sich mehr setzen. Die Frau rief doch in diesem Moment die Polizei an.

Leise verließ sie die Ambulanz.

Wohin?

Giorgia und Dante konnte sie da nicht mit hineinziehen. Obwohl sie sich dort am wohlsten gefühlt hätte.

Es blieb ihr nur ein einziger Ort.

Beherzt betrat sie ein paar Minuten später die Eingangshalle des »La Fontana« und stand einer sprachlosen Renata gegenüber.

»Deine herrlichen tizianroten Locken. Oh mein Gott, was ist damit passiert? Wer hat dir das angetan? Warst du in der Garage, als es dort brannte?«

Filippa war außerstande zu antworten. Geistesabwesend fuhr sie sich durch das Haar. Schwarz verkohlte Strähnen verhedderten sich in ihren Fingern und schwebten zu Boden.

Aus den Augenwinkeln nahm sie eine Gestalt wahr. Eine, der sie gerade nicht begegnen wollte.

Renata rief ihr etwas zu, aber Filippa war schon beim Aufzug und drückte auf die Taste für die oberste Etage.

Die verspiegelte Innenfläche des Aufzugs sollte die Illusion eines großen Raumes erzeugen. Filippa kam daher nicht umhin, sich zu betrachten.

Was ihr von vier Seiten begegnete, war eine Hexe, die einem furchterregenden Bilderbuch entstammen könnte. Das wuselige rot-schwarze Gewirr auf ihrem Kopf fiel ihr in krakeligen Kringeln auf die Schultern. Ihre Kleidung hing in Fetzen an ihr herab. Die Strumpfhose musste sie wohl bei der Ärztin ausgezogen haben. Und eigenartigerweise fehlte einer ihrer Schuhe. Ihr Gesicht sah aus, als wäre sie eine Schornsteinfegerin, aber das Schlimmste waren die wässrigen und blutigen Blasen und Verletzungen an Armen und Beinen.

Die Türen des Aufzugs schwangen auf.

Filippa war froh, dass kein Gast zugestiegen war, und hoffte inbrünstig, allein auf der Dachterrasse zu sein.

Sie musste einen Moment innehalten, um einmal durchzuatmen.

Zu viel war in so kurzer Zeit geschehen.

Dann ging sie zur Balustrade und schaute auf das nächtliche Grado hinab.

Die Laternen und die erleuchteten Zimmer in den Häusern korrespondierten in einer Weise, die sie als wohltuend empfand, mit den Sternen, die am nachtschwarzen Himmel prangten.

Ein Gefühl tiefer Zufriedenheit erfasste Filippa.

Behutsam hob sie zuerst den nackten Fuß und dann den beschuhten über das Geländer. Nun stand sie außerhalb des Sicherheitsbereiches.

Ihre wunderschöne Insel lag unter ihr.

In der Ferne erkannte sie im trüben Licht des spätherbstlichen Abends die Basilica Santa Eufemia mit ihrem prächtigen, zweiundvierzig Meter hohen mittelalterlichen Glockenturm, auf dessen Spitze die Windanzeiger-Statue thronte, ein Geschenk Venedigs und in Grado unter dem Namen »Anzolo« bekannt. Ein wohl einzigartiger, knapp drei Meter hoher Windengel, der heilige Michael, der so gar nichts mit Michele, dem schrecklichen Ehemann ihrer Halbschwester, gemeinsam hatte.

Jeder Fischer hier vermied die Richtung der Stürme, die der Anzolo vorgab.

Aber nicht immer hatte der alte Knabe recht.

Heute fühlte sich Filippa wie einer der Erzengel.

Sie verstand zwar nichts von Wind, Wetter und den Gezeiten. Und schon gar nichts von der viel gepriesenen Kraft des Mondes. Aber wenn der Anzolo sich über Jahrhunderte irren durfte, wer sagte, dass sie es nicht ein einziges Mal versuchen konnte?

Da sie weder Drogen genommen hatte noch alkoholisiert war, wusste sie um die Folgen eines Sturzes aus so großer Höhe.

Möglicherweise war das der Grund, der Filippa zögern ließ. Außerdem fand sie es in höchstem Maß despektierlich, mit nur einem Schuh am Fuß in den Tod zu springen.

Aschenputtel hätte sie schallend ausgelacht und ihr geraten, auf den Prinzen zu warten. Der brachte doch immer den passenden Schuh.

Aber Filippa hatte sich schon viel zu weit von den Märchen ihrer Mutter entfernt.

Sie setzte zu einem Sprung über ihre wunderschöne Insel an und wurde abrupt zurückgerissen.

»Spinnst du?«

Luigi Olivotto stand hinter ihr und umschloss sie fest mit seinen Armen. Sie erkannte ihn nicht nur an seiner Stimme, auch an seinem Geruch.

Schritt um Schritt zog er sie über die Brüstung, und als sie sich wieder auf dem sicheren Boden der Dachterrasse befand, schaute er an ihr hinunter.

»Du wärst doch nicht allen Ernstes mit nur einem Schuh in den Tod gesprungen? Filippa, ich darf doch bitten!«

Sanft führte er sie zu einem der Stühle und schenkte ihr ein Glas Wasser ein.

»Wahrscheinlich ist das hier weder der rechte Zeitpunkt noch der beste Ort, aber ich möchte dich fragen, warum du gestern Nacht davongelaufen bist und mich stehen gelassen hast. Ich war danach vollkommen durcheinander. Überall in der Bar habe ich nach dir gesucht. Meine unglückselige Verliebtheit in dich haben die beiden Frauen dann zum Anlass genommen, einen Drink nach dem anderen zu bestellen, um mich zu trösten.«

»Ach? Ich dachte, du hättest mich gesehen, dich aber von mir abgewandt«, murmelte Filippa, und ihr Herz schlug schneller.

»Trotzdem, mein Schatz, muss ich jetzt die Gradeser Kollegen rufen, damit sie dich wegen mehrfacher Brandlegung und versuchten Totschlags festnehmen.«

37

Der Tag begann schwarz, so schwarz wie der Ruß, der sich über der Insel verteilt hatte.

Maddalena ging zu Fuß zur Arbeit. Nicht weil ihr die rauchgeschwängerte Luft behagte, sie wollte sich einen Überblick darüber verschaffen, was das Feuer angerichtet hatte.

Sie begegnete Menschen, die ihr sonst einen fröhlichen Gruß zuriefen, jetzt aber betroffen den Blick senkten.

Eine einzige Frau blieb stehen, kaum dass sich ihre Wege kreuzten.

Giorgia stand, auf ihre Krücken gestützt, vor ihr. »Maddalena«, sagte sie, und ihre Stimme kippte. »Filippa ist ein so herzensguter, aber zutiefst verunsicherter Mensch. Sie wollte noch zu uns in die Bar kommen. Dante hatte wie üblich Cicchetti für sie zubereitet. Und einen Schokoladenkuchen gebacken. Wir vermuteten schon, dass sie zusätzlich etwas Seelennahrung brauchte. Es war ein so harter Tag für das arme Mädchen. Urteilt bitte nicht zu streng über sie.«

»Ach, Giorgia. Wenn ich mir die Verbrecher persönlich aussuchen könnte, wäre es mir um einiges lieber. Ich glaube, da hätten wir beide so einige auf dem Schirm, was?«

»Dem kann ich nur zustimmen.«

Maddalena lächelte, aber sie spürte selbst, wie sich ihre Gesichtszüge dabei verkrampften. Eigentlich war es eine Kette von Zufällen, überlegte sie. Die Ärztin in der Notaufnahme auf der Colmata war so geistesgegenwärtig, mich sofort zu verständigen, als sie die schweren Brandverletzungen an ihrer Patientin bemerkte. Die Rezeptionistin des »La Fontana« war die Nächste, die anrief, weil Filippa ins Hotel gekommen war, offensichtlich nicht ganz bei Sinnen. Und Luigi Olivotto, der sich zufällig in der Halle aufhielt, hatte die prekäre Situation unmittelbar erfasst. Es war ihm gerade noch gelungen, Filippa, die schon über die Abgrenzung des Daches geklettert war, zurückzureißen.

»Es ist eine so traurige Geschichte. Ich bin fassungslos und zutiefst erschüttert.« Giorgia seufzte und wies auf ihre Krücken. Offensichtlich plagten sie Schmerzen.

»Komm, lass uns bei Stefano einen Espresso trinken«, schlug Maddalena vor. »Du wolltest wahrscheinlich ohnehin in das kleine Gemüsegeschäft, und die Bar liegt auf meinem Weg zum Kommissariat.«

Giorgia nickte erleichtert und ließ sich kurz darauf auf einem Hocker im Innenraum des Lokals nieder. Beide bestellten einen frisch gepressten Orangensaft zum Kaffee.

»Filippas Eltern waren sehr angesehene Geschäftsleute in Grado. Sie führten jahrzehntelang ein recht großes Hotel in der Innenstadt. Die Wirtschaftslage verschlechterte sich, und ein vermeintlicher Freund versprach Filippas Vater einen verlockend günstigen Privatkredit unter der Voraussetzung, dass er an einem zu erwartenden Gewinn beteiligt werden würde. Die Familie sah darin keine Gefahr, sondern eher die Möglichkeit, Filippa den Traum von einem eigenen Wellnesscenter zu ermöglichen. Zuerst schien sich alles zum Guten zu wenden. Doch dann kam es anders. Der Kreditgeber war Michele Cargnelutti, und er stellte ohne Ankündigung das Darlehen fällig, aus angeblich dringenden persönlichen Gründen. Die Eltern konnten die Forderung nicht erfüllen, ihr Hotel ging bankrott und wurde schließlich versteigert. Cargnelutti kam zu einem Spottpreis an das begehrte Objekt, das er mit großem Gewinn wieder veräußerte. Der neue Besitzer errichtete auf dem Grundstück eine Hochgarage, dort, wo Filippas Wellnesscenter hätte stehen sollen, und die Familie schlitterte in den Privatkonkurs. Bald darauf heiratete Cargnelutti, wie wir alle wissen, Rosa, die Tochter von Signor Rossini, dem Besitzer des ›La Fontana‹. Und jetzt kommt das Unverständliche. In ihrer Not nahm Filippa Cargneluttis Angebot an, im ›La Fontana‹ als zweite Rezeptionistin zu arbeiten. Ich vermute, damit nahm das Unglück seinen Lauf. Die ständigen Demütigungen und Nachstellungen von Michele brachten sie an den Rand ihrer psychischen Kräfte. Und als dann auch noch ihr Vater schwer erkrankte, war sie bald nur noch ein Schatten ihrer selbst, mit einem Selbstwertgefühl, das von Tag zu Tag kleiner wurde. Nach seinem Tod muss sich zudem etwas sehr Schlimmes ereignet haben, das sie mir nicht anvertraute. Es gab ein Gespräch mit ihrer Mutter, in der Nacht, als ihr Vater verstarb. Mehr weiß ich nicht.«

»Giorgia, das ist alles noch viel tragischer, als ich dachte. Es berührt mich.«

»Wie geht es dem armen verwirrten Geschöpf?« Giorgia trank von ihrem Saft.

»Sie befindet sich unter Polizeibewachung im Krankenhaus, in der Abteilung für Psychiatrie. Sie kann von Glück sagen, dass niemand zusätzlich zum Österreicher sein Leben lassen musste. Es gab allerdings immense Sachschäden. Hunderte Autos und das Gebäude. Ein Hausmeister konnte bei dem Brand in dem Apartmentkomplex rechtzeitig aus dem Lift gerettet werden. Aber Giorgia, eines ist mir unbegreiflich. Die Mutter von Filippa Furlan, wie hat es diese Frau zulassen können, dass ihre Tochter für die Rossinis arbeitet? Das kann ich einfach nicht nachvollziehen.«

Giorgia zögerte. »Filippa hätte diese Arbeitsstelle niemals angenommen, hätte sie auch nur den Hauch einer Ahnung gehabt, was ihre wahre Herkunft betrifft.«

Stefano stellte unaufgefordert zwei frisch gebackene Brioches vor sie hin.

»Ich möchte mir kein Urteil über ihre Mutter anmaßen. Sie ist eine gebrochene Frau, die sich abgearbeitet hat, ihren Mann bis zuletzt aufopfernd zu Hause pflegte und für ihr Kind nur das Beste wollte. Sie waren durch Cargnelutti in den Ruin geschlittert, lebten von einer kleinen Rente und Filippas Einkommen. Das Mädchen hatte nicht mal ein eigenes Zimmer. Dante und ich haben sie durchgefüttert, ohne dass sie sich deswegen schämen musste. Und was den alten Rossini betrifft, schau dir Filippas Rotschopf mal genauer an und vergleiche ein Jugendbild von ihm mit ihr. Ich habe es nicht gewusst, niemand, denke ich, aber jetzt so im Nachhinein ... Auch Rosa, seine Tochter, hat einen leichten Rotschimmer im Haar.«

»Nun.« Maddalena runzelte die Stirn und sehnte sich nach einer Zigarette. »Das wirft kein gutes Licht auf die Rossinis, unabhängig von Filippas Taten. Oh. Ich muss sofort los.« Mit einem Blick auf ihr Handy sprang sie auf.

»Geht auf mich, Commissaria.« Stefano lächelte breit. »Sie haben der Brandserie ein Ende bereitet und verhindert, dass die Insel in Schutt und Asche liegt.«

»Danke!«, rief Maddalena im Hinauseilen. »Aber übertreiben Sie mal nicht. Bedankt euch lieber bei der Feuerwehr!«

Francesca, Stefanos Frau, und Giorgia riefen ihr synchron nach: »Ist doch wahr.«

Comandante Scaramuzza sah das anscheinend nicht so, denn er trommelte ungeduldig mit seinen dicken Fingerkuppen auf die wehrlose Tischpatte ein, als sie die Dienststelle erreichte. »Wo hast du dich herumgetrieben, Commissaria?«

Die Kollegen waren im großen Besprechungsraum versammelt, und alle Augen richteten sich auf Maddalena.

Arturo Fanetti verzog das Gesicht, und Guido Lippi unterdrückte ein grimmiges Grinsen.

Schon wieder duzte Scaramuzza sie. Der Alte konnte sich aber auch an keine getroffene Vereinbarung halten. Maddalena beschloss, es zu übergehen. Es gab Wichtigeres.

»Comandante, ich war bei einer Befragung in der Angelegenheit Filippa Furlan.«

»Das dumme Ding hat in den Armen ihres Retters sofort alles gestanden, noch bevor *Inspektor* Olivotto«, er betonte den Titel des Kollegen übertrieben sarkastisch, »sie vollständig über ihre Rechte aufklären konnte. Man stelle sich vor, die beiden sind ineinander verknallt. Muss nett sein, für eine pyromanische Mörderin zu schwärmen. Wahrscheinlich hat die Kleine im Liebeswahn sogar Delikte zugegeben, die sie gar nicht begangen hat.«

Beltrame räusperte sich. Das ging ihr sichtlich gegen den Strich.

Maddalena bat um Aufmerksamkeit.

Stille trat ein.

Sogar der Comandante brachte seine nervösen Fingerkuppen unter Kontrolle.

In knappen Sätzen fasste sie zusammen, was sie inzwischen alles in Erfahrung gebracht hatte und wie diese Erkenntnisse das Bild um die Vergehen von Filippa Furlan etwas genauer abrundeten.

»Ich habe das Krisenteam der Ambulanz gebeten, bei Furlans Mutter vorbeizuschauen und sie psychologisch zu unterstützen. Sie braucht jetzt seelischen Beistand«, schloss sie ihren Bericht.

Beltrame und Zoli nickten sichtlich ergriffen.

Fanetti zog befangen an einem seiner Elbenohren, und Scaramuzza beobachtete neugierig, wie eine Möwe sich flügelschlagend auf der Fensterbank niederließ. Es hatte den Anschein, als würde ihn das Federvieh mehr interessieren als der Schmerz, den Filippas Mutter gerade durchlebte.

»Wo befindet sich eigentlich Signor Raffaele Polo?« Maddalena fixierte Lippi scharf. »Er war bislang unser Hauptverdächtiger. Ich hoffe, er bekam einen Anwalt beigestellt?«

Rita Beltrame ergriff das Wort. »Allerdings. Comandante Marocco, Chef der hiesigen Feuerwehr, erschien höchstpersönlich mit einem Juristen an seiner Seite. Sie sprachen über eine Stunde miteinander.«

»Hier kann ich gern weitermachen, liebe Kollegin«, warf Scaramuzza begütigend ein, und Beltrame verstummte augenblicklich.

Maddalena musste sie demnächst zur Seite nehmen und mit ihr ein Mitarbeitergespräch führen. Rita Beltrame war eine äußerst kompetente Polizistin, tat sich aber im Umgang mit Autoritäten schwer. Das werde ich dir schon noch abgewöhnen, schwor Maddalena sich insgeheim. Sie lächelte Rita verständnisvoll zu.

»Marocco, mein alter Freund, rief mich an und berichtete mir ausführlich von seinem Besuch im Krankenhaus bei Signor Matteo Santarossa, jenem Erpresser, der einen seiner wertvollsten Mitarbeiter, Raffaele Polo, in beträchtliche Schwierigkeiten gebracht hatte.«

Jemand gab ein Geräusch von sich, als hätte man einer Gummiente die Luft ausgelassen.

Der Comandante fuhr unbeirrt fort: »Zwischen diesen beiden Männern wird es zu keiner Anklage kommen. Wir dürfen die Sache als geregelt betrachten.«

»Hat dieser Polo seinen Erpresser nicht ins Wasser gestoßen? Geholfen hat er ihm jedenfalls nicht. Der Mann wurde nur durch die Hilfe eines Spaziergängers gerettet, der die Leine seines Hundes dafür benutzte«, rief Zoli empört.

»Schon richtig, mein Junge. Aber Sie müssen noch viel dazulernen. Eine Mordabsicht stand nicht dahinter. Dafür legt Comandante Marocco seine Hand ins Feuer.«

Arturo Fanetti begann als Erster zu lachen.

»Feuer«, japste er, sah zu Maddalena, und auch sie fiel in das Gelächter ein.

Dann lachten alle. Auch die, die sich üblicherweise schwertaten, schwarzen Humor zu verstehen.

Nur der Comandante sah irritiert von einem zum anderen.

»Maddalena, ich meine, Commissaria Degrassi«, fuhr er fort, »Sie haben doch nicht unser Abendessen vergessen?«

»Nicht die Spur, Comandante«, sie warf Lippi einen Blick zu, »ich komme nach dem Aperitif mit Guido Lippi und seiner Frau Stella gerne zu Ihnen und Ihrer Gattin.«

»Nein.« Der Comandante sah sie erschrocken an. »Sibilla hat doch nur für uns drei gedeckt. Sie ist auf keine zusätzlichen Gäste eingestellt.«

Fanetti, der gerade sein Glas an die Lippen gehoben hatte, bekam vor Lachen Wasser in die falsche Kehle und hustete.

»Keine Bange«, Maddalena erhob sich, »das war nicht, was ich meinte. Ich habe mich wohl ein wenig unglücklich ausgedrückt.« Sie wandte sich an Lippi. »Also, bis dann, in Auroras Bar, nach Dienstschluss.« Lächelnd verließ sie den Besprechungsraum.

Früher als beabsichtigt begab sie sich in Auroras Bar.

»Commissaria«, wurde sie überschwänglich begrüßt, »ich habe den Fisch am Haken!«

Verunsichert suchte Maddalena die Gaststube ab.

»Das war nicht wörtlich gemeint.« Aurora lachte, und ihre Augen funkelten. »Ich habe dem Burschen, der meinem Freund Raffi das angetan hat, ordentlich eingeheizt. Der wird sein geschwätziges Maul so schnell nicht mehr aufmachen.«

Das kann ja heiter werden, befand Maddalena und orderte ein Glas Roséwein. Früher hatte Franjo das für sie gemacht. Fortan würde sie für sich selbst bestellen und sich weder auf Empfehlungen diverser Winzer noch auf die von mit Sternen gekrönten Köchen verlassen.

»Den Rosé kann ich nicht wirklich anpreisen, er ist auch noch viel zu warm. Wobei natürlich alles bei uns vortrefflich schmeckt.« Aurora zwinkerte ihr schelmisch zu. »Aber ich befürchte, Ihr … hm … Ihr Verlobter hätte etwas anderes ausgewählt.«

»Aurora, genau das ist der Grund, warum ich diesen und keinen anderen Wein will.«

Bevor die Wirtin ihre Weine weiter schlechtmachen konnte, stürmte Stella ins Lokal.

»Was für eine Überraschung. Als Guido mich anrief, habe ich mich so gefreut. Ich dachte schon, du meldest dich nicht bei mir, weil ich dich damals im Karst so überfallen und wie eine Priesterin belehrt habe. Das muss grauenvoll für dich gewesen sein.«

»So ein Blödsinn. Ich wurde von Scaramuzza persönlich zurückgeholt, um das Team zu unterstützen. Dir war ich dankbar. Dir und einem meiner Kollegen aus Triest ist es gelungen, mich in die Wirklichkeit zurückzuholen. Wo ist übrigens dein Guido?«

»Er meinte, er möchte uns lieber allein ein wenig plaudern lassen. ›Mädchenfreundschaft‹ nannte er es, und dann mussten wir beide lachen, weil er in dir bisher wohl eher ein Meeresungeheuer als ein Mädel gesehen hatte.«

»Mir soll's recht sein, allein mit dir ein Glas zu trinken. Demnächst gehen wir aber alle zusammen ins ›Delfino Blu‹ essen, was hältst du davon? Du, dein Lippi und ich, Rita Beltrame, Zoli und seine Maria und natürlich darf unserer Elbenprinz Fanetti mit seiner Punk-Lady Ginevra Missoni nicht fehlen. Na, wie hört sich das an?«

»Comandante Achille Scaramuzza und deine Mutter, die schöne Sibilla?«, fragte Stella fast unhörbar.

»Verschone mich.«

Stella begleitete sie noch ein Stück, dann bat Maddalena darum, den Rest des Weges allein zu gehen.

Sie umarmten sich, und Maddalena überflutete ein Gefühl der Wärme. Neben Bibiana gab es nun noch jemanden hier in Grado, den sie Freundin nennen durfte.

Vor dem riesigen blau schimmernden Condominio, in dem der Comandante seine Kommandozentrale hatte, verhielt Maddalena verstört ihren Schritt.

Sie hatte nicht daran gedacht, Kuchen, Wein oder Blumen zu der Einladung mitzubringen. Für einen solchen Firlefanz war stets Franjo zuständig gewesen.

Gerade wollte sie kehrtmachen und in den Weinladen zurücklaufen, als ihre Mutter vor ihr stand.

Sie roch vertraut, und ihre Haut fühlte sich seidig an, als sie Maddalena an sich zog.

»Maddy«, flüsterte sie. »Mit deinem Besuch hast du mich sehr glücklich gemacht.«

Maddalena schluckte hart. Es war das erste Mal, dass sie ihre Mutter nach langer Zeit wiedersah.

»Mama«, sagte sie und schmiegte sich an ihre Mutter. »Es tut so gut, dich zu haben. Ich danke dir für die Einladung. Auch wenn es mir sehr schwerfiel, sie anzunehmen. Ich hoffe, du verstehst das.«

»Was glaubst du denn? Natürlich tu ich das. Warum sonst hätte ich mich all die Monate zurückgehalten, zu dir nach Santa Croce zu kommen?«

»Die Blumen und die Torte zu meinem Geburtstag?« Maddalena lächelte sie versöhnlich an.

»Die brachte ein Bote.«

»Danke, Mama. Ich habe die Einsamkeit gebraucht, um über Franjos Tod hinwegzukommen.«

»Ich weiß. Dann lass uns jetzt zu Achille hinauffahren, sonst verbrennt sein selbst erlegter Hirsch am Fogolar über dem offenen Feuer und du verpasst die schönste Aussicht über die Insel.«

Maddalena hakte sich bei ihrer Mutter unter, und gemeinsam betraten sie den Aufzug, um in Scaramuzzas Penthouse zu Abend zu essen.

Abendessen von Commissaria Degrassi mit Bibiana Taddi

Linguine ai sardoni (für 4 Personen)

Zutaten:
2 Knoblauchzehen
6 EL Olivenöl extravergine
10 Datterini-Tomaten
800 g frische Sardellen, im Ganzen (ohne Kopf) und geputzt
Salz, schwarzer Pfeffer
500 g Linguine
2 EL fein gehackte Petersilie

Zubereitung:
In einer Pfanne den zerdrückten Knoblauch anrösten und die halbierten Tomaten hinzufügen. Die Flüssigkeit auf starker Flamme ein paar Minuten verkochen lassen, den Knoblauch entfernen und die geputzten Sardellen hinzugeben; salzen, pfeffern und das Ganze circa 5 Minuten anbraten. Nicht umrühren! Nur den Topf etwas schwenken, sodass der Fisch nicht zerfällt. In der Zwischenzeit die Linguine in ausreichend Salzwasser al dente kochen. Abseihen, in die Pfanne zum Fisch geben und zum Mischen schwenken. Bei abgeschaltetem Herd die Petersilie darüberstreuen und servieren.

Weinempfehlung:
Traminer.

Pentolaccia di pesce vecchia – Fischpfanne nach alter Gradeser Art (für 4 Personen)

Zutaten:
2 Knoblauchzehen
4 EL Olivenöl
6–8 Cherry- oder Datterini-Tomaten
1 kg »Cappame« (Venusmuscheln, Miesmuscheln, glänzende Venusmuscheln, Schwertmuscheln, kleine Jakobsmuscheln, Scampi und Garnelenschwänze)
fein gehackte Petersilie
gegrillte oder getoastete Weißbrotscheiben

Zubereitung:
In einer großen Pfanne den fein gehackten Knoblauch anbraten, die der Länge nach geviertelten Tomaten hinzugeben. Bei starker Hitze das gesamte »Cappame« hinzugeben und einige Minuten schwenken, bis sich die Muscheln öffnen. Anschließend noch einige Minuten auf dem Herd lassen, bis fast die ganze Flüssigkeit verkocht ist. Sobald die Soße etwas eingedickt ist, mit Petersilie bestreuen. Mit den Weißbrotscheiben (zum Auftunken der Soße) servieren.

Abendessen von Filippa Furlan mit Luigi Olivotto

Frico (für 1 Person)

Zutaten:
200 g Latteria-Käse, circa zwei Monate gereift
100 g Almkäse, für die Würze und Konsistenz
1 Kartoffel, circa 200 g
1 EL Olivenöl extravergine (es sollte nicht zu intensiv sein, um den Geschmack des Fricos nicht zu beeinflussen)
Salz und Pfeffer zum Abschmecken

Zubereitung:
Als Erstes den Käse klein würfeln. Danach die Kartoffel schälen und reiben. Olivenöl in einer Teflonpfanne von 15 cm Durchmesser erhitzen und die Kartoffelmasse zugeben. Bei niedriger Temperatur rühren, bis sie fast gar ist, das heißt so lange, bis sich eine Art Kugel gebildet hat. Die vorbereitete Käsemischung hinzufügen und weiter umrühren, bis sich die Kartoffelmasse mit dem Käse vermengt. Die Kartoffel-Käse-Masse bei niedriger Temperatur weiterbraten, bis sich eine rötlich goldene Kruste bildet. Anschließend die Masse vorsichtig wenden (noch heiß) und von der anderen Seite bräunen. Sobald auf beiden Seiten die Kruste gleichmäßig ist, ist das Frico fertig.

Empfehlung:
Servieren mit Polenta und einem guten Glas Cabernet Franc.

Danksagung

Es war ein wirklich außergewöhnliches Jahr.

Begonnen hat es mit der großartigen Premierenlesung von »Grado im Mondschein« am 4. März in der Buchhandlung Heyn mit über hundertvierzig Gästen und dem brillanten Moderator Thomas Cik von der »Kleinen Zeitung«, der seine Fragen nur so aus dem Zylinder zog.

Ja, wir hatten Glück.

Richtiges Glück.

Wir sind nicht zum Superspreading-Event geworden.

Danach ging es direkt in den Corona-Lockdown, somit gab es keine Lesungen, Präsentationen, Festivals und Buchmessen mehr, auf denen wir Autorinnen und Autoren unsere Bücher hätten vorstellen dürfen.

Ohne das in mich gesetzte Vertrauen meiner Emons-Verlag-Familie hätte ich die Zeit nicht so leicht gemeistert.

Danke für die Ermunterungen und persönlichen Worte meines Verlegers Hejo Emons und von seinem wunderbaren Team, den Cheflektorinnen Christel Steinmetz und Stefanie Rahnfeld sowie meiner mit Adleraugen gesegneten Lektorin Marit Obsen, der Korrektur, der Presse- und Leseabteilung, den Instagram-Facebook-Betreuerinnen, dem Marketing von Ulrike Emons, der Buchhaltung durch Angela Eichner, dem Kreativbereich, dem Vertrieb und der Verlagsvertretung durch das Team Höller.

Alle in diesem tollen Verlag sind so engagiert, ob im Homeoffice oder in den Verlagsräumen.

Danke an das Restaurant »Campiello della Vela« für die beiden Rezepte »Linguine ai sardoni« und »Pentolaccia di pesce vecchia – Fischpfanne nach alter Gradeser Art«.

Giuseppe Latora, du bist inzwischen ein wahrer Freund.

Ebenso danke ich der »Fricheria Al Cavallino« für das traditionelle Frico-Grundrezept. Gianna und Renzo Florits Lokal war in den achtziger Jahren des vorigen Jahrhunderts das erste, das sich »Fricheria« nannte.

Giovanni Cappellaro, meinem Italienischlehrer, Coach und gutem Freund, Stefano Cappai, unserem lieben Freund in Triest, der durch seine täglichen Sprachnachrichten meine Italienischkenntnisse ständig verbessert, danke ich herzlich für all die wertvollen Insiderinfos.

Danke auch an Brandoberkommissar Martin Zmug, Bereitschaftsoffizier der Berufsfeuerwehr Klagenfurt, der mir wertvolle Hinweise zu Bränden und dem Ablauf von Löschverfahren gab.

Dem ehemaligen Kapitän der Gradeser Feuerwehr, der Vigili di fuoco, Giacomo Mauro Boemo, danke ich ebenso wie dem kulturellen Gewissen Grados, unserem Nevio Scaramuzza, und seiner Frau Maria, meiner Freundin.

Ferner danke ich meinem Expertenteam: Christa Rados, die mir bei psychiatrischen sowie neurologischen Fragen aushilft, Christian Pöschl, meinem »good cop« aus Arnoldstein, und Christian Puswald, der mich stets mit juristischem Rat versorgt.

Meinen Freundinnen und Freunden, die während der Coronakrise mit mir in Grado waren, gilt ebenfalls mein Dank: Uta Arthofer, Claudia Kolland, Elfie Grasser, Karin Dorfner, Ulli Griedl, Ursula Köller, Helmut Grasser und Richard Soyer, mit denen ich hier in diesen komplizierten Monaten schöne Zeiten verbracht habe.

Zwei wichtigen Unterstützern meiner Grado-Krimis, Thomas Soyer und Alessandro Lovato, danke ich für ihre Loyalität und ihr Engagement, ebenso Federica Lauto, Sara Polo, Carol Pizzutti und Ferdi und Edi Thomann.

Insbesondere bedanke ich mich bei der »Cantina Brojli« mit der Familie um Antonio Clementin, die viele Lesungen, trotz Covid, auf ihre Weise ermöglicht hat, sowie meinen Moderatoren Luisa Contin, Vieri Peroncini, Antonello Bifulco und Emma Gustafson für ihre musikalische Begleitung.

Der »Bar al Porto«, mit der gesamten Familie um Alice, die

natürlich weiß, welche Rolle sie in meinem Roman spielt, gilt mein persönlicher Dank.

Sophie, Maxi, Karo und mein Mann Günther: danke. Ihr wisst besser als jeder andere, was es heißt, wenn ein Familienmitglied ein Buch schreibt, noch dazu in Zeiten wie diesen.

Die Bücher von Erfolgsautorin Andrea Nagele im Überblick

Alle Titel sind auch als eBook erhältlich.

Grado-Reihe

Grado im Regen
ISBN 978-3-95451-785-5

Grado sotto la pioggia
Italienische Ausgabe
ISBN 978-3-7408-0376-6

Grado im Dunkeln
ISBN 978-3-7408-0068-0

Grado nell'ombra
Italienische Ausgabe
ISBN 978-3-7408-0592-0

Grado im Nebel
ISBN 978-3-7408-0298-1

Grado im Sturm
ISBN 978-3-7408-0523-4

Grado im Mondschein
ISBN 978-3-7408-0803-7

Thriller

Du darfst nicht sterben
ISBN 978-3-7408-0667-5

Weitere

Tod am Wörthersee
ISBN 978-3-95451-288-1

Tod auf dem Kreuzbergl
ISBN 978-3-95451-485-4

Tod in den Karawanken
ISBN 978-3-95451-961-3

Kärntner Wiegenlied
ISBN 978-3-7408-0198-4

111 Orte

111 Orte in Klagenfurt und am Wörthersee, die man gesehen haben muss
ISBN 978-3-95451-591-2